V&R

Alexander Trost

Bindungsstörungen verstehen und behandeln

Ein systemisch-integratives Konzept

mit einem Vorwort von Tom Levold

VANDENHOECK & RUPRECHT

Bibliografische Information der Deutschen Nationalbibliothek:
Die Deutsche Nationalbibliothek verzeichnet diese Publikation in der Deutschen Nationalbibliografie; detaillierte bibliografische Daten sind im Internet über https://dnb.de abrufbar.

Koninklijke Brill BV umfasst die Imprints Brill, Brill Nijhoff, Brill Schöningh, Brill Fink, Brill mentis, Brill Wageningen Academic, Vandenhoeck & Ruprecht, Böhlau und V&R unipress.

Umschlagabbildung: © Shutterstock_47175436

Satz: SchwabScantechnik, Göttingen
Druck und Bindung: Beltz Grafische Betriebe, Bad Langensalza
Printed in the EU

Vandenhoeck & Ruprecht Verlage | www.vandenhoeck-ruprecht-verlage.com
E-Mail: info@v-r.de

ISBN 978-3-525-40072-2 (print)
ISBN 978-3-647-40072-3 (digital) | ISBN 978-3-666-40072-8 (eLibrary)

Inhalt

Vorwort von Tom Levold

In einer Zeit, in der die Komplexität menschlicher Beziehungen und ihrer Störungen zunehmend in den Fokus der psychotherapeutischen Forschung und Praxis rückt, legt Alexander Trost mit seinem Buch »Bindungsstörungen verstehen und behandeln« eine außerordentlich vielschichtige und praxisrelevante Arbeit vor, der ich eine Zukunft als Standardwerk zum Thema prognostiziere. Sie repräsentiert nicht weniger als den aktuellen Stand der Bindungstheorie, -forschung und klinischen Praxis, eingebettet in einen systemisch-integrativen Referenzrahmen und geht damit über die Grenzen bisheriger monodisziplinärer Betrachtungen hinaus.

Was dieses Buch besonders auszeichnet, ist die konsequente Kontextualisierung von Bindungsstörungen – ein Ansatz, der die Reduktion komplexer Beziehungsdynamiken auf rein individuumszentrierte Pathologiemodelle überwindet. Trost entwickelt hier ein systemisches Verständnis, das neurobiologische Erkenntnisse, evolutionsbiologische Perspektiven, kulturhistorische Dimensionen und gesellschaftspolitische Rahmenbedingungen in einem kohärenten Gesamtbild vereint. Diese Mehrebenenbetrachtung entspricht der Realität menschlicher Entwicklung in all ihrer Komplexität weit besser als vereinfachende, lineare Erklärungsmodelle.

Von besonderer Bedeutung für systemische Therapeutinnen und Therapeuten ist Trosts kritische Auseinandersetzung mit den gängigen diagnostischen Klassifikationssystemen. Seine fundierte Kritik an der klassischen Diagnostik von Bindungsstörungen in ICD-10/-11 und DSM-5 zeigt eindrücklich deren konzeptuelle Begrenzungen auf: Die unzureichende Operationalisierung, die problematische zeitliche Eingrenzung und vor allem die mangelnde Kontextualisierung werden klar herausgearbeitet. Statt sich mit oberflächlichen Symptombeschreibungen zu begnügen, entwickelt Trost ein differenziertes Modell, das Bindungsdynamiken in ihren systemischen Zusammenhängen erfasst und begreifbar macht.

Die klinische Relevanz dieses Buches ist unmittelbar greifbar. Aus vier Jahrzehnten praktischer Erfahrung in der Kinder- und Jugendpsychiatrie sowie der systemischen Therapie schöpfend, verbindet der Autor theoretische Tiefe mit praxisnahen Fallbeispielen und konkreten Handlungsansätzen. Besonders wertvoll ist die Integration verschiedener therapeutischer Perspektiven unter einem systemischen Dach – ein pragmatischer Zugang, der alltagstaugliche Interventionen jenseits dogmatischer Schulengrenzen ermöglicht.

Von den neueren Erkenntnissen der Neurobiologie über aktuelle Entwicklungen in der Bindungsforschung bis hin zu zeitgemäßen gesellschaftsbezogenen Betrachtungen werden aktuelle wissenschaftliche Diskurse in diesem Buch aufgegriffen und zentrale Themen wie die transgenerationale Weitergabe von Bindungsmustern, die neurobiologischen Grundlagen von Mentalisierung und die Bedeutung des epistemischen Vertrauens vertieft, dessen lebensgeschichtlich frühe Zerstörung ein zentraler Aspekt bei der Entwicklung von Bindungsstörungen darstellt.

Besonders hervorzuheben ist der globale Blick des Autors, der Bindungsstörungen nicht nur als klinisches Phänomen, sondern auch in ihrer gesellschaftlichen und letztlich politischen Dimension begreift. In einer Zeit zunehmender gesellschaftlicher Polarisierung und globaler Krisen liefert Trost mit seiner Analyse der Zusammenhänge zwischen frühen Bindungserfahrungen und gesellschaftlichen Entwicklungen einen wichtigen Beitrag zum Verständnis aktueller Beziehungsdynamiken in unserer Gesellschaft.

Dieses Buch ist mehr als ein Fachbuch für Therapeutinnen und Therapeuten: Es ist eine Einladung, das eigene Denken und Handeln zu reflektieren und zu erweitern. Für systemische Praktikerinnen und Praktiker bietet es eine wertvolle Bereicherung des methodischen Repertoires und zugleich eine theoretische Fundierung, die das systemische Paradigma mit aktuellen wissenschaftlichen Erkenntnissen verbindet.

In einer Zeit, in der die Grenzen zwischen therapeutischen Schulen zunehmend durchlässig werden, liefert Alexander Trost mit diesem Buch einen wegweisenden Beitrag zur Integration verschiedener Perspektiven unter dem Dach eines systemischen Grundverständnisses. Es ist ein Plädoyer für Kontextualisierung statt Pathologisierung, für Komplexität statt Vereinfachung und für ein zutiefst humanistisches Verständnis menschlicher Entwicklung in all ihren Facetten.

Ich verfolge die Arbeit von Alexander Trost seit über dreißig Jahren und freue mich, dass er mit diesem Buch die Essenz seiner langjährigen Arbeit einem breiten Publikum vorstellt. Dass dieses Buch die nötige und verdiente Aufmerksamkeit bekommt, wünsche ich ihm von Herzen.

»Wir wollen ja den Frieden. Gibt es denn da keine Möglichkeit, uns zu ändern, ehe es zu spät ist? Könnten wir es nicht vielleicht lernen, auf Gewalt zu verzichten? Könnten wir nicht versuchen, eine ganz neue Art Mensch zu werden? Wie aber sollte das geschehen, und wo sollte man anfangen? Ich glaube, wir müssen von Grund auf beginnen. Bei den Kindern«
(Astrid Lindgren, 1978).

Vorwort des Autors

Der Begriff »Bindung« ist seit dem Erblühen der Bindungswissenschaft in den 1970er Jahren in aller Munde. Die Bindungsforschung hat einen erheblichen Anteil daran, dass wir heute so viel mehr über die Entwicklung der menschlichen Persönlichkeit wissen, insbesondere über die lebensprägende Bedeutung der Interaktionen des Säuglings mit seinen primären Bezugspersonen.

Dennoch gibt es gute Gründe, zu klagen: Die menschenangemessene Entwicklung von Kindern zu selbstwirksamen und sozial viablen Personen ist trotz aller Gesetzesanstrengungen keineswegs im Hauptfokus unserer Gesellschaft, die existenziell auf »Humankapital« angewiesen ist, aber nicht in der Lage zu sein scheint, eine entwicklungsgerechte Frühsozialisation für alle zu garantieren. Das wäre die erste Hauptaufgabe einer bindungsinformierten Sozialpolitik, die diese vulnerable Phase der beginnenden Elternschaft hinreichend unterstützen und absichern müsste. Abseits von dem breitgefächerten und komplexen wissenschaftlichen Diskurs findet dazu auch – oft kontrovers diskutiert – eine gewisse Trivialisierung der Thematik statt.

Zu Missverständnissen trägt auch der Trend bei, dass die Bedeutung des Bindungsbegriffs im Alltag undeutlich, bisweilen beliebig erscheint. Sportstudios werben z. B. damit, dass man dort »ohne Bindung« trainieren kann, d. h. ohne eine vertragliche Festlegung, die über den Moment hinausgeht. Ähnliches gilt für Telefontarife. Hier wird Bindungslosigkeit als Freiheit von (Vertrags-)Zwängen gefeiert; ist das nicht aktuell auch in manchen gesellschaftlichen Diskursen so? Einerseits wird Kundenbindung großgeschrieben: Man will die Menschen »als Verbraucher an sich binden«, mit schönen Worten, regelmäßigen Prospekten, heute Newsletter genannt, mit Sonderangeboten und kleinen Geschenken. Aber andererseits darf es auch nicht zu verbindlich werden, sonst löst der Kunde sich aus der Bindung.

In der zweiten Hälfte des 20. Jahrhunderts erscheint – angeregt durch die gesellschaftliche Diskussion um die Bindungstheorie und die Wahrnehmung des Zeitgeistes – erstmalig in der deutschsprachigen Literatur der Begriff »Bindungs*angst*« (Wikipedia, 2024). In Folge wurden immer mehr Ratgeber zu dem Thema für Partner[1] von Menschen veröffentlicht, die eine als geradezu krankhaft bezeichnete Angst vor einer verbindlichen Beziehung haben. Die Bindung selbst werde als Bedrohung der eigenen Autonomie erlebt.

Tatsächlich lebte 2016 in 41 Prozent aller Haushalte nur eine einzige Person (Destatis, 2017). Apps für die Partnerschaftssuche haben Hochkonjunktur, denn über achtzig Prozent der Singles würden gern in einer festen Beziehung leben. Dennoch wächst die Vereinsamung rapide. Es scheint schwerer geworden zu sein, sich in einer Partnerschaft zufrieden und sicher zu fühlen; Aufklärung über Rollenklischees und wirtschaftliche Unabhängigkeit ermöglichen eine Distanzierung von der klassischen dyadischen Verbindung und erlauben vielleicht mehr als früher, der »Bindungsangst« Raum zu geben.

In dieses Umfeld hinein werden heute die Kinder geboren, wobei die Eltern-Kind-Bindung seit dem Beginn der Bindungsforschung in der öffentlichen Bewertung zunehmend eine Dauerhochphase erfährt, wie es sie in der Menschheitsentwicklung wohl noch nie gegeben hat. Darin sind starke, dauerhafte, krisenfeste Bindungen etwas sehr Gutes, Wachstum und Resilienz fördernd. Allerdings gibt es auch verzerrende Entweder-oder-Positionierungen, z. B. in der Begutachtung für die Familiengerichtsbarkeit wie etwa: »Desorganisiertes Bindungsverhalten ist – zwangsläufig – Misshandlungsfolge und erfordert die Herausnahme des Kindes aus der Familie« (A. T.). Gleichzeitig lastet ein großer Druck auf bewussten Eltern, die glauben, ihrem Kind jeden Wunsch von den Lippen lesen und ihn sofort – um Bindungsschäden auf jeden Fall zu vermeiden – erfüllen zu müssen.

Was meint der Begriff »Bindungs*störung*« vor diesen gesellschaftlichen Hintergründen? Die meisten psychischen Phänomene werden dann als gestört, krankhaft bezeichnet, wenn ein Mensch davon *zu viel* ausdrückt, erlebt, so z. B. Angststörungen, Zwangsstörungen, hyperaktive Störungen oder Wahnstörungen. Auch wenn mittlerweile ein Zuviel an Bindung problematisiert wird, meint

1 Ich verwende im Text in zufälliger Folge die männliche und weibliche Form. Im Sinne der gender-sensiblen Sprache mögen sich bitte alle mitgemeint fühlen.

der Begriff »Bindungsstörung« hingegen in der Regel ein *Zu-wenig* an – sicherheitsgebender – Bindung: Bindungsabbrüche, Bindungsvermeidung, inadäquate Bindungen, chaotische Bindungen. Es ist also nicht ganz einfach, sich dieser Thematik zuzuwenden, ohne dabei in nomenklatorische Dilemmata oder Unschärfen zu gelangen, ganz abgesehen von der schwer zu fassenden begrifflichen Relation von »System« und »Störung« (Lieb, 2014).

Ein Gutes an der zu bewältigenden Aufgabe ist: Ich kenne kaum eine psychische Problematik, bei der systemische, also kontextuelle, interpersonale Aspekte schon im allgemeinen Verständnis eine so entscheidende Rolle spielen. Der Begriff »Bindungsstörung« verweist ja auf die fundamentale Interpersonalität jeglicher Störung, von der aber bei vielen Diagnosen in den gängigen Klassifikationssystemen kaum die Rede ist.

Noch deutlicher als bei anderen Störungen hängt das Schicksal der Betroffenen von Anfang an von der (Selbst-)Organisation und Haltung der Bezugspersonen, Institutionen, Behörden und letztlich von der politischen Rahmensetzung ab. Diese Aspekte erachte ich sogar für wichtiger als die natürlich auch notwendigen einzelnen therapeutischen Maßnahmen, die dem gesamten Spektrum kinder- und jugendpsychotherapeutischer Interventionen entnommen werden.

Bindungsstörungen sollen gemäß den gängigen Klassifikationssystemen nur bis zum fünften Lebensjahr diagnostiziert werden; ihre Folgen wirken sich aber in späterer Kindheit, Jugend und im Erwachsenenalter aus. Der Einfluss langanhaltender Bindungs- und Entwicklungstraumatisierung in den ersten Lebensjahren – nichts anderes bildet wohl den Hintergrund der sogenannten Bindungsstörungen – kann zu allen denkbaren psychiatrischen Diagnosen führen. Dazu gehören beispielsweise Komplexe Posttraumatische Belastungsstörungen, Depressive Entwicklungen und Persönlichkeitsstörungen. Am gefährlichsten für sich selbst und andere sind jedoch Menschen, die sich einen Schafspelz lebensbewältigender Anpassung zugelegt haben, während in ihrer psychischen Repräsentation der hungrige, einsame, im Zweifelsfall gewaltbereite Wolf das Sagen hat.

Wer in seiner Frühkindheit Sicherheit erfahren hat, geliebt und gefördert wurde, verfügt über ganz andere Ressourcen zur Daseinsbewältigung als ein Mensch, dem diese Zuwendung fehlte. Groteske Wahrnehmungsverzerrungen bis hin zu Verschwörungsmythen, krasses Entweder-oder-Denken und dementsprechende gewaltsame Konfliktlösungen können die Folgemuster der neuropsycho-physiologischen Dysbalancen sein.

Hier berühren sich Psychiatrie, Psychotherapie und politische Psychologie bis hin zu der Frage, wie Gesellschaften durch langanhaltende Traumatisierung Einzelner, größerer Gruppen oder auch ganzer Nationen über Generationen geformt werden. Aktuelle Beispiele: Der grausame Krieg um die Ukraine ist mittlerweile im vierten Jahr – im dritten Jahr auch der israelisch-palästinensische in Gaza. Noch unmittelbarer als all die anderen, noch schrecklicheren Kriege der letzten Jahrzehnte, wie z. B. aktuell im Sudan, kommen diese uns nahe, machen viele Menschen existenziell betroffen, mobilisieren Angst, Wut und Hilflosigkeit, aber auch große Hilfsbereitschaft. Wichtigster Protagonist in diesem russischen Krieg ist ein autoritärer Präsident mit einer ausgeprägten Bindungsproblematik, wie sich aus den biografischen Informationen hypothetisieren lässt (Fuchs, 2019). Dies darf aber nicht darüber hinwegtäuschen, dass eine Führungselite sowie große Teile der Bevölkerung die Wahrnehmungsverzerrungen und die vorwiegend binären Denk- und Handlungsoptionen dieses Anführers teilen.

Dieses Buch liefert keine historische Betrachtung des Geworden-Seins des russischen Staates bis zu diesem kritischen Moment, dazu sind andere eher berufen (z. B. Simon, 2023; Epplée, 2023); trotzdem soll diese Dimension erwähnt werden. Der weitsichtige Philosoph und Sozialpsychologe Erich Fromm hat bereits 1968 eine Monografie zu diesem Thema vorgelegt. Er nennt das Phänomen »Caesarenwahn«, eine besondere Art des Narzissmus, zwischen Normalität und Geisteskrankheit bei (einigen) Menschen, »die über außergewöhnliche Macht verfügen« (Fromm, 1968, S. 33).

Fritz B. Simon (2023) fügt dieser Betrachtung die systemtheoretische Dimension der Koevolution zwischen der Psyche des Diktators, in dem Fall Stalin, und des Apparates hinzu. Es ist die Kooperation zwischen dem Herrscher und dem Apparat, der Ersteren an die Macht bringt und seine Macht sichert. Wladimir W. Putin, als aktueller Protagonist in dieser Konstellation, ist mächtig nicht aufgrund von Kompetenz und Leistung, sondern durch die Prozesse eines unpersönlichen Apparates. »Und es war nicht er, der diesen Apparat geschaffen hat, sondern der Apparat hatte ihn geschaffen« (Simon, 2023, S. 255).

Aktuell ließen sich dazu durchaus noch mehrere Protagonisten in Staatsämtern anführen. Es geht offenbar um zirkuläre Rückkopplungsprozesse zwischen einzelnen Menschen mit einer nicht gut gelungenen Bindungsentwicklung und einer dazu passenden gesellschaftlichen Struktur, die monströse Verhältnisse hervorbringt. Auch der Aufstieg und Fall des Dritten Reiches folgt diesen Dynamiken. Aus meiner Sicht besonders interessant, aber über die Möglichkeiten dieses Buches hinausgehend, wäre die genauere Erforschung von Resonanzprozessen zwischen den psychophysiologischen Abläufen im System »Individuum«, mit denen der »sozialen Umwelt«, im Falle Russlands: den seit Jahrhunderten etablierten personenzentrierten Machtapparaten, in Form der Geheimdienste, die flächendeckend Angst erzeugen und damit auf die je nach

Sozialisation angstdominierten Psychen treffen, die über Vermeidung, Leugnung, Kollaboration und gegebenenfalls Rebellion diese Mächte stabilisieren.

Die Themen »Bindungsentwicklung« und »Prävention« von Bindungsstörungen gewinnen vor diesem Hintergrund eine globale, existenzielle Aktualität. Dabei geht es nicht nur um die aktuellen Kriege, sondern generell um die Verfasstheit des Menschengeschlechts, das es bei allem Fortschritt in technischer, aber auch sozioökonomischer Hinsicht bislang nicht geschafft hat, seinen Kindern ein Aufwachsen in emotionaler Sicherheit zu gewährleisten und ihnen damit eine Chance auf die Festigung einer balancierten und mit anderen verbundenen Persönlichkeit zu geben. Dies aber halten die Bindungsforschenden für die entscheidende Voraussetzung dafür, dass Menschen frei wahrnehmen, fühlen, denken und – letztlich empathisch-mitfühlend – im Sinne des eigenen und des Gemeinwohls entscheiden können. Bindungsstörungen sind damit auch ein politisches Thema.

Mein Anliegen mit diesem Buch ist es, das Verständnis für die Zusammenhänge zwischen Bindung und Systemen zu fördern – zunächst im klinischen Kontext der Bindungsstörungen, aber zumindest peripher auch im Blick auf größere soziale und politische Aspekte. So hoffe ich, dass ich über die psychiatrisch-systemische Abhandlung hinaus einen kleinen Beitrag dazu leisten kann, das Bewusstsein für die universelle Bedeutung der Bindungsthematik für das Gedeihen und letztlich für das Überleben der Menschheit zu stärken. Wenn Sie mit der Lektüre ein paar Ideen zum Zusammenhang zwischen Bindung und gravierenden seelischen Problemen und ihrer systemischen Behandlung mitnehmen könnten, wunderbar!

Dies ist ein Fachbuch für alle Fachkräfte in Gesundheits-, pädagogischen und Sozialberufen. Außerdem will es zu einem Blick über den Tellerrand anregen und dazu einladen, alle Lebensbereiche auch einmal mit einem Bindungsblick zu betrachten.

Mein großer Dank gebührt den vielen Patienten mit einer gravierenden Bindungsproblematik, die ich in den vier Jahrzehnten meiner Kinder- und jugendpsychiatrisch-systemischen Praxis in ihrer Entwicklung begleiten durfte, sowie deren Familien und Betreuungssystemen. Mit ihnen verbindet sich die Zuversicht, dass Weiterentwicklung auch bei ungünstigen Startbedingungen möglich ist und sehr oft auch geschieht. Mit etlichen von ihnen bin ich bis heute verbunden und im Kontakt.

Ein besonderer Dank gilt Wilhelm Rotthaus, der mich, als mein erster Kinder- und jugendpsychiatrischer Chef, in die geheimnisvolle Welt systemischen Denkens und Handelns einführte und der die Entstehung dieses Manuskripts kritisch begleitete. In diesen Dank möchte ich ausdrücklich auch – posthum –

Charly Pleyer einschließen, Freund und Co-Entwickler des ersten konsequent systemischen Tagesklinik-Konzeptes, der mir auch noch viele Jahre nach meinem Weggang aus der Klinik vertrauensvoller und wichtiger Gesprächspartner blieb.

Last, but not least danke ich herzlich Sandra Englisch und Elisabeth Eckstein für ihre Bereitschaft zur erneuten Publikation bei Vandenhoeck & Ruprecht und ihre persönliche Begleitung meines Manuskriptes auf dem Weg dahin.

1 Einleitung

In jedem professionellen und natürlich besonders im systemischen Denkkontext kommt es nicht nur darauf an, *was* gesagt wird, sondern auch *von wem* und mit welcher *Haltung*. Daher möchte ich gleich zu Anfang meine Position erläutern. Nach allem, was mir an wissenschaftlichen Erkenntnissen zugänglich ist, gehe ich – mit vielen Kolleginnen – davon aus, dass das sogenannte »Bindungssystem« generell einen zentralen, ordnenden und reifungsfördernden Charakter für die Überlebensfähigkeit und die Entwicklung von Kindern zu bezogenen und selbstwirksamen Personen hat. Dies bezieht sich auf die individuelle Entwicklung im Kontext von Familien wie auch auf die von Gesellschaften und Kulturen. Gleichzeitig halte ich eine systemische Haltung für lebensangemessen, die anderen Menschen grundsätzlich freundlich und respektvoll gegenübersteht, an die intra- und intersystemisch rekursiv wirkenden Selbstorganisationskräfte in jedem Menschen glaubt, sich eher Ressourcen statt Defiziten zuwendet und für die Lösungssuche eher auf Beziehungen und Kontexte als auf intrapersonale Faktoren fokussiert.

Mit meinem ersten Buch zum Themenkomplex »Bindung« (Trost, 2018) habe ich den Gewinn der Bindungstheorie und -forschung für die systemische Arbeit beschrieben; in diesem Buch geht es explizit um Störungen, denen ein Krankheitswert zugesprochen wird. Da sich systemische Therapie und Beratung immer schon mit möglicher Hilfe bei gravierenden zwischenmenschlichen Problemen beschäftigt hat, ist es unvermeidlich, dass es hierbei zu Überschneidungen kommt. Manches ist Ihnen vielleicht vertraut, anderes kommt hinzu oder ist grundlegend neu konzipiert.

Die Bedeutung von gestörten Bindungen, von Bindungsstörungen, für das Gesundheitssystem und allgemein für die Verfassung der Gesellschaft wird meiner Erfahrung nach erheblich unterschätzt. Ein wesentlicher Grund dafür liegt darin, dass hochgradig belastende und traumatisierende Kindheitserfahrungen zu sehr unterschiedlichen psychiatrischen Erkrankungen führen können, die dann als solche in der Statistik auftauchen bzw. zu symptom- bzw. störungsspezifischer Behandlung führen, während der Ursprung des Dramas dekontextualisiert wird.

Allerdings werden bereits die in der ICD-10 kodierten beiden Formen der Bindungsstörung (F94.1: Reaktive Bindungsstörung des Kindesalters; F94.2: Bindungsstörung des Kindesalters mit Enthemmung) mindestens genauso häufig diagnostiziert wie z. B. schizophrene Erkrankungen, nämlich mit circa einem Prozent Lebenszeitprävalenz, die Bindungsstörungen »offiziell« nur bis zum fünften Lebensjahr, die Schizophrenie erst ab dem Jugendalter. Während bei Letzterer ein umfassender medizinischer Forschungs- und Behandlungsapparat vorgehalten wird, fehlt dies für die große Gruppe der bindungsgestörten Kinder, die ja noch erheblich anwächst, wenn der Begriff auch auf den weiteren Lebensverlauf der Folgen unzureichender frühkindlicher Fürsorge ausgeweitet wird. Letzeres halte ich für legitim und zum Verständnis von psychiatrischen Störungen für geradezu notwendig.

Ein Sammelbecken für die älteren Kinder und Jugendlichen mit einer Bindungsstörung stellt die stationäre Jugendhilfe dar, leider oftmals personell und fachlich nicht hinreichend ausgestattet für die Schwere der zu behandelnden psychiatrischen Störungen. Mittlerweile liegen zahlreiche Untersuchungen vor, die bindungstraumatische Prozesse als Ursprungsvariable schwerster psychiatrischer Erkrankungen belegen (Trost, 2018, S. 183–194). Diese Erkrankungen werden üblicherweise, so gut es geht, im psychiatrischen Versorgungssystem aufgefangen. Nur selten erhalten diese Menschen eine ihrer Problematik angemessene, im Wesentlichen psychotherapeutische und milieutherapeutische Behandlung.

Trotz ihrer frühen Schädigung sind keineswegs alle bindungsgestörten Personen lebensuntüchtig, im Sinne fehlender Alltagskompetenzen. Insbesondere Menschen mit einer Persönlichkeitsstörung als Folgestörung nach Bindungstraumatisierung performen bisweilen in ihren Berufen und gesellschaftlichen Kontexten durchaus erfolgreich, zeigen aber vielfach Empathieprobleme, sind oft unglücklich und erleben sich als wenig wertvoll oder werden suizidal. Oder aber sie entwickeln kompensatorisch ein erhebliches Machtstreben, oft mit dem Unvermögen, mitfühlend zu sein, und der Bereitschaft, anderen zu schaden.

Aufgrund der neurobiologischen Bedeutung von frühen Interaktions- und Bindungsprozessen für die lebenslange Gehirnorganisation eines Menschen kommt gerade den im allerersten Lebensabschnitt erworbenen Bindungsmustern für die Entwicklung der gesamten Persönlichkeit eine grundlegende Bedeutung zu. Eine aus den Fühl-, Denk- und Handlungsmustern gelingender Primärbeziehungen gespeiste Haltung dem Leben, den Menschen, der Welt gegenüber ist ausgesprochen segensreich, heute sagt man oft »resilienzfördernd«. Daraus folgt, dass die Unterstützung einer sicheren Bindungsentwicklung eine ganz wesentliche gesellschaftliche Aufgabe darstellt, insbesondere in Volkswirtschaften wie z. B. der deutschen, bei denen das »Humankapital« die entscheidende Quelle für Wohlstand und Fortentwicklung darstellt.

Die Verbindung von Bindungstheorie und systemischer Arbeit fordert auf mehrfache Weise heraus. Dies betrifft z. B. Fragen der Auftragsklärung, des Spannungsverhältnisses zwischen einem konstruktivistischen Verständnis und der Biologie von Bindung sowie die Frage des Timings als wesentlichem Element allen Bindungsgeschehens (das Störungskonzept der systemischen Arbeit und seine Konsequenzen für die Behandlung von Menschen mit einer Bindungsstörung wird in Kapitel 6 erläutert).

Trotz der nach der sozialrechtlichen Anerkennung der systemischen Therapie als Regel-Psychotherapieverfahren breiten Diskursführung zu diesem Thema ist das Konzept einer störungsspezifischen Behandlung im Rahmen der Gesundheitsversorgung in der systemischen Community nicht unumstritten. Soweit ich überblicken kann, hat sich systemische Therapie auch bislang kaum mit dem Thema »Bindungsstörungen« beschäftigt, wohl aber mit den vielfältigen Folgesyndromen mangelnder Bindungssicherheit. Schwere psychische Störungen sind spätestens, seitdem sich die Palo-Alto-Gruppe um Watzlawick, Bateson und Satir mit den familiären Aspekten der Psychosen beschäftigte, eine Hauptdomäne systemischen Reflektierens und Handelns. Gleichzeitig haben andere Wissenschaftszweige wie Medizin, Neurobiologie, Bindungsforschung oder die ursprünglich aus der Psychoanalyse erwachsene Erforschung und Praxis des Mentalisierens maßgebliche Erkenntnisse zum Thema erbracht sowie systemisches Verständnis von Zirkularität und Rekursivität für sich implementiert. Angesichts der großen integrativen und synergetischen Beiträge anderer »Schulen« für Verständnis und Behandlung von Bindungsstörungen dürfen wir uns eingestehen, dass auch Systemikerinnen »nur« mit Wasser kochen.

Sowohl Bindungswissenschaft als auch Systemtheorie entstanden nach dem Zweiten Weltkrieg, der bislang größten von Menschen initiierten, ausgeweiteten und beendeten Katastrophe auf unserem Planeten. Die Protagonisten beider Konzepte erforschten systematisch auf sehr unterschiedliche Weise Beziehungen zwischen Einzelnen, Paaren, Familien und in gesellschaftlichen Gruppierungen. Beide sind vom Geist der *Menschenrechte* getragen, die ja als Konsequenz aus dieser Katastrophe erstmals formuliert und als ideales, utopisches Vorbild für einen zukünftigen Umgang miteinander etabliert wurden.

Heute, im ersten Viertel des 21. Jahrhunderts, sind wir – erstmals in der Menschheitsgeschichte – in der Lage, das globale Geschehen in Echtzeit zu verfolgen. Menschengemachter Schrecken, aber auch die Errungenschaften erfahren ihre Resonanz in Milliarden von Menschenhirnen. Der Paläontologe und Theologe Pierre Teilhard de Chardin sagte bereits zu Beginn des 20. Jahrhunderts diese informationelle Globalisierung als evolutionären Quantensprung für die Entwicklung der Menschheit voraus (Teilhard de Chardin, 1959/2000, 1967).

Auch wenn wir von der Verwirklichung der Menschenrechte noch weit entfernt sind, liefert die Möglichkeit, zu wissen, was geschieht – und wie es anderen Menschen dabei geht –, eine empirische Basis für die Förderung und Anwendung von Empathie und Perspektivübernahme. Bindungs- und Systemwissenschaft, unterfüttert von den neurobiologischen Erkenntnissen der vergangenen Jahrzehnte, steuern weitere wesentliche Elemente dazu bei. Mittlerweile ist systemisches Denken nicht nur in den Feldern der Kinder- und Jugendpsychiatrie und der Sozialen Arbeit etabliert, sondern auch im gesellschaftlichen Bewusstsein bezüglich der globalen wie lokalen Zusammenhänge aller menschlicher Aktivitäten mit Auswirkungen auf alle Aspekte von Ökologie, Ökonomie bis hin zum Überleben und Wohlbefinden jeder Einzelnen. Vor diesem Hintergrund erfolgt nun die Beschäftigung mit nicht gut gelungenen Bindungsbeziehungen, also, im allgemeinen Sprachgebrauch, den »Bindungsstörungen«, aus einer integrativen systemischen Perspektive unter Einbezug klassisch-medizinischer Beschreibungen.

Welche Fragestellungen eröffnen sich angesichts dieses Themenaufrisses?

- Was besagt »Bindung« im wissenschaftlichen, empirischen Kontext aus historischer Perspektive, aus der Sicht der evolutionären Bindungstheorie und der Kulturanthropologie?
- Wie wird der Begriff »Bindungsstörung« in Gesundheits- und Jugendhilfekontexten verstanden? Wie wird die Störung erfasst?
- Welche Erklärungsmodelle gibt es für Bindungsstörungen?
- Welche Behandlungsansätze sind möglich, sinnvoll und erfolgversprechend?
- Prävention und Politik: Wie können Bindungsstörungen verhindert werden?

Hieraus folgt nun der Aufbau des Buches: Nach dieser Einleitung (1) halte ich es für ein angemessenes Verständnis der Thematik unabdingbar, im ersten Abschnitt (2) zunächst darüber nachzudenken, wie es kommt, dass Bindungsstörungen erst in der seit 1992 gültigen ICD-10 als Diagnose benannt werden. Bindungs*störungen* kann es naturgemäß erst dann geben, wenn Bindung, ob zu wenig, zu viel oder verzerrt, als relevanter Faktor für die Entstehung von Psychopathologie erkannt wird. Das setzt voraus, dass die Frühkindheit, um die es ja geht, als bedeutsame, beachtenswerte Entwicklungsphase anerkannt wird. Diese Einschätzung gibt es, verglichen mit der Existenz des Menschengeschlechtes, erst seit Kurzem. Daher wird eine ausführliche Betrachtung der kulturhistorischen – so weit zugänglich – Bedeutungsgebungen, Einordnungen, Bewertungen von Kindheiten der erste Schritt zum Verständnis dieser Problemlage sein.

Es geht dabei nicht nur um den Hintergrund von Störungsbildern, sondern um ein grundlegenderes Verständnis dessen, was in jeweiligen Kulturen, Geschichtsepochen, sozialen Kontexten als Kindheit angesehen wird und worauf sie abzielt, also was für den jeweiligen Zeitgeist das Mensch-Werden und Mensch-Sein bedeutet. Dies schließt eine transkulturelle Perspektive mit ein. Da wir hierzu allerdings über große Teile der Menschheit nur wenige Informationen haben, betrifft die Darstellung vorwiegend unseren Kulturkreis.

Für ein tieferes Verständnis der bei Bindungsstörungen beobachtbaren, teils auch messbaren leib-seelischen Prozesse, ihrer Phänomenologie und um eine adäquate Behandlung planen zu können, ist (3) eine kurzgefasste Grundlegung bindungstheoretisch-neurobiologischen Wissens notwendig. Anschließend (4) beschreibe ich im Kapitel 4 »Bindung und Trauma« das klinische Erscheinungsbild, beginnend mit der Bindungsdesorganisation und der Geschichte der diagnostischen Einordnung von Bindungsstörungen in die gängigen Klassifikationssysteme, der aktuellen Einordnung in ICD und DSM. Aufgrund der für viele Fachleute unzulänglichen Beschreibung der Störungen in ICD und DSM wird ergänzend ein alternativer Versuch referiert, die Komplexität der Bindungsstörungen einzufangen.

Karl Heinz Brisch hat, Klassifikationsansätze amerikanischer Forschender aufgreifend, bereits 1999 eine deutlich differenziertere Einteilung der Bindungsstörungen im deutschsprachigen Raum bekannt gemacht (Brisch, 1999/2022). Bindungsstörungen hören danach nicht mit dem sechsten Lebensjahr einfach auf, sondern die betroffenen Menschen zeigen entsprechende (mal-)adaptive Bewältigungsformen, die in der Regel in psychiatrischen (DSM-/ICD-) Diagnosen gefasst werden. Abhängig von Kontextfaktoren ergeben sich so für ältere Kinder, Jugendliche und Erwachsene sehr unterschiedliche, oft teilhabebegrenzende Störungsbilder, im optimalen Fall eine weitgehendste Kompensation der schweren frühkindlichen Traumatisierungsfolgen. Solche Verläufe werden vor allem im Behandlungskapitel (7) dargestellt.

Nach kürzeren Abschnitten zu Differenzialdiagnose, Prävalenz, Epidemiologie, Verlauf und Prognose widme ich mich im Kapitel 5 ausführlicher dem *diagnostischen Prozess,* der, je nach »Schule«, von unterschiedlichen Paradigmen geleitet wird. Die wesentlichen werden hier referiert. Darauf folgt ein Kapitel zu Erklärungsmodellen (6): Bindungsstörungen werden in den verschiedenen psychiatrisch-psychotherapeutischen Verfahren nicht entscheidend unterschiedlich erklärt, wohl aber mit unterschiedlichen Akzenten. Ein an die aktuellen Diskurse anschlussfähiges, dezidiert systemisches Krankheitsverständnis ist noch nicht verfügbar. Dazu versuche ich, einen kleinen Beitrag zu leisten, Anstoß zu geben. Erklärungsmodelle sind Filter und Ordner für Wahrnehmungs- und in der Folge auch Handlungsansätze; bisweilen fällt es mir schwer, diese genau voneinander zu trennen. Daher gehen die systemisch-bindungsorientierten Erklärungsansätze in das 7. Kapitel, zu den Behandlungsansätzen, über.

Nach Überlegungen zu einem allgemeinen Modell der Arbeitsbeziehung ist deren Ausgestaltung das Hauptaugenmerk. Neben einschlägigen psychotherapeutischen Verfahren werden insbesondere auch pädagogische sowie sozialpsychiatrische Aspekte und der Kinderschutz berücksichtigt. Systemische Denk- und Handlungsfiguren bilden hier naturgemäß einen Schwerpunkt, inklusive der interdisziplinären Kooperation, die bei diesen Störungen besonders wichtig und wirksam ist.[2]

Eine wesentliche Bedeutung für den Einzelnen wie für eine Gesellschaft, letztlich das Überleben auf unserem Planeten, hat auch die Prävention (8) von Bindungsstörungen, eine hochkomplexe und sehr schwierige gesamtgesellschaftliche, letztlich politische Aufgabe. Ihr wird ein kurzes Schlusskapitel gewidmet.

Ein Wort zu den Fallbeispielen: So wie kein Leben eine holzschnittartige Gestalt aufweist, so spiegeln die Fallbeispiele in aller Regel auch nicht einfach eine »Lehrbuchdiagnose« wider; vielmehr differenzieren sich die Lebensverläufe der vorgestellten Menschen vielfältig unter den komplexen Einflüssen von Genetik, Frühsozialisation, individueller Psycho- und Familiendynamik, sozio-ökonomischer Lage und kultureller Prägung. Das soll an einigen Fallgeschichten verdeutlicht werden. Manche kurze Vignette illustriert umrissene thematische Aspekte des Textes; andere, vor allem die ausführlicheren Falldarstellungen, laden zu einem Körperempfindungen, Gefühle und Gedanken umfassenden Eintauchen in ein lebensnahes Gesamtgeschehen ein und illustrieren systemische Vorgehensweisen.

2 Ich erlaube mir, auf die wiederholte Darstellung systemischer Grundpositionen, Methoden und Techniken, inklusive Gesprächsprotokollen weitgehend zu verzichten, und hoffe dafür auf das Verständnis meiner Leserschaft. Neben den klassischen Lehrbüchern liegt eine mittlerweile große Anzahl an hervorragenden Praxisbüchern zur systemischen Arbeit vor. Einige davon habe ich im Anhang aufgelistet.

2 Bindung als entwicklungspsychologisches Konzept?

Während dieses Buch Gestalt annimmt, zieht an meinem inneren Auge eine Reihe von Kindern und Jugendlichen vorbei, die ich in den vergangenen vierzig Jahren in der Praxis begleitet und behandelt habe, und die ich vor dem Hintergrund meiner klinischen Erfahrung zwischen Psychiatrie, systemischer Praxis, Bindungswissen und sozialer Arbeit als »bindungsgestört« bezeichnen würde. In den seltensten Fällen habe ich aber diese Diagnose vergeben. Warum nicht?

Der ICD-Begriff »Bindungsstörungen« ist auch nach den letzten Revisionen der gängigen Klassifikationssysteme unscharf geblieben, nicht optimal operationalisiert und mit Kategorienfehlern versehen. Während Bindungsstörung eine ätiologische Zuordnung widerspiegelt, ist die Syndrom-/Symptombeschreibung, wie in der ICD-10 vorgesehen, strikt phänomenologisch, verhaltensorientiert. Dieses (in der Hoffnung auf eine leichtere Verständigung sowohl in der Fachöffentlichkeit als auch international eingeführte) Prinzip wird interessanterweise für die Bindungsstörungen und in der ICD-11/DSM-5 im gesamten Kapitel der Traumafolgestörungen durchbrochen, indem auf die *ursächliche Traumatisierung* bzw. die *Fürsorgemängel in der Frühkindheit* hingewiesen wird. Wie generell bei den psychiatrischen Klassifikationen nach ICD/DSM fehlt auch hier eine genauere Betrachtung des Geworden-Seins, also der entwicklungsneurobiologischen und -psychologischen Perspektive, der bedingenden und aufrechterhaltenden Kontexte und der subjektiv hilfreichen Aspekte dieser so gravierenden Störungen bei den betroffenen Menschen.

Immer schon haben Menschen versucht, die Entwicklung der eigenen Gattung in bestimmte Gesetzmäßigkeiten zu fassen. In der Antike ging der Philosoph Aristoteles von einer dem Lebensprozess innewohnenden Zielorientierung aus, auf das Erreichen einer reifen Form angelegt (Entelechie). Eine Wirkung von sozialen Umweltfaktoren war in diesem Konzept noch nicht vorgesehen. Comenius entwarf im 17. Jahrhundert bereits eine Pädagogik vom Kind her. Die äußere Einwirkung der Institution Schule müsse allerdings an inneren (Reife-) Voraussetzungen anknüpfen, um wirken zu können, meinte er (Knüppel, 2005; Comenius, 2022). Rousseau (1712–1778) vertraute vor allem auf die innere

Natur des Menschen, deren fortschreitende Entwicklung dafür sorge, dass sich das heranwachsende Kind neuen Themen entsprechend seiner Fassungskraft zuwende, z. B. der Religiosität (Flammer, 2009; Rousseau, 1762/1971).

Von den genannten, endogenistischen (also aus dem Inneren des Organismus bedingten) Entwicklungsauffassungen heben sich solche ab, die Entwicklung explizit als Ergebnis von Lernprozessen ansehen. Protagonisten dieser Lernpsychologie des 20. Jahrhunderts wie B. F. Skinner (1948) führten Erzieherinnen zu einem neuen Erziehungsoptimismus: Entwicklung wurde beschleunigt, kanalisiert, Entwicklungsbehinderungen sollten durch gezielte Lernförderung aufgehoben werden. Nebenwirkung dieses Modelles war ein doch sehr mechanistisches Menschenbild.

Etwa zur gleichen Zeit formulierte Sigmund Freud (1917/1981) eine hochkomplexe und den damaligen Vorstellungen entsprechend eher mechanistische Entwicklungstheorie, die auch eine psychische Krankheitslehre einschloss. Die seinerzeit vorherrschende psychoanalytische Anthropologie ließ Säuglinge als wenig sozialfähig, inaktiv und triebgesteuert erscheinen. Freud sah Neugeborene in einem Zustand des »primären Narzissmus«. Demnach wäre die für alles Verhalten konstitutive Triebenergie auf das eigene Wesen hin gerichtet, da Kinder dieses Alters die Umwelt psychisch noch nicht repräsentieren könnten. Ähnlich ging Margaret Mahler von einem »normalen Autismus« aus: Sie unterstellt eine starke Reizschwelle, die eine Außenweltwahrnehmung durch den Säugling fast vollständig verhindere (Mahler, Pine u. Bergman, 1975).

Wie die Lerntheorien entwickelte sich auch die Psychoanalyse auf der Basis der wissenschaftlichen Diskurse fundamental weiter. Die Wendung hin zu einem stärker *sozial kompetenten* und *liebesbedürftigen* Kind vollzog als erster Erik H. Erikson (1971) mit seiner Theorie der psychosozialen Entwicklung. Dieser setzte die triebdynamisch definierten psychosexuellen Phasen Freuds mit solchen einer psychosozialen Dynamik in Verbindung und kam zu einer Formulierung von acht Lebensstufen, die im Prinzip universal ablaufen, allerdings auf bedeutsame Weise von kulturellen und Erziehungspraktiken modifiziert werden.

Interessant an diesem Konzept ist auch, dass der Bewältigungsform einer Entwicklungsstufe immer auch ein mögliches Scheitern gegenübergestellt wird: Auf der ersten Stufe geht es um den Erwerb des »Urvertrauens« versus »Urmisstrauens« aus der Erfahrung, dass zwischen der Welt und den persönlichen Bedürfnissen eine Übereinstimmung besteht und dass darüber mit der Zeit persönliche Kontrolle wächst. Diese Übereinstimmung wird durch die Befriedigung der primären Bedürfnisse durch eine Bindungsperson ermöglicht. Eine dauerhafte Nichterfüllung der Grundbedürfnisse nach Nahrung, Schutz und

Trost, Anregung und Beruhigung führt zu einer »Entfremdung, zu Rückzug auf sich selbst, Hospitalismus und Depression« (Flammer, 2009, S. 8 ff.). Erikson nimmt hier bereits wichtige Erkenntnisse der Bindungstheorie vorweg, die auch für ein modernes Verständnis der Bindungsstörungen relevant sind.

Weitere bedeutsame Entwicklungstheorien können an dieser Stelle nicht näher ausgeführt werden, genannt seien aber Jean Piaget (kognitive Entwicklung, Adaptation und Strukturgenese; Piaget u. Inhelder, 1976) und Lawrence Kohlberg (1996; Entwicklung der moralischen Urteilfähigkeit) sowie Robert Havighurst (1948/1972; Entwicklungsaufgaben). Kurz erwähnt werden soll aber Urie Bronfenbrenners (1981) komplexes kontextuelles Modell aus ökosystemisch aufeinander bezogenen konzentrischen Kreisen, die er wie folgt benannte:

- Mikrosystem (mein aktueller Lebensbereich, in dem ich wahrnehme und interagiere: Familie, Kita usw.),
- Mesosystem (z. B. die Beziehung einer Mutter zur Lehrerin ihres Kindes),
- Exosystem (die Arbeitsstelle des Vaters aus der Perspektive des Kindes),
- Makrosystem (Werte und Normen, kulturelle Prägungen, die auf das Kind rückwirken) und
- Chronosystem (markante biografische Übergänge: Schuleintritt, Tod eines Elternteils).

Diese Subsysteme bestehen aus Mustern von Aktivitäten, Rollen und Beziehungen, die benennbar und beobachtbar sind. Besondere Beachtung finden in diesem Modell die Übergangssituationen zwischen den verschiedenen Systemen, die jeweils gelingen oder auch scheitern können, z. B. Geburt, Einschulung oder Wohnungswechsel. Bronfenbrenners Theorie liefert einen systemischen Beschreibungs- und Verstehensrahmen für soziale Prozesse, insbesondere für Erziehungsprozesse im Rahmen familiärer und sozialpolitischer Dynamiken. Anders als die Bindungstheorie enthält Bronfenbrenners Theorie kein Modell für den Erwerb innerer Sicherheit und personaler Effektivität (Bronfenbrenner, 1981). Seine Reichweite blieb trotz seiner Schlüssigkeit für sozialpolitisch fortschrittliche Maßnahmen begrenzt. Die Formulierung einer genuin systemischen Entwicklungstheorie über Bronfenbrenners Ansatz hinaus wurde meines Wissens bislang nicht versucht.

Aktuelle Entwicklungstheorien sind interaktionistische, d. h., sie gehen davon aus, dass der Mensch gleichzeitig Gestalter (durch biologisch-evolutionäre wie auch durch kulturell-soziale Prägungen) als auch Produkt (durch die ständige soziale und ökologische Einflussnahme) seiner Umwelt ist. Heute wird am ehesten eine kultursensible Entwicklungspsychologie (Borke, Lamm u. Schröder, 2019) der Aufgabe gerecht, die unterschiedlichen sozialen und Umwelteinflüsse auf dem Weg eines Kindes zum Erwachsenen zu untersuchen und zu bewerten. Die Forschung dazu steht noch am Anfang.

John Bowlby (1944, 1958), der Begründer der Bindungsforschung, ergänzte die psychoanalytische Theoriebildung durch empirische Untersuchungen nach Methoden der Verhaltensforschung (Fonagy, 2001). Dies wurde in der psychoanalytischen Community durchaus mit Ablehnung kommentiert. Dazu konzipierte er Bindung bereits als ein systemisches Konzept; es ging ihm weniger um die verschiedenen Entwicklungsaspekte *in* einem Individuum als um solche *zwischen* Menschen in einer Bindungsbeziehung (Bowlby, 1970). In seiner Nachfolge wurde das Konzept innerhalb der letzten siebzig Jahre durch die forscherischen Aktivitäten unzähliger Wissenschaftlerinnen in stetiger Rückkoppelung mit Nachbardisziplinen wie Neurobiologie, Säuglingsforschung, und natürlich der Praxis ausdifferenziert. Sie kann heute als die bestfundierte Entwicklungstheorie gelten und verbindet auf einzigartige Weise interaktionelle mit emotionaler und kognitiver Entwicklung.

Wie in allen Wissenschaftszeigen gilt aber auch hier: Das aktuelle Wissen ist vorläufig und es besteht weiterhin umfassender Forschungsbedarf. Nach aktuellem wissenschaftlichem Stand können wir aber davon ausgehen, dass in der Bindungsentwicklung das entscheidende Organisationsprinzip für die postnatale Gehirnentwicklung liegt, die in rekursiver Interaktion zwischen genetischen und epigenetischen Prägungen, vorgeburtlichen Erfahrungen und den frühen Interaktionserfahrungen der ersten Lebensjahre strukturiert wird. Eine schwere Störung dieser Bindungsentwicklung zieht mit hoher Wahrscheinlichkeit ernsthafte, oft chronisch werdende psychische Störungen mit erheblichen Teilhabeeinschränkungen nach sich – und müsste damit quasi als *Mutter aller psychischen Störungen* bezeichnet werden. Bindungsstörungen, wie eigentlich alle psychischen Problematiken, die nicht primär organisch bedingt sind, können aus meiner Sicht daher nur auf der Basis soliden Bindungswissens – und systemischen Denkens – verstanden werden.

Grundlagen dessen werden im zweiten Teil dieses Kapitels näher thematisiert. Zunächst aber geht es um die Frage, welchen Stellenwert Kindheit in der Menschheitsgeschichte hatte und welcher heute gilt: Die Diagnose »Bindungsstörung« ist nur dann sinnvoll, wenn Bindung als relevantes Organisations- und Verhaltensprinzip für die Frühkindheit erkannt wird. Der nächste Abschnitt soll daher zunächst zeigen, dass dies in der Menschheitsgeschichte keineswegs immer so war und wie es sich heute darstellt.

2.1 Ein kulturhistorischer Abriss zur Geschichte der Kindheit

Die psychischen Phänomene menschlichen Denkens und Handelns werden in Begriffen von »intentionalen« Zuständen gedeutet und verstanden. Clemens Brentano (1874a, 1874b) führte den Begriff in die moderne Philosophie ein, er wurde durch Husserl (1901; Ströker, 1992) aufgegriffen und zu einem zentralen Konzept der Phänomenologie. Diese bei Lebewesen beobachtete Gerichtetheit jeglicher (Inter-)Aktion findet sich bei physikalischen Phänomenen nicht: Eine Lawine hat eine Wirkung, aber kein Ziel, während die motorische Aktivität des Regenwurms der Nahrungssuche dient; als Neben*wirkung* wird der Boden gelüftet.

Der Begriff »Intentionalität« umfasst die Bezogenheit *auf* einen Inhalt oder ist auf ein Objekt gerichtet, in Beziehungsangelegenheiten auf ein Gegenüber. Intentionale Handlungen wie Wahrnehmungen, Glaubenshaltungen oder Begierden sind damit charakteristisches Merkmal des Mentalen. Geteilte Intentionalität führt zu einem »Wir«, z. B. in der gemeinsamen Brutpflege bei Vögeln, manchen Fischen und Säugetieren. Menschliche Kommunikation, vorsprachliche wie sprachliche, entwickelt sich im günstigen Fall zu kooperativer Kommunikation, die wir dann als »gelingend« bezeichnen.

Intentionalität unterliegt evolutionären und kulturellen Einflüssen: Empathie, als Paradebeispiel für geteilte Intentionalität, hält nicht nur ein gemeinsames Ziel (»Diesen Acker umgraben!«), sondern auch die mentale Verfasstheit meines Gegenübers für relevant (»Ich sehe, du bist traurig, ich fühle mit dir und zeige dir das auch!«). Die redundante intentionale Deutung und Beantwortung von menschlichen Lebensäußerungen konstituiert Kultur, von Anfang an: Ob ich das Weinen eines Säuglings als Ruf nach Nahrung, als Zeichen von Verwöhntheit, als legitimen Nähewunsch deute, macht einen Unterschied, nicht nur in Bezug auf die physischen wie psychischen Gleichgewichtszustände des Babys. Dieser Unterschied ist gleichzeitig Produkt wie auch Quelle kultureller Prägung und kultureller Unterschiede: Emotionsarme, nichtresponsive Versorgung ist Ausdruck von lebenserhaltender, aber nicht beziehungsstärkender Fürsorge. Die Deutung des Weinens als Verwöhntheit konstruiert den Säugling in ein Machtgefüge: »Ich lasse nicht zu, dass dieser Wurm mich beherrscht!« Und die Deutung als Wunsch nach Nähe weiß um das lebenserhaltende Bedürfnis nach physischer Nähe und hilft, ein entspanntes entwicklungsförderliches Miteinander entstehen zu lassen.

Alle diese Reaktionen werden auf der Grundlage neurophysiologischer Zustände moduliert, die je nach menschlicher Notlage und Ressourcenverfügbarkeit mehr oder weniger »durchschlagen«: Im Überlebenskampf darf ich nicht empathisch sein; wenn ich meine Selbstwirksamkeit als eingeschränkt erlebe, muss ich abwehrbereit gegenüber – vermeintlicher – Dominanz sein. Nur wenn ich mich – innerhalb meiner Gruppe und mit mir selbst – sicher fühle, kann ich in eine kooperative Kommunikation treten, die mich und den anderen wahrnimmt und gelten lässt. Bindung und Mentalisieren sind die Agenzien dieser Kommunikation (siehe Kapitel 3.3). Vor diesem Hintergrund betrachten wir die Kindheitsgeschichte im doppelten Kontext von evolutionär angelegten Überlebensstrategien und kulturellen Prägungen.

»Kindheit« und »Erwachsensein« sind zentrale Kategorien moderner Gesellschaften; beide Begriffe sind kulturell konstruiert und ihre Konstruktionsprozesse bedingen sich gegenseitig (Winkler, 2017). Die Differenzierung von Kindern und Erwachsenen als fundamental unterschiedliche gesellschaftliche Gruppen hat historische, kulturelle, aber letztendlich auch ökonomische, politische und juristische Bedeutung. »Kindheit« ist somit ein komplexer, keineswegs selbstverständlicher Begriff, auch wenn wir heute generell die erste Lebensphase der Menschen so benennen. »Kindheit« enthält ein psychosoziales Konzept, das, soweit wir schriftliche und Bildquellen zurückverfolgen können, erst spät in der Geschichte der Menschen entstanden ist. Heute beleuchtet die Disziplin der Kindheitsgeschichte die unterschiedlichen Rollen von Kindern in den verschiedenen gesellschaftlichen Bereichen und Gesellschaftsschichten, welche Position und Funktion ihnen zugeschrieben wird und wie sich gesellschaftliches Leben an Kindern orientiert.

Die erste systematische Untersuchung dieser Lebensphase unternahm 1960 der französische Historiker Philippe Ariès (1914–1984). Er erforschte anhand von literarischen und Bildquellen die historische Wandlung der Kindheitswahrnehmung in seinem Kulturraum mit seiner nahezu enzyklopädischen Studie »L'enfant et la vie familiale sous l'ancien régime« (Ariès, 1960). 1975 erschien das französische Original als »Die Geschichte der Kindheit« erstmals in deutscher Übersetzung. Ariès' zentrale These lautet: Die Kindheit als eigenständiger sozialer, kultureller und emotionaler Lebensabschnitt wurde erst ab der Wende vom 16. zum 17. Jahrhundert definiert. Entsprechend benennt er diese Periode als »die Entdeckung der Kindheit« (Ariès, 1978/2014; frz. Original 1960). In der mittelalterlichen Gesellschaft und noch weniger in der Antike habe es dieses Konzept nicht gegeben. Die Gefühlsbindung der Eltern zu ihren Kindern sei aufgrund des hohen Sterblichkeitsrisikos und der hohen Geburtenrate nur sehr lose gewesen, ging über eine gewisse Grundaffektivität im Säuglingsalter fast nicht hinaus. Dies impliziert, dass Kinder kaum als Individuen wahrgenommen wurden. »Kindheit« war vielmehr ein Synonym für das Überwinden der ersten, besonders gefährlichen Lebensjahre, die mit existenziellen Ängsten und Risiken besetzt waren. Hatten die Kinder diese Lebensphase überstanden, wurden sie so früh wie möglich in das Arbeitsleben der Erwachsenen integriert. Ariès' Ansicht nach war die Familie bis zum 17. Jahrhundert eine Schicksalsgemeinschaft und kaum Ort gegenseitiger Zuneigung und Liebe.

2.1.1 Antike und Mittelalter

Der Blick in die Antike scheint viele Annahmen Ariès zu bestätigen: Kindern, als die Bevölkerungsgruppe, die ja doch die Zukunft der Älteren sichern sollte, erging es oft nicht gut. Im antiken Griechenland wurde die Kindheit als Zeit menschlicher Unvollkommenheit missachtet. Kinder wurden von angesehenen Philosophen mit Sklaven oder Tieren verglichen; wenn es nötig sei, müsse man sich ihrer auch entledigen; das forderte sogar Aristoteles (1970/2023) für behinderte oder schwache Kinder. In Sparta wurde von dem Ältestenrat, nicht einmal von den Eltern, über Leben und Tod der Kinder entschieden. Im Übrigen wurden dort Jungen, die als lebenswert galten, bereits mit sieben Jahren von ihren Eltern getrennt, um in einem sportlich-militärischen Training zu Kämpfern oder Wettkampfathleten erzogen zu werden. In Rom hing es allein vom Vater ab, ob er den Säugling annahm, aussetzte oder sogar töten ließ. Kindstötungen in großer Zahl sind archäologisch belegt, z. B. bei ungewollten Bordell-Kindern, wie durch archäologische Funde im römischen Xanten belegt werden konnte, aber auch im hebräischen Ashkelon oder in England (Blümel, 2011).

Je weiter man in der Geschichte zurückgeht, desto geringer waren der Stellenwert und die Rechte von Kindern. In den antiken Hochkulturen war Infantizid nichterwünschter oder behinderter Kinder üblich, vielfach wurden Kinder aus religiösen Gründen geopfert. Kinder für sexuelle Zwecke zu »nutzen«, war legitim und zeitweise sogar idealisiert. Kinder galten lange Zeit als »kleine Erwachsene« und mussten unter oft unsäglichen Arbeitsbedingungen zum Familieneinkommen beitragen, z. B. in Silberminen oder im Salzbergwerk Hallstatt, einer der damals reichsten Gemeinden Europas, wo dennoch schon Zweieinhalb- bis Dreijährige unter Tage die Lichtspäne wenden mussten, damit die Grubenarbeiter etwas sehen konnten. Bereits Siebenjährige zeigten Abnutzungserscheinungen an den Kopfgelenken durch das jahrelange Tragen von Lasten auf dem Kopf (Pany-Kucera, Reschreiter u. Kern, 2010).

Das eben Gesagte galt möglicherweise nicht für die Kindheit in einzelnen Reichen des alten Ägypten (Feucht, 1986). Kindesaussetzung, Kindstötung oder Misshandlung galten dort als unmenschlich. In den überlieferten Schriften, die – der damaligen Zeit entsprechend – vor allem das Leben der Oberschicht behandelten, wird regelmäßig das Bild einer liebevollen Eltern-Kind-

Beziehung gezeichnet, mit bewusster biparentaler Herkunft, Erziehung und Verantwortung für das Kind, Jungen wie Mädchen. Der Vater bekam zur Geburt frei; der Name des Kindes wurde von beiden Elternteilen ausgesucht. Früh verstorbene Kinder wurden intensiv betrauert; die Mutter-Kind-Bindung kann folglich als eng gelten. Kinder wurden lange, teils bis zu drei Jahren gestillt (Feucht, 1986). Harmonische Familienbeziehungen stellten in diesem Kulturabschnitt ein bedeutsames Ideal dar. Kindesliebe gab es also sehr wohl schon vor Beginn der Moderne, während Grausamkeiten gegenüber Kindern nicht mit dieser endeten.

Mit dem Erstarken des Christentums, aber auch schon im Alten Testament, wurde durch eine allgemeine Aufwertung des Lebens auch die Wertschätzung von Kindern erhöht. Im Jahre 318 n. Chr. ließ der zum Christentum konvertierte Kaiser Konstantin Kindstötungen verbieten und unter schwere Strafe stellen (Häßler, Schepker u. Schläfke, 2008). Zumindest theoretisch ist die Bedeutung des Kindes als vollwertiger Mensch dem Christentum immanent, kam doch der Erlöser als neugeborenes Kind in die Welt. Genau diese Vorstellung des eigenen Kindes als Erlöser übermittelten mir übrigens auch mehrere opiatabhängige Mütter in einem Forschungsprojekt zur frühen Mutter-Kind-Interaktion: »Dieses Kind wird mich aus meinem (Sucht-)Elend erretten, Schuld von mir nehmen und mir eine neue Zukunft geben!« (Trost, 2013, S. 123).

Die Ergebnisse von Ariès' umfangreichen Forschungen müssen partiell relativiert werden, denn in mittelalterlichen Schriften und Bildern finden sich durchaus auch Aufzeichnungen von Wiegenliedern, Anleitungen für eine zumindest physisch angemessene Behandlung von Säuglingen. Kinder galten wohl bis zum siebten Lebensjahr als »ohne Verstand«. Das berühmt-berüchtigte – allerdings nicht wirklich belegte – Experiment des Kaisers Barbarossa im Jahre 1234, der etliche Säuglinge von Kinderpflegerinnen ohne jegliche Kommunikation und Zuwendung versorgen ließ, zeigt allerdings ein forscherisches Interesse an früher Kindheitsentwicklung. Dieser, aus heutiger Sicht unmenschliche Versuch sei, so überliefert, zum Herausfinden der »Ursprache« aller Menschen konzipiert worden. Durch ihn wurde deutlich, dass Kinder ohne Interaktion, ohne Liebe und Zuwendung nicht überleben können und diese Kommunikation daher zur Essenz des Menschseins gehören muss (Hanawalt, 1995).

Ab dem 12. Jahrhundert begann auch die Kirche, Kindheit als einen anders gearteten Lebensabschnitt als das Erwachsenenalter anzusehen; die Vermittlung von Lesen und Schreiben wurde wichtiger, freilich zunächst für die adeligen Kreise. In der Literatur finden sich häufiger emotionale Beschreibungen des Verhältnisses zwischen Eltern und Kind. Zu diesem Zeitpunkt beginnt auch die Institutionalisierung der Kinderfürsorge, insbesondere in Findelhäusern. Etwas später werden Kinder zu einem wichtigen Motiv in der Kunst und im 15. Jahrhundert kommen Ratgeber für Eltern in Umlauf (Hanawalt, 1995).

Noch im Verlauf des Mittelalters kommt es in Mitteleuropa zur Loslösung des Menschen aus der Geschlossenheit des frühmittelalterlichen Selbst- und Weltbildes. Er schaut nun sich selbst und die Welt zunehmend aus einer außenstehenden Position an, und er erschafft die Utopie des Individuums als »eines Gott ebenbildlichen, rationalen, die Welt nicht nur erkennenden, sondern zugleich auch erschaffenden Subjekts« (Rotthaus, 2021a, S. 65). Rotthaus nennt das »die Erfindung des Individuums« (S. 65) und betont damit, dass es eine solche Trennung von Gott, Natur und den Menschen bis dahin nicht gegeben habe. Diese vielleicht etwas überspitzte Formulierung weist darauf hin, dass bis zu dieser Epoche die Wahrnehmung von Individualität, deren Gegenüberstellung zur übrigen Schöpfung und zum Kosmos nur verhältnismäßig wenigen Menschen, wie Philosophen, anderen Gelehrten, manchen Adligen – auch aufgrund ihrer ökonomischen Situation – möglich war. Der Mensch wird sich seiner selbst bewusst, er ist eben nicht mehr (nur) eingebetteter Teil der gesamten Schöpfung, sondern vor allem er selbst, im Gegenüber zu den Anderen, zur Natur, zur Erde, zu Gott. Diese Entwicklung zu einem anthropozentrischen und letztlich dualistischen Weltbild wird durch die zunehmende Bedeutung des Buchdrucks und in dessen Folge von Bildung befördert.

Autonomie und Verbundenheit sind beides Grundbedürfnisse; wie und in welchem Ausmaß sie in verschiedenen kulturellen Kontexten verwirklicht werden, hängt davon ab, wie Nahrungsbeschaffung, Lebensraumsicherung, Verfügbarkeit von Bildungsangeboten jeweils organisiert sind. Individualität und Kollektivismus sind dabei keine Gegensatzpaare, sondern unterschiedliche Ausprägungen auf einem Sowohl-als-auch-Kontinuum, immer parallel vorhanden, allerdings mit sehr unterschiedlicher Gewichtung. Dies entspricht der menschlichen Existenz als biologisch operational geschlossenem Organismus, das gleichzeitig auf Gemeinschaft und Beziehung angewiesen ist.

2.1.2 Erziehung im Wandel der Frühen Neuzeit und Aufklärung

Das 16. und 17. Jahrhundert in Europa wird zur »Frühen Neuzeit«. Der Mensch – gemeint war damals selbstverständlich der weiße, erwachsene Mann – wurde zum Gegenstand von (Selbst-)Reflexion mit der Notwendigkeit zur Erziehung, Selbstvervollkommnung. Vernunft und Denken wurden idealisiert und die Kindheit als eine wesentliche Periode angesehen, den Menschen auf dieses Ideal hin zu einem gebildeten und für die Gesellschaft nützlichen Wesen zu formen. Kinder, verstanden als »Tabula rasa«, brauchten eine besondere Behandlung und intensive Kontrolle, da sie unfertig, unzivilisiert und unselbstständig waren. Damals wurden zahlreiche Werke, die wir heute pädagogisch nennen würden, als moralphilosophische Abhandlungen verfasst, daneben gab es aber auch spezielle Schriften, die sich an Kinder richteten. In diesen ging es sowohl um die Förderung von Tugendhaftigkeit wie auch um Unterhaltung.

Trotz dieser neuen Entwicklung lebten Kinder damals, wie in manchen indigenen Gesellschaften heute noch, in einer Art natürlichem Lehrlingsverhältnis: Sie wuchsen als kleine Erwachsene auf, die mit zunehmenden körperlichen und mentalen Kräften schon bald mit Aufgaben betraut wurden, die für den Lebenserhalt der Familie, der Sippe notwendig waren. Sie wurden aber eben nicht als Kinder mit ihren speziellen Bedürfnissen und Möglichkeiten wahrgenommen.

Mit dem Aufkommen des Protestantismus wurde eine gottgefällige, religiöse Erziehung von Kindern, die wegen ihres Unwissens und ihrer Instinktsteuerung den Gefahren der Sünde und der Verdammnis leicht ausgeliefert erschienen, besonders wichtig. Gerade in der puritanischen Erziehung wurden physische und psychische Gewalt bewusst als erzieherische Mittel eingesetzt, um den vermeintlich triebhaften, destruktiven Willen des Kindes zu brechen.

Die heute bedeutsame Vorstellung von einer gelingenden Erziehung im Sinne des Kindes wurde erst durch eine revolutionäre Idee angestoßen. Mit der fortschreitenden Aufklärung – besonders durch den einflussreichen Roman »Émile ou De l'éducation« (1762/1971) von Jean-Jacques Rousseau – änderte sich das Bild von einer guten, glücklichen Kindheit grundlegend hin zu einem romantischen Kindheitsbild, das sich gegen die Vernunftideale der frühen Aufklärung wandte. Rousseau forderte, dass sich Kinder frei entwickeln und unbelastet ihren Neigungen nachgehen dürfen. Die Erwachsenen sollten sie dabei lediglich unterstützen. Auch hier waren Bindungsaspekte nicht im Vordergrund. Mit Rousseaus Werk wurde das Konzept der autoritären Erziehung erstmals grundlegend hinterfragt; es blieb dabei nicht ohne lautstarke Gegenreaktionen. Zu lange waren Kinder Besitztümer ihrer Eltern gewesen, mit denen quasi nach Belieben verfahren werden konnte.

Wie mit der Aufklärung das Ideal der freien Selbstentfaltung immer mächtiger wurde, wurden Kinder, die zuvor einfach mitliefen, zunehmend kontrolliert und in ihrer Entwicklung normiert. Die Schulpflicht sollte einerseits zur staatlichen Teilhabe vorbereiten, andererseits beschränkte sie ihre Freiheit und schloss sie vom öffentlichen und politischen Leben aus.

War seit der Antike die Vorstellung verbreitet, Menschen würden bösartig geboren, setzte sich während der Aufklärungszeit die Auffassung durch, Kinder seien unschuldig, schutzwürdig und formbar. Dieser Wandel zu einem romantischen Kindheitsideal schlug sich in der Wahrnehmung von Kindern ebenso wie in ihrer Erziehung nieder. Erst jetzt wurde Spiel mit Kindern assoziiert und es entstand eine spezifische Kinderliteratur, nach und nach auch eine spezifische kindliche Konsumkultur. Gleichzeitig trennte sich mit der zunehmenden Zahl von Schulen, Jugendorganisationen, Kinderzimmern und Spielplätzen die Welt der Kinder räumlich mehr und mehr von derjenigen der Erwachsenen. Auch die im Mittelalter noch allgegenwärtige Präsenz von Sexualität wurde zunehmend von der Kinderwelt getrennt.

Um das Kind von der Unvernunft zur Vernunft zu bringen, bedurfte es nicht mehr primär der religiös-moralischen Belehrung, sondern eben der Erziehung und Bildung, die zunehmend in die Hände von Experten gelegt wurden. Da Schwangerschaft und Geburt ebenso wie die Stillzeit und die ersten Lebensmonate für das Kind als höchst gefährliche Zeit galten, spezialisierten sich zunehmend mehr Ärzte für die Behandlung von Kleinstkindern, wodurch das Feld, das bislang von Frauen – Müttern, Ammen, Hebammen – beherrscht worden war, durch die (männlichen) Ärzte besetzt wurde, die allerdings mehr wissenschaftliche Schriften und Ratgeber verfassten, als dass sie unmittelbaren Kontakt mit Säuglingen und Kindern hatten (Winkler, 2017).

2.1.3 Das 19. Jahrhundert

Das Bild der Kindheit veränderte sich erneut: Das Kind galt nun als in seiner Art kostbar, den Erwachsenen in Fantasie, Gefühl und Einfühlungsvermögen überlegen. Der Ursprung seiner Entwicklung war nicht mehr allein das Ergebnis der Erziehung durch Erwachsene, sondern das Kind selbst.

Die Familie erschien nun als »sittliche Institution«, dabei als quasi staats- und rechtsfreier Raum, in dem die Beziehungen untereinander durch Sorge und Liebe, aber auch mit Autorität und Gewalt geregelt wurden. Der Begriff der »elterlichen Gewalt« wurde erst 1980 im BGB durch den der »elterlichen Sorge« ersetzt. Das Kinderzimmer entwickelte sich zu einem wesentlichen Merkmal eines Bürgerhauses. Es diente gleichsam als Schutz- und Entwicklungsraum für die Kinder sowie als Instrument zur Separation von der Erwachsenenwelt, um Störungen zu vermeiden. Dazu kam das sogenannte »pädagogische Moratorium«, die Entpflichtung junger Menschen von Erwerbsarbeit und Reproduktion (Zinnecker, 2000).

Allerdings: Auch wenn aufklärerische Erziehungsideale und abnehmende wirtschaftliche Not das Kindereinkommen zunehmend entbehrlich machten, mussten Kinder – nicht nur aus ärmeren Familien – weiterhin hart arbeiten. Viele erlitten gesundheitliche, physische und psychische Störungen und

Entwicklungsbehinderungen. Dennoch bildete die Verantwortung, die Kinder für die Familie übernahmen, auch eine Grundlage für Wertschätzung und Teilhabe. Beispielhaft beschrieb Charles Dickens mit seinem »Oliver Twist« (1838/1914/2011) die Problematik der kleinen Schornsteinfeger, die als *chimney sweepers* einer harten und gefährlichen Arbeit nachgingen und dabei trotz ihres zarten Alters in ihrem gesamten Habitus wie mittelalte Männer wirkten. Problematisiert wurde diese Tatsache durch das Auftauchen zahlreicher, aus der Mittelschicht stammender Hilfsorganisationen, die die Arbeit Minderjähriger thematisierten und so auch das Konzept der Kindheit zu retten versuchten. Ab 1788 durften Kinder per Gesetz erst mit dem achten Lebensjahr und der Zustimmung ihrer Eltern diesem Gewerbe nachgehen. Erst Anfang des 20. Jahrhunderts trat ein Kinderschutzgesetz in Kraft, das Arbeit in Gewerbebetrieben für Jungen und Mädchen unter zwölf Jahren verbot.

Im Kontrast zur Realität des arbeitenden Kindes steht mit dem Pädagogen Friedrich Fröbel (1782–1852) das Aufkeimen der Kindergartenbewegung, die einen geschützten Raum für das ungestörte, organische Aufwachsen bereitstellen wollte (Fröbel, 1826). Der evangelische Pfarrer Oberlin (1740–1826) gründete im Elsass die ersten »Kleinkinderbewahranstalten« für Kinder unter drei Jahren als Antwort darauf, dass Eltern im Zuge der rasant fortschreitenden Industrialisierung immer häufiger das Haus verlassen mussten und ihre Kinder ohne Aufsicht zu Hause ließen, was zu physischem und psychischem Leiden führte (Sturma, 2024). Diese Bewahranstalten verbreiteten sich in ganz Europa; aus ihnen gingen dann, von Frankreich ausgehend, die Krippen hervor, die, aus der Not der Familien geboren und mit einer gewissen fachlichen Pflege, zeitweise als bessere Alternative zu Pflegefamilien und Findelhäusern galten. Reifungsverzögerungen und seelische Deprivation waren damals noch keine zentralen Themen.

2.1.4 Das 20. Jahrhundert

Das 20. Jahrhundert gilt gemein als das »Jahrhundert des Kindes«. Bei genauerer Betrachtung ging es bei dem gleichnamigen »Schlüsselbuch« der schwedischen Autorin Ellen Key (1900/1902) aber weniger um das Gedeihen des einzelnen Kindes als um ein neues Ideal eines gerade und aufrecht dastehenden Menschen, eines höheren »Typus Mensch«, inklusive der sozialdarwinistischen Auslese von psychisch und physisch unheilbaren und missgestalteten Kindern (Winkler, 2017, S. 7).

Ab der Schwelle des 20. Jahrhunderts wurde die Kindheit in gewisser Weise sakralisiert: Das Kind wurde nicht mehr als Kostenfaktor und Arbeitskraft, sondern als emotionaler Schatz angesehen, der seinen Wert aus seinem hilflosen, unschuldigen Sein gewinnt. Dies wandelte auch den nordamerikanischen Adoptionsmarkt, auf dem nunmehr kleine, vormals als Arbeitskraft unnütze Mädchen hoch im Kurs standen, während kräftige, halbwüchsige Jungen kaum noch gefragt waren.

Seit 1919 gilt für ganz Deutschland die Schulpflicht, womit gleichzeitig eine »Entökonomisierung« und eine Scholarisierung von Kindheit implementiert wurde. Kinder waren zunehmend seltener Produzenten, denn Konsumenten: Sie wurden für die Gesellschaft eine Zukunftsressource, für Eltern zu emotionalen Beziehungspartnern und Sinnstiftern (Kränzl-Nagl u. Mierendorff, 2007). Damit ging eine Familiarisierung, Privatisierung von Kindheit einher.

Mit der Entwicklung der modernen Nationen wurde die Kindheit zunehmend »nationalisiert«. »Unsere Kinder« wurden zu einer Art nationalem Gut, welches notfalls mit allen Mitteln geschützt und vor fremdem Zugriff gerettet werden musste. Hier verband sich die Tradition des romantischen Nationalismus mit dem Paradigma der romantischen Kindheit.

Im Nationalsozialismus wurden Eltern als »Treuhänder« verstanden, die ihre Kinder letztlich für Reich und Führer versorgten und erzogen (Liebler-Fechner, 2001). Einerseits verlangte die Rassenideologie nach gesunden, starken Körpern und förderte zunächst einen Schutz- und Entwicklungsraum für Kinder; andererseits ging es aber darum, die Kinder frühzeitig an die zu erwartenden Härten des Lebens zu gewöhnen, was in letzter Konsequenz zur Unterordnung unter rassenideologische Zwänge und zur Aufgabe eigener Bedürfnisse und Strebungen führen und letztlich in die Gehorsamsstrukturen des Militärdienstes münden sollte. Ab 1943 wurden 15-jährige Jungen zwangsrekrutiert. Natürlich wurde in den NS-Konzentrationslagern das Verständnis der Kindheit als einer Lebensphase, die besonderen Schutz braucht, systematisch außer Kraft gesetzt. Ganz im Gegenteil nahmen die nationalsozialistischen Pläne für eine Vernichtung unliebsamer Bevölkerungsgruppen gezielt deren Kinder in den Blick.

Das damalige Standard-Mütterberatungsbuch der NSDAP-Kinderärztin und »Vorzeigemutter« Johanna Haarer forderte für die Säuglings- und Kleinkindzeit explizit nichtresponsives und bindungsvermeidendes Verhalten der Bezugspersonen, zur Vorbeugung von Verwöhnung und Verweichlichung, einschließlich der ausdrücklichen Sanktionierung der »intuitiven elterlichen Kompetenzen«, also der primär biologisch angelegten Fähigkeiten, sich in der Kommunikation auf die biopsychischen Möglichkeiten des Säuglings einzustellen (siehe Kapitel 3.3.1). Diese sind als Voraussetzung für eine gute Passung zwischen Eltern und Säugling und damit für dessen Entwicklungsfähigkeit wissenschaftlich unstrittig. Ihr Werk zur NS-Kindererziehung »Die deutsche Mutter und ihr erstes Kind« (1934) diente sogar lange nach dem Krieg noch als Lehrbuch in Berufs- und Fachschulen; es wurde (unter Weglassung des Wortes »deutsche« im Titel) bis ins Jahr 1987 wiederaufgelegt. Die jüngste Tochter Gertrud bestätigt in ihrer Biografie die Kälte und Grausamkeit in ihrer Primärsozialisation und das Festhalten der Mutter an der Naziideologie noch bis zu ihrem Tode (Haarer u. Haarer, 2012).

Dies ist nur ein Beispiel dafür, wie lange diese menschenverachtende Lebenshaltung ihre Schatten bis in heutige Zeiten wirft, mit weitreichenden Folgen für die Bindungssicherheit und letztlich für die Fähigkeit zur adaptiven Lebensbewältigung ganzer nachfolgender Generationen. Manche Historikerinnen (Gebhardt, 2009) sehen in der bindungsverneinenden Haltung jener Zeit allerdings weniger den durch den Nationalsozialismus auf die Spitze getriebenen typischen »deutschen Charakter« als ein Ergebnis schwerer Stressbelastung für Kinder und Eltern in den nahezu durchgehend krisenhaften gesellschaftlichen Situationen der ersten Hälfte des 20. Jahrhunderts. Die Diskursänderung von der Betonung der elterlichen Autorität über das Kind hin zu einer repressionsarmen, an den biopsychosozialen Bedürfnissen der jeweiligen Entwicklungsphase des Kindes orientierten Erziehung hatte sich bis dahin z. B. in den USA schon weitverbreitet, während besonders in Deutschland die »alte« Ideologie der strikten Regulation von Schlaf, Ernährung, Aktivität bis hin zur »Ausmerzung« unerwünschter Verhaltensweisen persistierte.

Nach dem Zweiten Weltkrieg konstatierte der Psychiater Bertram Schaffner von der Columbia University, dass eine Entnazifizierung der Deutschen bei der väterlichen Gewalt und dem kindlichen Gehorsam ansetzen müsse. Er war vom amerikanischen Militärregiment mit einem Gutachten über »die deutsche Familie« beauftragt worden (Schaffner, 1948).

Das Spannungsfeld zwischen kindzentrierter (moderner) und repressiver (traditioneller) Erziehung blieb hierzulande noch für Jahrzehnte virulent. So nannten 1951 nur 28 Prozent der Befragten einer EMNID-Studie (1998) die Erziehungsziele »Selbstständigkeit und freier Wille«, wohingegen dies 1995 schon 62 Prozent taten, während die Nennungen für »Gehorsam und Unterordnung« im gleichen Zeitraum drastisch zurückgingen. Mit den Protestbewegungen der 1968er Jahre wurde Erziehung zum Kristallisationspunkt für grundlegende Kritik. Ablesbar war der Wandel an verschiedenen neuen gesetzlichen Regelungen, z. B. der Gleichstellung nichtehelicher Kinder 1970, der Abschaffung der Prügelstrafe an allen Schulen der Bundesrepublik 1973 (in der DDR übrigens offiziell schon seit ihrer Gründung 1949). Das Züchtigungsverbot wurde in der Regel zunächst in den Schulordnungen festgeschrieben, bevor es auch gesetzlich verankert wurde. 1980 wurde der Begriff der elterlichen »Gewalt« durch den der »Sorge« ersetzt. Erst seit 1998, wie bereits erwähnt, haben Kinder bei uns ein verbrieftes Recht auf gewaltfreie Erziehung. Die fortschreitende Auflösung fester, traditioneller Familienformen war vermutlich eine wichtige Voraussetzung für die Stärkung der Rechtsposition von Kindern hierzulande.

Der entwicklungspsychologisch unterlegte Kindeswohlbegriff und die Akzeptanz des Kindeswillens veränderten die Hierarchie der Generationen und verschoben nach und nach das Gleichgewicht im gesellschaftlichen Bewusstsein hin zu einer umfassenden Kindzentrierung mit oft kaum erfüllbaren Optimierungsvorstellungen, die naturgemäß viele Eltern verunsicherten. Peter N. Stearns (2003) bezeichnet das 20. Jahrhundert daher als eine Zeit überängstlicher Eltern.

Miriam Gebhardt (2009) legte mit ihrer Habilitationsschrift ein Werk vor, das sich auf »Elterntagebücher« als Beobachtungs- und (Selbst-)Kontrollinstanzen im Auftrag der Experten (Ärztinnen, später auch Psychologen) des ausgehenden 19. und des 20. Jahrhunderts stützt. Aus den Quellen schlussfolgernd unterscheidet sie zwischen dem Erziehungswissen, das, dem Zeitgeist entsprechend, kulturell vermittelt bzw. eingeholt wird, und dem vorbewusst durch sozial Erlerntes innerhalb und außerhalb der Familie – auch mittels transgenerationaler Weitergabe – erworbenem Wissen. Im beginnenden 20. Jahrhundert sei, im Unterschied zu früher, das »reale« Kind stärker in den Blick genommen worden. Es wurde beobachtet und gemessen, ausgehend von dem Gedanken, die Kindheit spiegele ein früheres Evolutionsstadium wider (Gebhardt, 2009; 1. Phase: Das beobachtete Kind).

Vor dem Hintergrund der hohen Säuglingssterblichkeit wurde die Entwicklung des Kindes in der nächsten Phase (2. Phase: Das kontrollierte Kind) gesellschaftlicher Entwicklung der Kindeswohlidee, die bis in die 1970er Jahre reichte, nachdrücklich ständiger Kontrolle unterzogen, inklusive genau festgelegter Essens- und Schlafpläne. Kindliches »Schreien galt damals nicht als emotionale Äußerung, sondern als eine Art instinktives Muskeltraining; das Kind wurde eher als prinzipiell passiv und gefühllos charakterisiert« (Mackert, 2010). In dieser 2. Phase habe (wie schon in der Nazizeit) die »Lebensbemeisterung« das vorrangige Sozialisationsziel gebildet: die Gewöhnung an die Härten des Lebens. So konnte damals ein bei Schreien regelmäßig hochgenommenes Kind von zwei Monaten schon als verwöhnt gelten.

Überlappend dazu entstand eine andere Bewegung, möglicherweise als Folge der engen Kontrolle, die die Eltern mit ihrer Wahrnehmung an die kindlichen Bedürfnisse stieß. Die Nähe der Eltern zu ihren Kindern wuchs und das Kind entwickelte sich mehr zu ihrem Interaktionspartner. Elterliche Handlungsmöglichkeiten wurden stärker ausdifferenziert und die davor bestehende Hörigkeit für Expertenanweisungen infrage gestellt (Gebhardt, 2009).

Waren die Eltern des beobachteten und auch des kontrollierten Kindes noch gelassen, weil sie sich im Einklang mit den gesellschaftlich vorgegebenen Regeln befanden, die sie befolgten, so änderte sich das durch die zunehmend emotionalisierte, auch mehr reziproke Beziehung mit ihren Kindern in dieser dritten Phase (Das eigene Kind; Gebhardt, 2009): Emotionalität bewirkte gleichzeitig intensivere Freude, Zuwendung und Verbundenheit. Gleichzeitig, aufgrund der wachsenden Unklarheit bezüglich dessen, was dieses Kind nun wirklich will und braucht, entstanden aber auch Unsicherheit und Angst. Mit dem Wegfall der existenziellen Angst der Kriegs- und Nachkriegsjahre war nun mehr Raum für das Erleben von Beziehungsunsicherheiten; dies umfasste sowohl die Angst um das Kind als auch die Angst, von ihm dominiert oder unterjocht zu werden. Wurden bereits um die Jahrhundertwende »Machtkämpfe des Kindes« konstatiert, so entstand in dieser Zeit auch das Bild des »kleinen Tyrannen«, der, völlig außer sich, alle beteiligten Erwachsenen der Ohnmacht preisgibt. Die Festhaltetherapie (Prekop, 1988, 1998), gedacht als liebevolles, dabei konsequentes Halten eines tobenden Kindes, schien bis in die 1990er Jahre ein probates Mittel zu sein, um einen verbindlichen Rahmen in Zeiten verloren gegangener natürlicher Autorität zu schaffen. Auch sich als fortschrittlich begreifende Kinderpsychiaterinnen und Psychotherapeuten leiteten Eltern mit dieser Methode an, die aus ethischen Gründen heute kaum noch angewendet wird.

Mit der Hinwendung zum Säugling und Kleinkind im letzten Viertel des 20. Jahrhunderts kamen auch die Säuglingsforschung und die Bindungstheorie zur Blüte. Der Umschwung von der technisch-rationalen Frühsozialisation zu einer mehr individualistischen, an Bedarf und Bedürfnissen der Kinder orientierten, war in den USA bereits Mitte der 1940er Jahre erfolgt: Der weithin anerkannte Kinderarzt Benjamin Spock propagierte einen responsiven und empathischen Ansatz in der Kindererziehung. Er betonte, dass Babys menschliche Wesen seien, die Liebe und Respekt verdienen (Spock, 1946). Mit einer Auflage von circa 50 Millionen wurde sein psychoanalytisch inspirierter Elternratgeber »The common sense book of baby and child care« zum meistverkauften Buch dieser Art. In den 1970er Jahren setzte dieser Trend auch hierzulande ein: *Lebensgestaltung* anstatt *Lebensbemeisterung* war fortan die Devise. Kinder, so verstand man jetzt, steuerten ihre Sozialisation weitgehend aus sich heraus und entwickelten von allein Ressourcen und Kompetenzen. Auch den Eltern wurde die Fähigkeit zu intuitiv richtigem Elternverhalten zugesprochen, wissenschaftlich erfasst in videogeleiteter Interaktionsbeobachtung und in Ratgebern verbreitet. Gleichzeitig wurde ein hohes Maß an Selbstreflexion der Eltern erwartet, Verständnis für die zirkulären Prozesse zwischen ihren und den Verhaltensweisen des Kindes und die Integration der eigenen Kindheitserfahrungen zum Wohle des Kindes. Die Sozialisationsnormen verlagerten sich so zunehmend vom Äußeren ins Innere; Kinder wurden damit mehr zum erweiterten Selbst der Eltern mit den bekannten Folgen, seien es Ambivalenz, Rollenumkehr, Helicoptering und mehr. Die Anforderungen an die Mentalisierungsfähigkeit und Empathie der Eltern wurden immer größer, mit der Folge, dass Eltern, die aufgrund ihrer eigenen Sozialisation da nicht gut mithalten konnten, ins Abseits zu geraten drohten.

Aber auch die psychischen Belastungen der Kinder schienen größer zu werden. Hier finden wir viele der Probleme wieder, die Schlack (2004) mit dem Begriff der »Neuen Morbidität« benennt, nämlich die Verschiebung von den akuten zu den chronischen Erkrankungen in der Pädiatrie, der zunehmenden Verbreitung von Verhaltensauffälligkeiten, Kopf- und Rückenschmerzen, psychischen Symptomen.

Eine individualistische Sozialisation ist von den zirkulären Prozessen her komplexer und verlangt mehr Adaptationsleistung von den beteiligten Erwachsenen als eine kollektivistische, der es darum geht, über Normen und Kontrolle die Kinder zu funktionierenden Mitgliedern einer Gesellschaft zu formen. Forschungen zu Bindungssicherheit und epistemischem Vertrauen (Fonagy u. Nolte, 2023) legen nahe, dass eine ständig neu auszutarierende Balance zwischen beiden Aspekten für gelingende Individuation und Sozialisation optimal ist.

Im realen Sozialismus war der Blick auf die Kindheit zunächst ein anderer: Während in der BRD ein »subsidiäres« Verständnis von Familie dominierte, gab es in der DDR ein am skandinavischen Modell des versorgenden Staates orientiertes Vorgehen. In der BRD ging es um die Familiarisierung von Kindheit; außerschulische Betreuungseinrichtungen im Vorschulbereich wurden daher nur für eine Notfallversorgung und der Unterricht nur halbtags ausgebaut. Kindheit war hier Schonraum vor (zu) früher Einbindung in das öffentliche Leben und die Politik, wohingegen in der DDR Kindheit als in öffentlicher Verantwortung gesehen wurde.

Folgerichtig wurde von Anfang an ein System der Kinderbetreuung ab dem ersten Lebensjahr errichtet und ein breit gefächertes Bildungs- und Schulsystem etabliert, damit beide Elternteile einer vollen Erwerbsarbeit nachgehen konnten und auch sollten. Gleichzeitig konnte der Staat einen vorherrschenden Einfluss auf die Sozial- und Leistungsentwicklung von Kindern und Jugendlichen ausüben und sie auf diese Weise auch in ihrer weltanschaulichen Ausrichtung beeinflussen.

Im Mutterland des Sozialismus, in der Sowjetunion, erschien es gar notwendig, Kinder der veralteten Institution »bürgerliche Familie« zu entziehen und ihre Erziehung dem Staat zu übertragen (Winkler, 2017). Durch die Realität des Ersten Weltkriegs und die Wirren der Revolution wurde diese Vorstellung schon bald überholt, da die großen Hungersnöte und Fluchtbewegungen in großem Ausmaß Familien zerstörten und unzählige Waisen und Straßenkinder hervorbrachten. In der Zeit des Stalinschen Terrors stieg diese Zahl noch einmal an und erreichte im Zweiten Weltkrieg einen weiteren Höchststand.

Gleichzeitig war die frühe Sowjetzeit geprägt von großen Bildungs- und Zivilisierungsanstrengungen; diese umfassten auch Säuglingspflege und Schulbildung. Kinder sollten aber, anders als im Westen, entsprechend der Marx'schen Ablehnung des Kinderarbeitsverbots, zeitig in die Gesellschaft eingebunden werden. Das damalige Kindheitsbild propagierte einerseits das romantische Kindheitsideal und andererseits Mitwirkungsfähigkeit am Aufbau der sozialistischen Gesellschaft.

Unter Stalin kam es zu einer Reaktivierung konservativer, familienorientierter und repressiver Erziehung. Die allgemeine Disziplinierung erfasste auch die Kinder. Dies war eine ausgeprägte Zeit der Dichotomisierung in Gut und Böse, wodurch auch Kinder erfasst wurden, die man, wenn sie der Norm nicht entsprachen, in Erziehungsheime und Gefängnisse abschob (die Strafmündigkeit lag bei nur zwölf Jahren). Kinder und Jugendliche wurden in der Kriegszeit gezielt zu patriotischem Hass erzogen und kamen, vor allem, wenn sie geflüchtet oder verlassen waren, in größeren Zahlen an die Front, beispielsweise als Spione.

Zehn Jahre nach dem Krieg zeigte sich mit der Entstalinisierung auch in der Welt der Kinder das Bemühen, wieder Normalität in den Kinderorganisationen und der Schule herzustellen. Die offenbar als Infantilisierung wahrgenommene politische Repression führte in den 1970er Jahren erneut zu einer Vorstellung von Kindern als abhängige, hilflose Wesen, mit der man sich nicht identifizieren wollte. Dies hatte den doppelten Effekt, dass die Geburtenraten sanken und Kinder zunehmend aus der Öffentlichkeit verschwanden (Winkler, 2017).

Zu erwähnen ist dabei, dass die Abgabe eines Kindes an eine Pflege-/Waiseneinrichtung wie in der Sowjetunion in Russland noch immer sehr leicht möglich ist. Über die menschenverachtenden, durchweg traumatisierenden Zustände in vielen dieser Orte berichtete die Menschenrechtsorganisation Human Rights Watch 1998 in einer umfassenden, sorgfältig durchgeführten Reportage. Mir selbst hat eine auch journalistisch tätige russische Psychotherapeutin im Kontext einer internationalen Konferenz Mitte der 2000er Jahre einen bewegenden Dokumentarfilm über die bindungsfeindliche Haltung gegenüber Kindern in solchen Einrichtungen zur Verfügung gestellt. Durch die ständige Rotation der Betreuerinnen sollten diese (!) davor geschützt werden, sich zu sehr an ein einzelnes Kind zu binden, um bei einer Trennung nicht zu sehr zu leiden. Ein

Verständnis für die Bedürfnisse der in der Regel unter ärmlichsten, anregungsarmen Bedingungen in den Einrichtungen lebenden Kindern stand offenbar nicht im Fokus.

Sowjetische Konzepte, z. B. von der Ganztagsbetreuung in Kinderkrippen und -gärten, wurden auch in den anderen sozialistischen Ländern übernommen. Dabei ging es vorwiegend darum, den Müttern eine Vollbeschäftigung zu ermöglichen, und um eine frühe Erziehung in den Händen des Staates, somit ebenfalls weniger ums Kindeswohl. Eine responsive, bindungsorientierte Betreuung durch ausreichende Fachkräfte war häufig nicht gegeben. In der DDR waren kurz vor der Wende circa 80 Prozent, in Polen dagegen nur 9 Prozent der Kinder in entsprechenden Einrichtungen. Entgegen des schon früh in die DDR-Verfassung eingeschriebenen Züchtigungsverbotes war Erziehung dort vielfach von emotionaler Kälte und Gewalt durchzogen. Mindestens 100.000 Kinder waren zwischen 1950 und dem Ende der DDR in den Wochenkrippen untergebracht (Stary, 2018).

Nicht nur in der DDR, auch in anderen sozialistischen Staaten wie in der Tschechoslowakei glaubte man an die kollektive Dauerbetreuung der Kleinsten. Doch schon früh ließen erste Forschungen Zweifel aufkommen. Von Hospitalismuserscheinungen und Entwicklungsstörungen alarmiert, brach man in anderen sozialistischen Staaten das Betreuungsmodell wieder ab. In der DDR dagegen wurde es bis in die 1980er Jahre hinein immer weiterperfektioniert. Viele der ehemaligen Wochenkinder beklagen heute schwere seelische Schäden, die in der frühen Phase ihrer Kindheit begründet liegen (Stary, 2018).

In einer Studie der Berliner Humboldt-Universität wurde Mitte der 1950er Jahre die Entwicklung von mehr als 1.700 Kindern zwischen null und drei Jahren dokumentiert; zur Stichprobe gehörten 440 Wochenkrippenkinder. Untersucht wurde, wie gut sich die Kinder im Raum orientieren und bewegen konnten und wie weit ihr Sprachvermögen und Sozialverhalten entwickelt war. Die Ergebnisse offenbarten gravierende Defizite bei den Wochenkrippenkindern in allen getesteten Bereichen (Schmidt-Kolmer, 1956). Verzweifelte Mütter, sich wehrende Kinderärzte und ständig kranke Kinder, neben Infekten insbesondere Wachstums- und Gewichtsstörungen, waren deutliche Symptome einer staatlich verordneten Früherziehung. Die Pädiaterinnen waren in großer Sorge, weil die während der ganzen Woche von ihren Eltern getrennten Kleinstkinder nicht mehr gediehen und dauernde schwere Infekte signalisierten, sodass ihr Immunsystem durch den anhaltenden seelischen Stress zusammenbrach. Das ideologisch motivierte Ziel war allerdings, die Arbeitskraft von Frauen verfügbar zu haben und die Kinder möglichst früh in einer kollektiven Betreuung zur sozialistischen Persönlichkeit zu formen; daher durfte trotz der warnenden Stimmen über Formen des Hospitalismus – ausdruckslos vor sich hinstarrende Kleinkinder, die ihren Oberkörper vorwärts und rückwärts schaukeln oder ihren Kopf im Gitterbett immer wieder hin- und herdrehen – nach dem Mauerbau 1961 nicht mehr darüber geschrieben werden (Stary, 2018).

Es verwundert daher nicht, dass erste Studien bei ostdeutschen Krippenkindern nach 1989 vorwiegend vermeidende Bindungsverhaltensmuster ergaben. Nach Plückhahn (2012) fand die Bindungstheorie in der Krippenbetreuung keine Berücksichtigung. Der tschechische Kindheitsforscher Zdenek Matejcek brachte es auf eine einfache Formel: »Der Kindergarten ist eine Einrichtung für Kinder – die Kinderkrippe eine für Erwachsene« (Matejcek, 1990). Viele Betroffene berichten von Bindungsängsten, Depressionen oder psychischen Zusammenbrüchen. Besonders häufig treten diese Probleme zwischen dem 40. und 50. Lebensjahr auf. Erwähnenswert ist auch, dass die Zahl der Kindstötungen in den ersten Jahrzehnten der Post-DDR-Zeit im Osten Deutschlands doppelt so hoch wie im Westen war (Rabe, 2023).

Wie die Aufarbeitung von Erfahrungen physischer, emotionaler oder sexueller Gewalt in westdeutschen Institutionen der Jugendfürsorge und der Kirchen erst in den letzten Jahrzehnten langsam Fahrt aufnahm, so gilt dies auch für entsprechende staatliche Einrichtungen der ehemaligen DDR. Das Ausstellungsprojekt »abgegeben« in der Kunsthalle Rostock 2023 zeigte große Resonanz bei ehemaligen Wochenkrippenkindern und löste einen gesellschaftlichen Diskurs zu dem Thema aus (Liebsch, Flemming u. Spitzer, 2024).

2.1.5 Kindheit im 21. Jahrhundert

Wie verändert sich nun die Kindheit im ersten Viertel des 21. Jahrhunderts? Wir erleben tiefgreifende Umbrüche in vielerlei Hinsicht. Insbesondere die Frühkindheit, definiert als die Phase von der Geburt bis zum Alter von sechs Jahren, erfährt eine zunehmende Dynamik und Komplexität durch gesellschaftliche, technologische und kulturelle Entwicklungen.

Soziostrukturelle Trends:
Früher milieuseparierende Gesellschaftsschichtungen wurden durch die Schulpflicht und eine Partizipation am allgemeinen Wohlstand nivelliert; seit den 1970er Jahren wurden Kinder als Konsumenten entdeckt. Gleichzeitig erleben wir eine zunehmende Spaltung in privilegiertere versus prekäre Bevölkerungsgruppen mit großen Unterschieden in der Verfügbarkeit materieller, aber auch immaterieller Ressourcen, wie Bindungssicherheit, Reflexions- und Mentalisierungskompetenz.

Die sozialen Beziehungen von Kindern verlagern sich zunehmend in institutionelle Kontexte; damit sind kindliche Aktivitäten zeitlich oft in Schul-, Förder- und Freizeittermine eingetaktet, mit, meist erwachsenenabhängig, längeren Wegstrecken. Häufig genannte Stichworte dazu sind »verplante Kindheit« und »Terminkalenderkinder«. Zeitkonflikte zwischen den Arbeitszeiten der Eltern versus den Öffnungszeiten der für Kinder relevanten Institutionen sorgen für eine »Verbetrieblichung der Lebensführung«, einem Eindringen ökonomischer Zeitstrukturen und von einem Machtgewinn der Arbeitswelt über die Zeit der Kinder (Jurczyk u. Voß, 2000). Mit dem Begriff »Verinselung von Kindheit« ist gemeint, dass der früher konzentrische, nunmehr veränderte Lebensraum nicht ein zusammenhängendes Segment der realen räumlichen Welt bildet, sondern aus einzelnen Stücken besteht, die wie Inseln in einem größer gewordenen Gesamtraum verstreut sind, der als Ganzer unbekannt oder zumindest bedeutungslos ist (Zeiher, 1983).

Technologische und mediale Einflüsse:
In einer Ära, die von digitaler Innovation geprägt ist, kommen Kinder bereits in den ersten Lebensjahren mit Kommunikationstechnologien in Kontakt. Smartphones, Tablets und andere elektronische Geräte sind in praktisch allen Haushalten allgegenwärtig und prägen die Erfahrungen der Kinder. Studien wie die von Radesky und Kollegen (Radesky, Schumacher u. Zuckerman, 2015b; Radesky et al., 2015a) legen nahe, dass übermäßige Bildschirmzeit in der Frühkindheit negative Auswirkungen auf die kognitive und soziale Entwicklung haben kann. Zunehmender Alltagsstress der Erwachsenen sowie deren Medienaffinität, z. B. zu sozialen Netzwerken, verführt dazu, bereits kleine Kinder mit elektronischen Medien zu beschäftigen, dabei alleinzulassen oder, am Beispiel des Smartphonegebrauchs beim Schieben des Kinderwagens, trotz physischer Anwesenheit für das Kind nicht mehr verfügbar zu sein. Die Auswirkungen dieses mittlerweile häufig beobachtbaren Elternverhaltens auf die Bindungsentwicklung von Säuglingen werden seit einigen Jahren erforscht (Priewasser, 2023).

Auch für den weiteren Lebensverlauf von Kindern und Jugendlichen stellt der unkontrollierte Gebrauch sozialer Medien eine erhebliche Gefahr für die psychische Gesundheit dar. Zuletzt hob dies Vivek Murthy, der Surgeon General (in etwa: Oberster Amtsarzt) der USA hervor. Er verglich dies damit, als setze man Kinder ohne Sicherheitsgurt in ein Auto und ermutige sie, sich im Straßenverkehr zu behaupten (Booth, 2024). Studien belegen, dass junge Leute zwischen 15 und 24 Jahren in den USA unglücklicher sind als alle anderen Altersgruppen. Nach Krankenkassenerhebungen und Schulstudien verdichten sich auch hierzulande entsprechende Hinweise.

Gleichzeitig bieten technologische Instrumente auch Lernmöglichkeiten und kreative Anreize, wie z. B. interaktive Lern-Apps oder pädagogische Videos, die insbesondere bei basal gut geförderten Kindern einen zusätzlichen Nutzen entfalten können. Darüber hinaus ermöglichen, befördern die neuen technologischen Errungenschaften geradezu die Internationalisierung und Globalisierung von Kindheit, deren Kommunikation nicht mehr an nationale, geschweige denn umgrenzt lokale Grenzen gebunden ist. Gefahren drohen jedoch aus dem Kontrast der Verfügbarkeit potenziell gefährlichen Materials wie Gewalt- und kinderpornografische Darstellungen versus der oft noch mangelhaft ausgebildeten Impulskontrolle und Emotionsregulierung der jungen Menschen.

Pluralisierung von Familienstrukturen:
Die traditionelle Familienstruktur hat sich im 21. Jahrhundert diversifiziert mit einer Zunahme von Alleinerziehenden, Patchworkfamilien und gleichgeschlechtlichen Elternschaften. Diese mittlerweile weniger als früher geächteten Veränderungen der Lebensform haben Auswirkungen auf die Betreuungssituation und das soziale Umfeld von Kindern in der Frühkindheit. Studien wie die von Cabrera, Volling und Barr (2018) zeigen, dass eine stabile und unterstützende familiäre Umgebung entscheidend für die gesunde Entwicklung von Kindern ist, unabhängig von der Familienstruktur.

Frühkindliche Bildung und Förderung:
Die Bedeutung frühkindlicher Bildung und Förderung wird zunehmend anerkannt, da sie einen entscheidenden Einfluss auf spätere Bildungs- und Lebenserfolge hat. Programme wie Frühpädagogik und Kindertagesstätten spielen eine wichtige Rolle bei der Unterstützung der kognitiven, sprachlichen und emotionalen Entwicklung von Kindern. Die Kehrseite ist ein Verlust von »langweiligen« Freiräumen für das freie Spiel und die Entfaltung spontaner Kreativität. Erzieherinnen in der Frühkindheit müssen auf die komplexen Herausforderungen unserer Zeit reagieren, zusätzlich vermehrt Eltern unterstützend beraten, dazu kulturelle Sensibilität und Vielfalt fördern, um ein integratives Umfeld zu schaffen – eine gewaltige Aufgabe, und das bei knapper werdenden personellen und materiellen Ressourcen. Untersuchungen wie die von Heckman und Masterov (2007; Heckman, 2006) zeigen aber, dass Investitionen in die frühkindliche Bildung einen hohen gesellschaftlichen »Return on Investment« haben können, indem sie langfristig die Produktivität und soziale Mobilität erhöhen.

Herausforderungen bei Gesundheit und Ernährung:
Die Gesundheit und Ernährung in der Frühkindheit sind von entscheidender Bedeutung für das Wachstum und die Entwicklung von Kindern. Allerdings stehen Kinder im 21. Jahrhundert vor neuen Herausforderungen: Die Verfügbarkeit hochwertiger Nahrungsmittel ist in unseren Breiten gut; aufgrund von ungesunden Ernährungsgewohnheiten und einem Mangel an körperlicher Aktivität besteht aber größere Gefahr für Übergewicht (Kattula et al., 2014). Hinzu kommen stark erhöhte Risiken für Allergien aufgrund von Schadstoffen in unserer Umwelt. Die bereits im Abschnitt zum 20. Jahrhundert benannte »Neue Morbidität« (Schlack, 2004) mit psychosomatischen Störungen und seelischen Erkrankungen hat sich erheblich ausgeweitet.

Kulturelle Einflüsse und gesellschaftliche Normen:
Die kulturellen und gesellschaftlichen Normen prägen den Umgang mit Kindern in der (Früh-)Kindheit und damit deren Erfahrungen mit Bezugspersonen und ihrer (Um-)Welt. Der anhaltende Trend zur Individualisierung relativiert die Bedeutung traditioneller Werte und Normen, fester Zugehörigkeiten und Milieus, kalkulierbarer und klarer Abfolge individueller und familiärer Lebensabschnitte sowie sicherer ethischer, moralischer und sozialer Standards. Diskussionen über Geschlechterrollen, ethnische Vielfalt und Inklusion gewinnen an Bedeutung und beeinflussen die Art und Weise, wie Kinder sich selbst wahrnehmen und ihre Identität entwickeln. Durch die zunehmend reflexive Weltsicht, das umfassende, diversifizierte Informationsangebot und die mit heutigen Lebensentwürfen einhergehende hohe Stressbelastung kann aber auch der Zugang zu den intuitiven elterlichen Kompetenzen erschwert werden.

Risikogesellschaft:
Dazu kommt, dass die heutige Gesellschaft zunehmend Konturen einer »Risikogesellschaft« annimmt. Hierzu zählen die Zerstörung der Umwelt, die Selbstgefährdung der gesamten Menschheit durch Klimawandel, Atomkraft, militärische Aufrüstung und zunehmender Spaltungstendenzen innerhalb von Gesellschaften, aber auch nationenübergreifend. Die Covid-19-Pandemie führte dazu noch zu massiven Stressauswirkungen auf Kinder mit einer zunehmenden Rate psychischer Störungen in allen Phasen von Kindheit und Adoleszenz. Während Kinder auf der somatischen Ebene früher in Pubertät und Adoleszenz kommen, werden die Ausbildungszeiten länger, aber auch die emotionalen Belastungen der geschilderten Entwicklungen größer, einschließlich der familiären Verwerfungen.

Die Aufwertung von Kindern als Rechtssubjekte und ihre politische Partizipation, die beispielsweise an der Verabschiedung der UN-Kinderrechtskonvention ablesbar ist, schafft zwar ein verbessertes Bewusstsein für den notwendigen Schutz von Kindern, kann aber auf der Realebene deren Belastetheit mit für sie nur schwer bewältigbaren Themen kaum kompensieren. So wird deutlich, dass die Kindheit im 21. Jahrhundert von einer Vielzahl von Einflüssen geprägt ist, die Chancen, aber auch große Herausforderungen mit sich bringen. Es ist entscheidend, dass Eltern, Erzieher sowie die Gesellschaft insgesamt sich dieser Veränderungen bewusst sind und sich aktiv dafür einsetzen, eine unterstützende und förderliche Umgebung für die gesunde Entwicklung von Kindern in der Frühkindheit zu schaffen.

2.2 Exkurs: Psychohistorie – die intergenerationale Weitergabe von Be-/Erziehungsstilen

Lloyd deMause, zentraler Vertreter der Psychohistorie, vertrat die These: »Je weiter wir in der Geschichte zurückgehen, desto unzureichender wird die Pflege der Kinder, die Fürsorge für sie, und desto größer die Wahrscheinlichkeit, dass Kinder getötet, ausgesetzt, geschlagen, gequält und sexuell missbraucht wurden« (deMause, 1977, S. 12). Auch wenn solche Überlegungen sehr vereinfachend und keineswegs durchweg richtig sind, so ist es doch ein Verdienst deMauses, auf die intergenerationale Weitergabe von liebevollen oder gewaltsamen Erziehungsstilen hingewiesen zu haben: Wenn Menschen Eltern werden, werden sie zwangsläufig erneut mit ihrer eigenen Kindheit konfrontiert, und je harmonischer diese war, umso wahrscheinlicher ist es, dass sie selbst ihre Kinder liebevoll aufziehen, während umgekehrt Gewalterfahrungen der eigenen Kindheit häufig dazu führen, dass die Geschlagenen später selbst ihre Kinder prügeln. DeMause geht von der Idee eines moderaten Fortschritts hin zu besserer psychischer Gesundheit aus. Dies geschehe durch eine langsame psychogenetische Evolution von Eltern-Kind-Beziehungen als autarkem historischen Faktor (Winkler, 2017, S. 23).

Shorter (1976) setzt einen etwas anderen Akzent: »Good mothering is an invention of modernization.« »Modernization« meint hier die gesellschaftliche Entwicklung zu staatlicher Verfassung, sozialer Differenzierung, Arbeitsteilung und Mobilität. Demnach hätten sich die Beziehungen zwischen Eheleuten, zwischen Eltern und Kindern infolge neuer moderner Gesellschaftsstrukturen zum Besseren gewandelt. Dies weist auf die generationenübergreifende Funktion von sozialem Lernen für die Entwicklung von Bindungsbeziehungen hin.

Der Blick auf intergenerationale Verflechtungen ist spätestens seit Ivan Boszormenyi-Nagys und Geraldine M. Sparks Grundlagenwerk »Invisible loyalties«, zu Deutsch »Unsichtbare Bindungen« (1973/2013), mit ihrem Konzept mehrgenerationaler Loyalitäten und Beziehungskonten ein wesentlicher Bestandteil der systemischen Arbeit. In ihrer Arbeit versuchen sie, Symptome als unsichtbare und belastend wirkende Bindungen und Aufträge zu verstehen, die über die Generationen hinweg weitergegeben werden, wenn der Symptomträger sich nicht davon befreien kann. Ihnen fehlt allerdings der Optimismus der Psychohistoriker im Hinblick auf den stetigen Fortschritt in der Beziehungsentwicklung zwischen Eltern und Kindern.

2.3 Auf dem Weg zur Implementierung von Kinderrechten

Die Umsetzung von Kinderrechten ist ein zentraler Bestandteil einer gerechten und kinderfreundlichen Gesellschaft. Sie basiert auf der UN-Kinderrechtskonvention, die jedem Kind Schutz, Förderung und Beteiligung garantiert. In vielen Ländern sind Kinderrechte bereits gesetzlich verankert, doch ihre praktische Umsetzung bleibt eine kontinuierliche Herausforderung.

2.3.1 Not und Tod

»Ich selbst verlor zwei oder drei Kinder, freilich noch im Säuglingsalter – wenn gewiss nicht ohne Bedauern, so doch ohne darüber trübsinnig zu werden«, schrieb der französische Philosoph Michel de Montaigne um 1575 lakonisch in seinen berühmten Essays (Montaigne, 1834, S. 141). Infolge der bis zum 19. Jahrhundert sehr hohen Kindersterblichkeit – durch Kriege, Seuchen und Nahrungsmittelknappheit – war der Tod lange Zeit omnipräsenter Begleiter des Menschen. Anders als heute hatten wir kaum Einfluss auf die Geburt eines Kindes. Kirchenchroniken zufolge erlebte damals nicht mehr als ein Viertel aller Kinder seinen ersten Geburtstag. Die hohe Kindersterblichkeit zieht sich durch die Menschheitsgeschichte: Circa die Hälfte aller Kinder starb noch im ausgehenden Mittelalter vor der Pubertät, die meisten als Säuglinge oder Kleinkinder. Dies prägte für lange Zeit sowohl das Konzept der Familie als auch das Verhältnis zwischen Eltern und Kindern.

In der Frühneuzeit, z. B. im Dreißigjährigen Krieg, mussten Kinder oft mit dem Tross ziehen, manchmal sogar als Soldaten an die Front. In manchen Epochen starben viele von ihnen noch vor der Pubertät an Krankheiten wie dem »Schwarzen Tod« (der Pest), den Pocken oder Diphtherie. Erst die Sternstunden der Medizin, das bessere Wissen um Hygiene und die Kinderheilkunde, ermöglichten den meisten Kindern ein langes Leben – zumindest in der westlichen Welt. Die Kindersterblichkeit veränderte sich erst ab dem 18. Jahrhundert wesentlich.

Durch die Erfolge von Impfungen, beginnend mit Edward Jenner, der 1796 durch die Impfung mit Kuhpocken eine Infektion mit den echten Pocken verhinderte, sank die Sterblichkeit von Kindern an dieser damals bedeutendsten Seuche rapide. Aber noch 1870 starben in Preußen 25 Prozent aller lebend geborenen Kinder vor dem Erreichen des ersten Geburtstags (Schulz, 2002). Heute liegt die weltweite Kindersterblichkeit nur noch bei 2,2 Prozent, bei stark sinkender Geburtenrate (UNICEF, 2025). Dies ist sicherlich auch mit ein Grund für eine Neubewertung der Kindheit.

2.3.2 Gewalt gegen Kinder

In weiten Teilen der Erde ist Kinderarbeit noch heute gang und gäbe. Vielen jungen Menschen wird ihre Kindheit genommen und das Recht, sich frei zu entwickeln, nicht zu vergessen, die zig Millionen Kinder, die unter schlimmsten Fluchtbedingungen aufwachsen, von ihren schwer traumatisierten Eltern inadäquat behandelt oder als Ware eingesetzt, verkauft werden.

Kindesmisshandlung existierte früher ebenso wenig als Begriff oder Konzept wie Kindheit an sich, und die Ablehnung von Gewalt gegen Kinder ist historisch ziemlich neu. Das Phänomen der Gewalt an Kindern wurde erstmals 1874 durch den Fall des Mädchens Mary Ellen in New York in das öffentliche Bewusstsein gerückt. Das verwahrloste, misshandelte Kind wurde angeblich mithilfe von Tierschutzgesetzen aus der Familie geholt, in Ermangelung entsprechender Rechtsvorschriften für Menschen. Im Jahre 1875 wurde dort die weltweit erste Kinderschutzvereinigung gegründet. 1857 erfolgte durch Ambroise Tardieu die erste detaillierte medizinische Beschreibung der Symptome und Befunde nach sexueller und körperlicher Misshandlung (Matschke et al., 2009). 1961 beschrieb der Pädiater C. Henry Kempe das »battered-child syndrome« (Kempe, Silverman, Steele, Droegemueller u. Silver, 1962) und wurde so zum Pionier und Begründer des modernen medizinischen, bereits multiprofessionellen Kinderschutzes. Im Jahre 1968 erschien das gleichnamige erste medizinische Lehrbuch (Helfer u. Kempe, 1968). Anfang der 1970er Jahre erfolgte die Beschreibung des »Shaken-Baby-Syndroms« (Schütteltrauma) durch Guthkelch (1971) und Caffey (1972; siehe auch Blumenthal, 2002), 1977 des Münchhausen-by-proxy-Syndroms durch Meadow. Letzteres bezeichnet das Erfinden, Übersteigern oder tatsächliche Verursachen von Krankheiten bei Kindern durch die Bezugsperson, um so medizinische Zuwendung zu erhalten oder sich selbst als aufopfernde Pflegende inszenieren zu können.

Kindesvernachlässigung ist die häufigste Form der Gewalt gegen Kinder (von Klitzing, 2022). Sie hat besonders gravierende Konsequenzen für die geistige und sozial-emotionale Entwicklung von Kindern durch Deprivationserfahrungen und/oder unzureichende Ernährung in den ersten Lebensmonaten bzw. -jahren. Im Gegensatz zu körperlicher Misshandlung und sexuellem Missbrauch wird sie im Allgemeinen weniger beachtet, abgesehen von spektakulären Einzelfällen wie tödliches Verhungernlassen oder Aussetzen von Neugeborenen. Diese sogenannte Vernachlässigung der Vernachlässigung stellt auch noch heute ein relevantes Problem in der Zivilgesellschaft und für die Ämter dar. Dies hat möglicherweise mit der schwierigeren Diagnosestellung zu tun, da eindeutige körperliche Folgen sowie emotionale Schäden erst langfristig auftreten, ganz sicher aber auch mit einer individualistisch definierten Verantwortung für Kinder im Sinne der »elterlichen Gewalt«.

2.3.3 Zur UN-Kinderrechtskonvention

Mit der fortschreitenden Industrialisierung zu Beginn des 20. Jahrhunderts und der Implementierung der Schulpflicht veränderte sich auch die Diskussion um den Gehorsam und die Pflichten der Kinder. Es setzte sich zunehmend die Auffassung durch, dass Kinder auch bestimmte Rechte haben. Im Jahre 1900 rief die schwedische Reformpädagogin Ellen Key (1900/1902) das Jahrhundert des Kindes aus. Im weiteren Verlauf setzten sich auch andere Pädagoginnen wie Janusz Korczak, Alexander Neill und Eglantyne Jebb für die Kinderrechte ein.

Das internationale Interesse an Fragen der Rechte von Kindern hat sich im Laufe der Zeit verstärkt. Dies führte dazu, dass völkerrechtliche Verträge zum Schutz und zur Wahrung der Rechte von Kindern zustande kamen, unter anderem das Haager Abkommen zur Regelung der Vormundschaft über Minderjährige vom 12. Juni 1902 und das Internationale Übereinkommen zur Bekämpfung des Mädchenhandels vom 04. Mai 1910 (Deutsches Kinderhilfswerk, 2023).

Der Völkerbund, die Vorgängerorganisation der Vereinten Nationen, verabschiedete 1924 die »Children's Charta«, die erstmals grundlegende Rechte der Kinder in Bezug auf ihr Wohlergehen enthielt sowie Schutz und Versorgung der Kinder in der Zwischenkriegszeit sichern sollte. Die Charta besaß allerdings keine Verbindlichkeit und wurde nach der Auflösung des Völkerbundes irrelevant (Deutsches Kinderhilfswerk, 2023).

Bis zu den 1990er Jahren wurde das Bild von Kindern als minderwertigen und nichtvollwertigen Mitgliedern der Gesellschaft deutlich revidiert, und es kam zu einer Aufwertung von Kindern als Rechtssubjekten; ihre politische

Partizipation wurde zum Thema (Hallett u. Prout, 2003). Ergebnis davon und weltweite Impulsgebung war die Verabschiedung der Kinderrechtskonvention der Vereinten Nationen am 20.11.1989 (UN-Kinderrechtskonvention, 1989). Inzwischen ist sie die am meisten gezeichnete Konvention der Welt, bis auf die USA haben alle 195 Mitgliedsstaaten der UN sie ratifiziert. Der 20. November ist seitdem der internationale Tag der Kinderrechte. »Das Übereinkommen ist insofern einmalig, als es die bisher größte Bandbreite fundamentaler Menschenrechte – ökonomische, soziale, kulturelle, zivile und politische – in einem einzigen Vertragswerk zusammenbindet« (Maywald, 2010).

Trotz zweimaliger Aufforderung durch den entsprechenden UN-Ausschuss steht die explizite Aufnahme von Kinderrechten in das Grundgesetz der BRD noch aus. Insbesondere bei der Bekämpfung von Kinderarmut – mit all ihren Konsequenzen – bleibt Deutschland hinter seinen Möglichkeiten zurück. Während die allgemeinen Menschenrechte Abwehrrechte beinhalten (z. B. Eigentumsrecht, das Rechtsstaatsprinzip und Anspruchsrechte, politische wie das Wahlrecht und soziale wie Bildung oder ein angemessener Lebensstandard), werden Kinderrechte mithilfe der so genannten »ppp« *(protection, provision, participation)* unterschieden. Schutz *(protection)* beinhaltet z. B. Schutz vor Diskriminierung, vor sexuellem Missbrauch, Entführung; Förderung *(provision)* das Recht auf Bildung, Gesundheit, Freizeit und Spiel; und Beteiligung *(participation)* das Recht auf Gehör und freie Meinungsäußerung (Unbehend, Schröder u. Zöller, 2024).

Während die allgemeinen Menschenrechte zuvorderst auf dem Grundgedanken der Autonomie beruhen, gehen Kinderrechte zunächst von Schutzbedürftigkeit aus. Partizipationsrechte werden bei Kindern oft deutlich enger definiert als bei Erwachsenen. Dies hat mit der entwicklungspsychologischen Unreife von Kindern zu tun, sodass im Falle der Kinderrechte der Rechteinhaber und der Akteur, welcher sie durchsetzt, nicht dieselbe Person ist.

Die Rechte, die den Eltern eingeräumt werden, können aber natürlich auch die konsequente Umsetzung von Kinderrechten verhindern, z. B. im Hinblick auf eine gewaltfreie Erziehung oder für den in diesem Buch besonders relevanten Aspekt der Vernachlässigung und Misshandlung. Die Familie wird so als dritte Instanz, Mittlerin und zugleich Barriere zwischen dem Kind als Rechteinhaber und dem die Rechte gewährenden Staat eingesetzt. Zehn der 43 definierten Kinderrechte sind beispielsweise:

- das Recht auf freie Meinungsäußerung und Beteiligung,
- das Recht auf Gesundheit,
- das Recht auf elterliche Fürsorge,
- das Recht auf gewaltfreie Erziehung,
- das Recht auf besondere Fürsorge und Förderung bei Behinderung,

- das Recht auf Spiel und Freizeit,
- das Recht auf Gleichheit,
- das Recht auf Bildung,
- das Recht auf Schutz im Krieg und auf der Flucht und
- das Recht auf Schutz vor wirtschaftlicher und sexueller Ausbeutung (UN-Kinderrechtskonvention, 1989).

Die historische Entstehung der Kodifizierung von Kinderrechten steht in einem Spannungsverhältnis zu ihrem normativen Status, d. h. ihrer Gültigkeit für alle Kinder in allen Gesellschaften. Abgesehen davon, dass es hier ein erhebliches Durchsetzungsproblem gibt, haben unterschiedliche Gesellschaften auch verschiedene soziale, wirtschaftliche und kulturelle Konzepte »der Kindheit«, von ihrem Beginn und ihrem Abschluss, von Kompetenzen, Verantwortlichkeiten und Pflichten von Kindern. Dies kann beispielsweise an den jeweiligen Bestimmungen zur Strafmündigkeit abgelesen werden. Diese ist z. B. im Fall verschiedener US-Bundesstaaten gar nicht festgelegt, weltweit variiert sie extrem, nämlich zwischen sieben (!) und 18 Jahren.

2.4 Bindungsbewusstsein im 21. Jahrhundert

Wie wirken sich die gesellschaftlichen Veränderungen der letzten 100 Jahre auf das Bewusstsein für Bindungsnotwendigkeiten und die Haltung zu Bindungsbedürfnissen von Kindern aus? John Bowlby legte 1958 den Grundstein für die Bindungstheorie mit seinem Aufsatz »Über das Wesen der Mutter-Kind-Bindung«, in dem er die Bedeutung früher Bindungen für die emotionale Entwicklung von Kindern betonte. Mary Ainsworth baute in den 1970er Jahren auf Bowlbys Arbeit auf; sie entdeckte »sichere« und »unsichere« Bindungsmuster mithilfe des ersten standardisierten Tests von Bindungsverhaltensmustern, der »Strange Situation«(Fremde-Situation)-Studie. Ihre Untersuchungsprozeduren wurden von einem anglo-europäischen Wissenschaftsverständnis inspiriert, aber von Anfang an interkulturell angelegt und durchgeführt. Die Bindungstheorie setzte sich als zentrales Konzept in der Entwicklungspsychologie durch, auch wenn einige Autoren sie eher am Rande erwähnen (Ainsworth, Blehar, Waters u. Wall, 1978/2003).[3]

---

3 So wird beispielsweise in der aktuellen Überarbeitung des Lehrbuchs »Kindheit heute« (Rathmann, Bründel u. Hurrelmann, 2024) das Bindungsthema auf sechs von 340 Seiten abgehandelt. Das spiegelt meiner Ansicht nach eine gesellschaftlich verbreitete fatale Vernachlässigung der frühen Kindheit in Bezug auf das Werden von kooperativen, reifen, mündigen Menschen wider.

Bindung ist zunächst ein evolutionär begründetes Geschehen, entfaltet sich aber vor dem Hintergrund mikro- und makrosozialer Interaktionsprozesse sehr unterschiedlich. Dies bestätigte eine Reihe transkultureller Forschungsvorhaben (siehe Kapitel 3.4) eindrücklich, ohne dabei die als gesichert geltende Basis des Wissens zu erschüttern: Die kindliche Entwicklung ist in vielen wichtigen Bereichen mit den realen Bindungserfahrungen verbunden. Forschende untersuchten im Verlauf der Jahrzehnte Bindungsfragen in verschiedenen kulturellen Kontexten, wodurch ihr universeller Charakter sowie kulturelle Unterschiede in der Bindungserfahrung beleuchtet wurden. Die zunehmende Verbreitung bindungsrelevanter Erkenntnisse führte auch zu einer gewissen Trivialisierung, was einzelne Wissenschaftler dazu veranlasste, mit Blick auf bedeutsame kulturabhängige Aspekte von Bindung die Bindungstheorie insgesamt zu kritisieren.

Auch wenn die unterschiedlichen kulturellen Prägungen von Bindungsbeziehungen noch nicht hinreichend erforscht sind, so steht doch außer Frage, dass sich die Bindungstheorie seit Bowlby rasant ausdifferenziert und wissenschaftlich weiterentwickelt hat. Vor dem Hintergrund der Globalisierung, der aktuellen Migrationsbewegungen und der auch hierzulande offener wahrgenommenen Diversität von Lebens- und Beziehungsentwürfen ist ein verstärktes Bewusstsein dafür entstanden, dass die Bindungswissenschaft zunächst einmal aus einem »westlichen« Verständnis von Individuum und Gesellschaft hervorgegangen ist.

Kritikerinnen der Bindungstheorie (z. B. Keller u. Chaudhary, 2017) weisen darauf hin, dass diese Gruppe nur einen kleinen Teil der Weltbevölkerung umfasst, auch wenn die Ausrichtung am individuellen Wohl zunehmend in Bevölkerungsgruppen des globalen Südens geteilt und erwünscht ist. Gleichzeitig wird kritisch auf die Überbetonung der Individualität mit ihrem Primat der Wünsche und Bedürfnisse Einzelner geschaut. Als Gegenbewegung lässt sich in etlichen Ländern eine Rückbesinnung auf soziale Anpassung bis hin zu Unterwerfung unter eine, wie auch immer geartete, Autorität als Voraussetzung für eine zukunftsfähige Menschheit ausmachen.

Schon bald nach den Jahren der Gründerinnen kam die lebenslange Bedeutung der eigenen Bindungserfahrungen für die Fähigkeit zu Kooperation, Selbstregulation und alltäglicher Performanz in den Blick. Bindungsbedürfnisse in allen Lebensaltern wurden in Längsschnittuntersuchungen benannt und erforscht. Beeindruckende Längsschnittstudien, z. B. von Klaus und Karin Grossmann (2004/2012) oder Sroufe, Egeland, Carlson und Collins (2005) belegen die große konstante Bedeutung von Bindung und gleichzeitig ihre Variabilität über die ganze Lebenszeit hinweg. Auch die Übertragung von

Bindungsmustern von einer Generation zur nächsten und ihre Auswirkungen auf Familienstrukturen und die psychische Gesundheit wurde zum Forschungsgegenstand.

Ab 1990 und im 21. Jahrhundert wurde die Bindungstheorie zunehmend in die Psychotherapie integriert, insbesondere in Ansätzen wie der Bindungspsychotherapie und der emotionsfokussierten Therapie. Forschungsergebnisse aus der Neurobiologie trugen dazu bei, die neurobiologischen Mechanismen hinter Bindungsprozessen besser zu verstehen und ihre Bedeutung für die psychische ebenso wie somatische Gesundheit zu erkennen (z. B. Roth u. Strüber, 2014). Zunehmend wurde die Bindungstheorie auch mit anderen Disziplinen wie der Soziologie, Anthropologie und Pädagogik verbunden, um ein umfassenderes Verständnis unterschiedlicher Dimensionen menschlicher Bindungen zu erlangen.

Im pädagogisch-therapeutischen Bereich werden die Erkenntnisse der Bindungsforschung auf die asymmetrische Arbeitsbeziehung zwischen Therapeutin, Erzieher, Sozialarbeiterin oder Lehrer zu einem Gegenüber – in einem längerfristigen und relevanten Kontakt – übertragen. Dies geschieht insbesondere im Hinblick auf eine sowohl kind- als auch elterngerechte Tagesbetreuung von Kleinkindern, die sich immer im Spannungsfeld zwischen entwicklungsgerechten Angeboten für die Kinder und der gesellschaftlichen Forderung sowie Ermöglichung von Erwerbsarbeit für die Mütter bzw. beider Elternteile dieser Kinder bewegt. Ein Bewusstsein für und die angemessene Honorierung von Care-Arbeit für alle, die darin involviert sind, entwickelt sich allmählich, hat allerdings noch keinen ökonomisch relevanten Stellenwert.

Als eine relevante Nebenwirkung der zunehmenden, aber auch trivialisierten Bindungsorientierung ist ein hoher Druck entstanden – der bei Eltern, insbesondere Müttern, die oft unter einer Mehrfachbelastung leiden –, im Zusammenhang mit dem unbedingten Willen steht, das Kind jederzeit responsiv zu begleiten. Die belgische Forscherin Isabelle Roskam prägte für die extreme Ausprägung dieser Belastung den Begriff des »elterlichen Burn-out-Syndroms« (»Le burn-out parental«; Roskam u. Mikolajczak, 2018; *parental burnout*). Dieses geht einher mit extremer physischer und emotionaler Erschöpfung in der Elternrolle, mit einer entsprechenden emotionalen Distanzierung vom Kind und potenzieller Vernachlässigung des Kindes inklusive der Schuldgefühle, als Eltern zu versagen. Dies kann in einzelnen Fällen dazu führen, dass das für die Entwicklung der Kinder eigentlich segensreiche Bindungswissen diesen schaden kann (Mikolajczak, Gross u. Roskam, 2019).

Eine wohlverstandene Bindungsorientierung bildet nach meiner Überzeugung eine Synthese: Responsive Beelterung befähigt zur Ausrichtung auf eine Gemeinschaft, auf Beziehung, aber gleichzeitig genau dadurch auch zur Realisierung individueller Stärken und Eigenheiten. Das gilt zunächst für die mikrosozialen Strukturen der Familie, die dann entwicklungsförderlich wirken, wenn alle in einem endlosen dynamischen Prozess immer wieder diese Balance suchen, herstellen, verlieren, neu finden usw. Dies lässt sich aber auch auf die notwendige Balancierung zwischen Individuum und Gemeinwohl in der globalen Entwicklung übertragen: Mit der seit einigen Jahrzehnten zunehmend grotesken Überzeichnung individualistischer Trends als Kontrapunkt zur Unterwerfung unter gesellschaftliche Normen früherer Epochen, die die Rechte und den Willen von Individuen negiert hatten, verändert sich auch das Bewusstsein vieler Menschen als ein Teil der Schöpfung. Diese »funktioniert« in ihrer Schönheit als Ganzes und kann nur bewahrt werden, wenn eine Mehrheit diese neue Balance zwischen individueller Selbstverwirklichung und der Akzeptanz zirkulärer Abhängigkeit aller Lebensressourcen voneinander als wahr erkennt und auch lebt. Vor allem junge Menschen, die heutzutage in ihrer Kindheit und Jugend häufig weniger traumatisiert wurden und sicherer gebunden aufwuchsen als frühere Generationen, bilden mittlerweile die Spitze der Bewegung zur Rettung der Lebensgrundlagen auf unserem Planeten und für die dazu unabdingbare Transformation der Gesellschaft. Die dazu notwendigen wesentlichen Fähigkeiten zur Selbstregulierung, zu angemessener Exploration und entsprechender Handlungsorientierung werden wiederum in sicheren Bindungsbeziehungen gelernt.

Ein besonders schönes und auch praktisches Modell für die unablässig notwendige Balancierung zwischen den Interessen und Bedürfnissen des Individuums (ICH), der Gemeinschaft (WIR) und des Sachanliegens (ES), eingebettet in den jeweilig wirksamen Kontext (Globe), ist das 4-Faktorenmodell der Themenzentrierten Interaktion (TZI) von Ruth C. Cohn (1975). Die 1933 vor dem Nationalsozialismus geflohene Berliner Jüdin entwickelte ihr Modell als Haltung und Methode angesichts des Grauens des Naziregimes. Die politische Dimension und Intention des als Gruppenleitungsmethode verbreiteten Verfahrens wurden erst in den letzten Jahren intensiver herausgearbeitet (Scharer, 2021). Interessanterweise lassen sich insbesondere junge, sehr bewusste Menschen in diesem Ansatz ausbilden.

Letztendlich bleibt die Haltungsfrage: Welche Art Kinder wollen *wir* großziehen? Sollen es Kinder sein, deren Rechte von der Gesellschaft geschützt und verteidigt werden, mit Eltern, die dafür die nötige Unterstützung erhalten? Wenn Kinder die Erfahrung machen, in ihren Grundbedürfnissen nicht wirklich anerkannt, als Personen gesehen und beantwortet zu werden, entwickeln sie sich oft entweder zu rücksichtslosen Egoisten oder zu willfährig unterworfenen

Objekten wirtschaftlicher und/oder staatlicher Manipulation. Wollen wir das? Wenn wir seelisch und körperlich »gesunde« Individuen als Teil einer funktionierenden Weltgemeinschaft haben wollen, was müssen wir, was muss die Welt dafür tun? Solcherlei Fragen sollen in Kapitel 8 aufgegriffen werden.

3 Resonanz, Neurobiologie und Bindung – der Stoff, aus dem wir sind

Für ein basales Verständnis der bei Bindungsstörungen beobachtbaren, teils auch messbaren leib-seelischen Prozesse, ihrer Phänomenologie und um eine adäquate Behandlung planen zu können, ist eine kurzgefasste Grundlegung bindungstheoretisch-neurobiologischen Wissens notwendig, einschließlich der wesentlichen Risikofaktoren für die Entstehung und die Persistenz der Störungsbilder.

3.1 Die Welt ist Resonanz

So trivial es klingen mag: Alles ist mit allem verbunden und in ständiger Resonanz und Bewegung. Das ist nach den Erkenntnissen von Quanten- und Teilchenphysik das entscheidende Prinzip des gesamten Universums, vom subatomaren Bereich bis hin zu intergalaktischen Beziehungen. Die subatomaren Distanzen und Größenverhältnisse entsprechen dabei exakt denen in Sonnensystemen (Morrison u. Morrison, 1983); die Resonanzen der Himmelskörper in unserem Sonnensystem, die Johannes Kepler 1619 in seinem Werk »Harmonice mundi« beschrieb, waren bereits seit Pythagoras (ca. 570–510 v.Chr.) bekannt. Letztendlich löst sich Materie in Schwingungen auf. Jegliche Eigenschaft von Materie wird durch die Gestaltung des Beziehungsraumes zwischen den Elementen eines Stoffes bestimmt: Die dynamische Anordnung von Protonen, Elektronen und Neutronen in einer Molekularstruktur, im Raum-Zeit-Gefüge, machen den Charakter einer Substanz aus.

Ähnliches gilt für das Zusammenspiel in und von lebenden Systemen. Systemtheorie und Synergetik erforschen die Gesetzmäßigkeiten und deren Selbstorganisation seit vielen Jahrzehnten (Haken, 1984). Auch hier geht es um Räume und Zeiten, um freie, gelenkte oder blockierte Schwingungen.

Philosophisch ausgedrückt heißt das: »Der Mensch wird am Du zum Ich« (Buber, 1923/1983, S. 3). Martin Buber meint damit, dass die Resonanzen zwischen zwei oder mehr Subjekten Entwicklung und Ausformung einer Persönlichkeit bestimmen. Diese Resonanzen wirken sich auf allen Ebenen des Organismus auf der Individualebene, in Dyaden, Triaden aus, von der DNA über physiochemische und hormonelle Balancen, Muskelverspannungen bis hin zu affektiven und kognitiven Haltungen. Es darf ergänzt werden: Auch die komplexen Resonanzen in und zwischen Familien, Gruppen, Gesellschaften, Kulturkreisen schaffen innerhalb dieses allgemeingültigen Prinzips Ähnlichkeiten wie Unterschiede, die dann Gegenstand z. B. von psychologischer, medizinischer, soziologischer und anderer Forschung werden. Getrenntheit ist eine Illusion, aber erkennen können wir nur durch Unterscheidung; dieses Paradox zu meistern, bleibt lebenslange Aufgabe.

Die Erkenntnisse zu Verbundenheit und zu Resonanz werden auch in der Bindungsforschung bestätigt. Danach werden wir Menschenwesen von Anfang an durch Resonanz oder, optisch ausgedrückt, durch emotionale Spiegelung und die Erfahrung der Selbstwirksamkeit geformt und lebendig gehalten. Die Entwicklung des Menschen ist von der Zeugung bis zum Tod zugleich biologisch und sozial-konstruktiv, in einer einzigartigen Verschränkung der Dimensionen vom Magnetfeld bis zur Religion. Bindungsphänomene ziehen sich durch das gesamte Universum; sie konstituieren Naturgesetze und haben Bedeutung bis in die kleinste Zelle. Beginnend mit chemischen, atomaren und Molekülbindungen, dann in der physikalischen Welt sind Bindungen z. B. durch das Magnetfeld und die Schwerkraft charakterisiert. Im Hirnaufbau haben wir eine klassische Hierarchie, in der die Hirnteile unterschiedlicher evolutionärer Stufen sinnhaft miteinander verwoben und verbunden sind. In der Psychologie bedeutet Bindung ein Sicherheit bietendes Überlebenssystem in der frühen Kindheit aller Säugetiere, aber auch Fürsorge, Zuneigung, Liebe. Soziologisch sprechen wir von Gruppenbindungen oder Gebunden-Sein an ein Regel-, Werte- und Normensystem, an eine Kultur. Last, but not least gilt die »Religio«, die Rückbindung als ein spirituelles Band zu einer höheren Macht, »was die Welt im Innersten zusammenhält« (Goethe, 1808/2010, Faust I). Auf allen genannten Ebenen besteht großer Forschungsbedarf.[4]

4 »The truth is that the least-studied phase of human development remains the phase during which a child is acquiring all that makes him most distinctively human. Here is still a continent to conquer« (Bowlby, 1970, S. 358).

3.2 Einige neurobiologische Basics

Menschen brauchen zur balancierten Entwicklung ihres Gehirns, zur Entfaltung ihrer Potenziale, Bedingungen, die gut bindungstheoretisch und neurobiologisch beschrieben werden können. Aus den dazu erforschten rekursiven Mustern erschließen sich, wie später ausgeführt wird, auch die unterschiedlichen Bahnungen sicherer bzw. unsicherer Bindungsmuster – und letztlich: Daseinsstile. Im optimalen Fall heißt das: auf flexible Weise gut mit sich und anderen im Kontakt sein, Impulse, Affekte und Stress regulieren können, lern- und arbeitsfähig sein sowie Beziehungen und Kooperationen eingehen können. Neurobiologisch liegt der Entwicklung psychischer Sicherheit, also dem Bindungsprinzip, ein ausgewogenes Stressmanagement zugrunde, das sich aus dem Zusammenwirken des evolutionär älteren Mittel- und Stammhirns mit der Hirnrinde, dem Neocortex, ergibt.

Im Fall der Bindungsstörungen führt die lebensnotwendige Adaptation an widrige Beziehungsverhältnisse zu Dysbalancen auf allen Ebenen der Gehirnorganisation. Daher sollen hier kurz gefasst einige relevante Aspekte von Hirnentwicklung und Hirnfunktion eingebracht werden (siehe z. B. Trost, 2018, S. 48–88).

3.2.1 Psychoneuronale Grundsysteme

Von MacLean (1990) stammt das Konzept eines dreieinigen Gehirns *(triune brain):*

- Das *Stammhirn* als regulatorische Instanz der Vitalfunktionen und einfacher, phylogenetisch sehr alter Flucht-, Kampf- und Totstellfunktionen (Freezing). MacLean nennt es das *reptilische Gehirn.*
- das *Limbische System* (paläomammales Gehirn), als primärer Prozessor von emotionalen Schemata, emotionalem Gedächtnis und Lernprozessen.
- die *Großhirnrinde* (neomammales Gehirn) als »Sitz« höherer kognitiver und affektiver Funktionen, bewusster Motivationssteuerung, Haltungen, Reflexion über uns selbst und die Welt.

Quasi quer zu diesen evolutionär geprägten hierarchischen Ebenen der Hirn- und Persönlichkeitsentwicklung »lassen sich sechs psychoneuronale Grundsysteme identifizieren, die durch ein spezifisches Zusammenwirken neuromodulatorischer Substanzen in bestimmten limbischen und kognitiven Hirnzentren charakterisiert sind und die neurobiologischen Grundlagen einer Persönlichkeit und auch deren situative Dynamik […] widerspiegeln« (Roth u. Ryba, 2016,

S. 135). An diesen komplexen Netzwerkfunktionen sind alle Hirnebenen sowohl *hierarchisch* als auch *rekursiv* beteiligt.

Hierarchisch meint im Sinne einer Bottom-up-Kaskade, dass sich phylogenetisch ältere Teile des ZNS in Stresssituationen mit größerer Stabilität und Präferenz gegenüber bewusst steuernden Großhirnteilen durchsetzen: In Bedrohungssituationen übernehme ich besser nicht die Perspektive des Aggressors, sondern versuche, mich quasi reflexhaft zu schützen, verteidigen, zu retten.

Rekursiv meint in diesem Zusammenhang Top-down-Modifikationen dieser Reaktionen aufgrund von Lern- und Trainingseffekten, die bewusstes Handeln und Nachdenken auch in relativen Hochstresssituationen ermöglichen. Pilotinnen und Polizisten werden beispielsweise darin trainiert, auch in Gefahrensituationen einen »kühlen Kopf« zu behalten.

Ob und wann kleine Kinder lernen, ihre Impulse zu regulieren, hängt einerseits von biologischen Reifungsfaktoren ab, andererseits wird diese Kompetenz sowohl in frühen Beziehungssituationen als auch im soziokulturellen Kontext gelernt: Emotionale Sicherheit trägt eher dazu bei, dass ich auf etwas warten kann, weil ich die Zuversicht habe, dass für mich gesorgt wird. Wenn ich mich ungeborgen fühle, vielleicht ums Überleben kämpfe, sorge ich dafür, sofort zu erhalten, was ich brauche. Auch Normen und Werte meiner Bezugsgruppe können mich dazu bringen, etwas gar nicht erst zu wollen oder zu versuchen, weil ich den eigenen Willen der Gemeinschaft stets unterzuordnen habe. Das Ergebnis, der Bedürfnisaufschub, sieht gleich aus, auch wenn die biologisch-sozialen Vorgänge verschieden sind.

Die funktionalen Netzwerke entwickeln sich im Zusammenwirken von genetisch-epigenetischen und Umweltfaktoren. Entwicklungswege zur Erlangung von Selbstregulation werden so immer auch von kulturellen Modellen und Sozialisationsstrategien beeinflusst. Ohne auf die spezifischen Details des Zusammenwirkens der unterschiedlichen Neurotransmitter eingehen zu können, werden die sechs Grundsysteme nachfolgend kurz beschrieben:

(1) Stressverarbeitung: Der Begriff »Stress« (von lat. *stringere* = anspannen) bezieht sich zunächst auf jede Form körperlicher oder psychischer Reaktion auf Herausforderungen oder Belastungen, die wir von innen oder aus der Außenwelt kommend erleben. Jede neu zu bewältigende Situation versetzt unser Gehirn in einen Erregungszustand. Dazu gehören die Erfahrungen des Kindes und auch des Erwachsenen aus dem familiären, sozialen und beruflichen Umfeld, mit Anregungen und Anforderungen, mit Freude und mit Stress. Bei physischer, psychischer und in der Folge auch bei selbstkonditionierter Stresseinwirkung werden das autonome Nervensystem und subkortikale Hirnzentren auf Alarm geschaltet. Dabei lassen sich grob zwei Systeme unterscheiden:

a) Der Hirnstamm aktiviert den Nervus Sympathikus unter dem Einfluss von *Noradrenalin*. Dieser sendet Signale an die peripheren Organe und vor allem an das Nebennierenmark. Dort kommt es zu einer sehr schnellen, stoßartigen Ausschüttung von Adrenalin, das den Kreislauf und die Muskulatur aktiviert, die Aufmerksamkeit schlagartig erhöht, den Verdauungstrakt aber in einen relativen Ruhezustand versetzt und so den Körper auf Flucht oder Kampf vorbereitet. Die Wirkung dieses Systems ist kurz und intensiv.

b) Die HPA-Achse, die Abkürzung für Hypothalamus-Hypophysen-Nebennierenrinden-Achse, wird bei anhaltender Stressbelastung von Adrenalin und Noradrenalin aktiviert. Im Hypothalamus wird CRH freigesetzt, der Ausschüttungsfaktor für Corticotropin, das in der Hypophyse die Sekretion von ACTH anregt – jenes Hormon, das die Nebennierenrinde stimuliert und dadurch die Ausschüttung von Glucocorticoiden, insbesondere Cortisol, in Gang setzt. Cortisol ist eigentlich ein Antistresshormon und soll den Körper vor den negativen Folgen zu starker Stressbelastung schützen. Es mobilisiert den Stoffwechsel, stellt Glukose aus allen möglichen inneren Quellen bereit, wirkt effektiv antientzündlich und damit auch wachstumshemmend auf die Zellen. Bei moderatem Stress, z. B. bei einer sportlichen Herausforderung oder einem Quizspiel, ist das physiologisch durchaus günstig.

Bei Stresseinwirkung werden auch limbische Zentren der Informationsverarbeitung (Hippocampus) und Emotionsregulierung (Amydgala) aktiviert. »Novelty stress« als eine Form von Eustress, also »gutem« Stress, entsteht bei jeder Wahrnehmung von Neuem, Unerwartetem und bei damit assoziierten Lernanstrengungen.

> Beispiel: Ein zehn Monate altes Kind sieht eine verlockende Schokoladenfigur auf einem niedrigen Tisch. Es robbt heran und zieht sich mit großer Anstrengung hoch, um die Schokolade zu greifen. Dies geht mit einer Aktivierung des gesamten Organismus einher.

Auch für die Bewältigung einer Prüfung brauchen wir diese mittlere Aktivierung mit der Erwartung, dass die Aufgabe gelingen kann. Aufmerksamkeit und Sinnesfunktionen steigern sich. Dann kommt es in der Folge zu einer Zunahme dendritischer Verästelungen, zu einer Verstärkung der Blutversorgung, zur Proliferation der unter anderem für die Ernährung von Neuronen zuständigen Gliazellen, letztlich zur Verdickung des entsprechenden Rindenareals. Dopamin als Neurotransmitter des Neuigkeits- und Belohnungssystems und Noradrenalin als aktivierendes Hormon spielen dabei die Hauptrolle.

Die Fähigkeit, Stress bewältigen zu können, ist überlebenswichtig. Sie ist genetisch vorgeprägt und wird bereits intrauterin moduliert, z. B. über mütterliche Stresshormone, und postnatal über frühe Bindungserfahrungen. Beides kann sich in epigenetischen Prägungen niederschlagen. Pränatale Stresseinflüsse können sich so, infolge der fetalen Programmierung, lebenslang auswirken. Das komplexe Zusammenspiel von Art und Ausmaß der hormonellen und hirnstrukturellen Auswirkungen von Stressereignissen mit genetischen Faktoren und später mit postnatal wirksamen Beziehungserfahrungen ist noch nicht abschließend geklärt. Gravierender pränataler Stress wirkt sich zunächst auf physiologische Parameter wie Geburtsgewicht, Frühgeburtlichkeit, Säuglingssterblichkeit aus (Möhler u. Resch, 2019).

Stress wirkt dann negativ, wenn er häufig oder andauernd auf einen Menschen einwirkt, ohne dass dieser ihn kompensieren oder beenden kann. Besonders gilt dies für Stress, der von anderen Menschen oder gar Bindungspersonen ausgeht. Bei langanhaltender Stressbelastung, die weder kontrolliert noch kompensiert wird, kommt es unter dem Einfluss von Cortisol zu Destabilisierung und Abbau bereits gebahnter neuronaler Verschaltungen und zu massenhaftem Zelltod von Neuronen. Dies hat negative Auswirkungen auf die mentale und körperliche Leistungsfähigkeit, auf die sozialen Kompetenzen und letztlich auf die Funktion der Mitochondrien (die kleinen Kraftwerke, die die Funktionsfähigkeit der Zelle aufrechterhalten) als Energielieferanten jeder einzelnen Zelle (Müller, 2013; Kolassa, 2022; siehe auch Kapitel 6.3.1).

(2) Selbstberuhigung: Das interne Beruhigungssystem, vom Neurotransmitter Serotonin bestimmt, bildet sich im Zusammenspiel mit dem Stressverarbeitungssystem aus. Es bewirkt neben der Beruhigung auch eine Hemmung schädlicher Impulse. Glücksgefühle werden hingegen über das innere Belohnungssystem vermittelt. Frühe Traumatisierungen führen häufig zu einer verringerten Serotoninproduktion als Ausdruck einer nach heutigem Stand irreversiblen Schädigung dieses Systems. Dies kann für Angsterkrankungen, Depressionen und Persönlichkeitsstörungen prädisponieren. Auch hier finden wir eine ausgeprägte Anlage-Umwelt-Interaktion. So gibt es Säuglinge, die in jeder Situation entspannen können, und andere, die nur unter ganz bestimmten Bedingungen zur Ruhe kommen.

(3) Das Bindungssystem betrifft das Hauptthema dieses Buches und wird deswegen an dieser Stelle nur kurz abgehandelt. Neugeborene sind evolutionär dazu prädisponiert, zu kommunizieren, das ist die Botschaft des Bindungssystems. Es wirkt für das Kind ab der ersten Interaktion zwischen seiner primären Bezugsperson, in der Regel der Mutter, und dem Säugling, gleich nach der Geburt und bleibt das ganze Leben über aktiv und bedeutsam.

Bei Vögeln wird dieses Oxytocin-gesteuerte Motivationssystem vorwiegend durch akustische Signale aktiviert, bei fast allen Säugetieren über Berührung oder auch Geruchsreize. Bei Menschen kommen visuelle Reize als Leitsinn hinzu.

Bindung hat von Beginn an diese elementar-physische Dimension, die relevant bleibt, auch nach der Herausbildung einer mentalen Repräsentation von Bindung und Beziehung. Auf neurochemischer Ebene ist das Bindungshormon Oxytocin der entscheidende Vermittler. Hirnanatomisch wird es von der mittleren und oberen limbischen Ebene bestimmt. Nach Fonagy, Gergely, Jurist und Target (2008) ist das Bindungssystem wesentlich für eine balancierte Gehirnentwicklung, insbesondere, was die Ausdifferenzierung von Emotionen, sozialen Kompetenzen und Empathie, aber auch von kognitiver Effektivität angeht. Dieses Grundsystem hängt eng mit dem *Belohnungsempfänglichkeits-* und *Belohnungserwartungssystem,* auch Bewertungssystem genannt, zusammen, denn intensiver Blick- und Körperkontakt zwischen Eltern und Kind oder auch zwischen Partnern aktiviert das Belohnungssystem.

(4) Das interne Bewertungs- und Belohnungssystem: Positive Ereignisse werden durch angenehme Empfindungen mittels der Ausschüttung hirneigener Opioide im emotionalen Gedächtnis, also limbisch, gespeichert. Negative Erfahrungen führen zur Ausschüttung von Substanzen wie Arginin-Vasopressin und Cholezystokinin. Diese beiden Prozesse sind die Grundlage unseres Motivationssystems, mithilfe dessen wir Belohnung herbeiführen und Bestrafung vermeiden wollen, beides zunächst im körperlichen Sinne, erst später im Sinne der mentalen Kategorien »Belohnung« und »Bestrafung«. Dopamin, ein wesentlicher Neurotransmitter dieses Systems, baut auf der Belohnungserfahrung auf und formt daraus Erwartungen für zukünftige Belohnungen. Je früher und je intensiver wir positive Erfahrungen mit anderen und mit eigenen Fähigkeiten gemacht haben, umso intensiver die Erwartung, dass dieses Positive wiederholbar ist und es sich lohnt, sich dafür anzustrengen. Sich selbst zu organisieren, ist in der Regel ebenfalls hochgradig belohnend, weil es Selbstwirksamkeitserfahrungen vermittelt. Es liegt auf der Hand, dass sich auch dieses psychoneuronale System vor allem vor dem Hintergrund interaktioneller Erfahrungen ausprägt.

(5) Impulsivität und Impulskontrolle: Je jünger das Kind, umso schlechter kann es warten: Gute Impulskontrolle ist kein Merkmal jungen Lebens. Aber sowohl für koordinierte Bewegungen als auch für sozialverträgliches Handeln, und damit für das soziale Fortkommen, ist die Fähigkeit zur Hemmung von Impulsen essenziell. Nur wenn ich unmittelbare Motive aufschieben kann, Selbstkontrolle besitze und in der Kommunikation auch abzuwarten imstande bin, werde ich als vollwertiges Mitglied einer Gemeinschaft anerkannt.

Impulshemmung ist an die Ausreifung des limbischen Stirnhirns in der Verbindung mit der Amygdala gebunden. Neurochemisch ist die Hemmung mit dem Serotoninstoffwechsel verknüpft. Das Impulskontrollsystem hängt in seiner Ausreifung von der Stressverarbeitung, der Selbstberuhigung und dem Motivationssystem ab. Diese psychoneuronalen Grundsysteme werden besonders stark von der unteren limbischen Ebene geprägt. Bei einer nicht gut gelungenen Frühsozialisation können sich entsprechende Symptome zeigen.

Interessanterweise scheinen kulturspezifische Regularien das Erlernen von Impulskontrolle in diesen Kontexten zu erleichtern, insbesondere die Unterordnung der Kinder unter die responsive Kontrolle der Eltern, z. B. auf eine Belohnung warten zu müssen, ohne dies durch eigene Aktionen beeinflussen zu können. So absolvierten Vorschulkinder der Nso, einer kleinen, agrarisch geprägten Bevölkerungsgruppe im krisengeschüttelten Kamerun, in einer Studie den »Marshmallow-Test« des kurzzeitigen Bedürfnisaufschubs deutlich erfolgreicher als deutsche Mittelschichtkinder (Lamm et al., 2018). Sie haben früh gelernt, zu warten, d. h. eigene Bedürfnisse den Gegebenheiten der Gruppe unterzuordnen und Emotionen zu kontrollieren.

(6) Realitätsbewusstsein und Risikobewertung: Dieses System entwickelt sich erst ab dem dritten Lebensjahr und ist auch bei unkomplizierter Sozialisation erst im Erwachsenenalter ausgereift. Es reift auf der Grundlage der Erfahrungen auf der oberen limbischen Ebene und der kognitiv-sprachlichen Ebene. Neurochemisch ist es von den Substanzen Noradrenalin und Acetylcholin abhängig. Während Noradrenalin die allgemeine Aufmerksamkeit erhöht, verstärkt Acetylcholin die fokussierte Konzentration und den gezielten Abruf von Gedächtnisinhalten. Realitätsbewusstsein, das Wahrnehmen, Akzeptieren und Tun, was möglich ist, und Risikobewertung, die Einschätzung von Gefahren, sind sowohl individuell als auch sozial überlebenswichtig. Beides funktioniert nur bei angemessener Impulskontrolle.

3.3 Weitere neurobiologische Aspekte

Über das Resonanzprinzip, über Spiegelung, über Nachmachen und Modifizieren wird die Welt in Bewegung gesetzt, zum Guten oder auch zum weniger Guten. Ein wichtiger Mittler in diesem Prozess ist das Spiegelneuronensystem, das erst in den 1990er Jahren von den italienischen Neurobiologen Gallese und Rizolatti entdeckt wurde (Gallese, 2003, 2016). Grob gesagt befähigt es uns, eine Handlung, ein Gefühl, das wir bei anderen beobachten oder wahrnehmen, auch selbst erleben und ausführen zu können. Wie bei allen höheren Hirnfunktionen gilt auch hier das Prinzip der nutzungsabhängigen Ausdifferenzierung: Was wir häufig tun, das können wir auch gut. Sich in andere hineinversetzen, Empathie und Perspektivenübernahme wollen dabei ebenso trainiert sein wie sportliche oder musische Fähigkeiten.

Nach Allan Schore (2011; 2019), einem der aktuell wichtigsten Bindungsforschenden in den USA, ist »die Resonanz der rechten Hemisphären von Mutter und Kind in der regulatorischen Interaktion der wesentliche ›promotor‹ für eine normale Entwicklung«. Die rechte Hirnhälfte entwickelt sich früher als die linke, sie ist bereits ab der Geburt rudimentär funktionsfähig, was Gestalterfassung, Gesichtserkennung, bildhaftes und emotionales, ganzheitliches Erleben angeht. Die meist dominante linke Hemisphäre ist eher für das Prozessieren von Zahlen, Sprache, Abstraktion, Logik und das deklarative Gedächtnis zuständig; sie reift deutlich später. Beide Hirnhälften sind durch eine massive Faserstruktur, den Balken (Corpus callosum), verbunden und bilden zusammen ein voll funktionsfähiges Gehirn. Der Balken ist in hohem Maße sensitiv für chronischen Stress und kann unter solchen Bedingungen seine integrierende Aufgabe nur mangelhaft erfüllen. Daher erleben wir bei unsicher gebundenen Menschen meist eine deutliche Präferenz der einen oder der anderen Erlebensweise.

3.3.1 Oxytocin

Bereits ab dem zweiten Schwangerschaftsdrittel, getriggert durch die intrauterinen Kindsbewegungen, werden Mutter und Kind unter dem Einfluss des ebenfalls evolutionär präformierten Oxytocin-Systems zunehmend aufeinander eingestellt. Mit dem Abfall des Progesterons vor der Geburt kann es verstärkt seine physiologische und prosoziale Wirkung entfalten: Zunächst löst es Wehen aus und lindert dann die Geburtsschmerzen. Oxytocin wird postnatal zunächst vor allem durch Berührungen ausgelöst, dann auch durch Lautäußerungen und Blicke. Es wirkt insbesondere in der ersten Lebensphase entspannend auf Mutter und Kind, senkt den Blutdruck und die Herzfrequenz und vermindert die Wirkung der Stresshormone. Es zeigt bedeutsame antientzündliche und antioxidative Effekte und begleitet die weiteren Schritte der Gehirnreifung des Babys und somit die Entwicklung sozialen Lernens. Es trägt entscheidend zur Entwicklung eines Gefühls von Sicherheit und sozialer Verbundenheit bei, fördert die Aufmerksamkeit der Eltern für ihr Kind, vermittelt Kontakt, Wärme, Nähe und Liebe bei Kind und primären Bindungspersonen (Kapfhammer u. Lahousen, 2021). Über das Oxytocin-System und seine Effekte auf soziale Funktionen wird auch – vorwiegend epigenetisch – die künftige Stressreagibilität des Kindes langfristig programmiert. Damit wird verdeutlicht, dass frühes Bindungsverhalten zwischen primärer Bezugsperson und Baby die entscheidende Matrix für eine balancierte Gehirnentwicklung des Kindes darstellt. So wird das

Fundament für das künftige Potenzial seelischer und körperlicher Gesundheit oder aber für vielfältige Krankheitsrisiken gelegt.

3.4 Bindung ist die Basis

Ohne soziale Beziehungen, Bindung und Fürsorge kann aus einem Säugling kein Mensch werden. Diese Erkenntnis ist Ergebnis der Bindungsforschung, die seit den 1950er Jahren entwickelt, überarbeitet und korrigiert wurde. John Bowlby (1970) gilt dabei als der Erste, der sich systematisch forschend mit Bindungsfragen in der menschlichen Entwicklung auseinandersetzte. Seine Forschungen fielen in eine Zeit, als in der forschenden Psychologie zunehmend der populäre Behaviorismus dominant wurde. Mentales spielte nur noch eine untergeordnete Rolle, auch das Verstehenwollen von Gefühlen trat nach einer langen Phase psychoanalytischer Dominanz in den Hintergrund. Die Beobachtung von Reiz-Reaktions-Mustern, das Erfassen und Messen von Verstärkermechanismen brachte schnelle Erfolge. Im Wesentlichen galt zu der Zeit noch das Hauptaugenmerk der Erforschung des Individuums. Bowlby kombinierte psychoanalytische Konzepte mit der empirischen Beobachtung der Verhaltensforschenden mit einem expliziten Beziehungsfokus: Nicht mehr Individuen wurden beobachtet, sondern die Beziehungen zwischen Babys und ihren Bezugspersonen, damals in der Regel der Mutter.

Nach Bowlby (1970) gilt Bindung als ein evolutionär geformtes Überlebensprinzip, seit es Säugetiere gibt. Als primäres Motivationssystem ist es gleichrangig mit anderen Überlebensantrieben wie Hunger oder Sexualität. Erstes Ziel dieses adaptiven Systems ist es, das Baby vor Gefahren von außen zu schützen und seinen Organismus von hoher Stressbelastung freizuhalten, damit das Kind außerhalb seiner Ruhephasen in wacher Verbindung zu seiner Außenwelt bleiben und im Sinne seiner Entwicklungsaufgaben lernen kann. Die genetisch verankerte Wahrnehmungs- und Handlungsbereitschaft mit zunächst geringer Informationsverarbeitung wird nach und nach in multiplen rekursiven Lernprozessen zwischen Kind und primären Bezugspersonen von komplexeren Prozessen der Entscheidung, Planung, Ausführung und Kontrolle modifiziert und erweitert.

Anthropologisch gesehen haben größere Gruppen auf dem Weg vom Menschenaffen zum Homo sapiens anscheinend wesentliche Überlebensvorteile erlangt. Um die resultierenden komplexeren Sozialinformationen verarbeiten zu können, waren größere Gehirne notwendig, die ihrerseits zu einer längeren Abhängigkeit von den Betreuerinnen des Kindes führten, mit der entsprechend notwendigen Aufmerksamkeit, der Spezialisierung von kindbezogener Fürsorge und der Etablierung unterstützender sozialer Strukturen zur Bahnung und Förderung des hochkomplexen menschlichen sozialen Lernens und Kommunizierens, inklusive der gesprochenen und geschriebenen Sprache. Grundpfeiler dieser komplexen Beelterung in sozialen Gemeinschaften finden sich bereits bei vielen Säugetierarten (Narvaez u. Bradshaw, 2023).

Größere Hirnvolumina bedingen größere Kopfumfänge und damit die Notwendigkeit einer eigentlich unphysiologisch frühen Geburt. Menschengehirne sind damit für adäquates Wachstum und Differenzierung noch mehr auf ständige, resonanzgebende, dabei immer auch in der Tiefe der Hirnstrukturen formende Interaktionen mit den primären Bezugspersonen angewiesen. Je nach kultureller Prägung entwickeln wir so sehr unterschiedliche Ausformungen von Bindungssicherheit, kollektiver Einbindung oder individuellen Bewusstseins, von Emotionalität und kognitiven Schwerpunkten im Rahmen des möglichen Spektrums.

Ursprünglich richtete sich die Bindungsforschung auf die frühe Mutter-Kind-Bindung; sie wurde dann auf die Vater-Kind-Bindung, Geschwister, Peers und andere Bezugspersonen erweitert und schließlich auf die Bindungsstile im Lebensverlauf. Klaus und Karin Grossmann nennen dies das »Gefüge psychischer Sicherheit: [...] Die Entwicklung einer sicheren Bindung [ist] der Königsweg, um psychische Sicherheit als Ausdruck von Reife, durch Nähe, Verstand und feinfühlige Herausforderungen zu erlangen« (Grossmann u. Grossmann, 2004/2012, S. 672).

Die entwicklungsnotwendige Resonanz wird in einer frühen responsiven Eltern-Kind-Interaktion verwirklicht und ist so Grundlage einer sicheren Bindung. Damit kommt der frühkindlich etablierten Bindung zwischen einem Säugling und seinen primären Bezugspersonen eine ganz zentrale Bedeutung zu. Das sogenannte Bindungssystem umfasst drei Dimensionen:

a) die biologisch angelegte Tendenz des Säuglings, bei einer primären Bezugsperson Schutz zu suchen, um so Sicherheit zu erlangen, sowie
b) die ebenfalls evolutionär präformierte Fürsorgebereitschaft potenzieller Bezugspersonen, meist der Eltern, aber auch weiterer Bezugspersonen, wie ältere Geschwister (Trost, 2020), Großeltern oder andere Sippenangehörige.
c) Die gelingende Passung von a) und b) ermöglicht dem Kind eine sichere Exploration als Voraussetzung für eine erfolgreiche Anpassung an Umwelt und Entwicklungserfordernisse.

Bereits lange vor der Konzeption des Mentalisierens beschäftigte sich die Bindungsforschung auch mit der im ersten Lebensjahr bereits rasant fortschreitenden kognitiven Entwicklung des Säuglings im Kontext gelingender Interaktion (Sroufe, 2022). Es geht also um eine ganzheitliche Betrachtung von affektivem Austausch und kognitiven Fortschritten in einem ständigen Resonanzprozess mit den Bezugspersonen. Alan Sroufe, Begründer der seit über vierzig Jahren laufenden bedeutendsten prospektiven Längsschnittstudie, der »Minnesota-Studie zu Risiken und Anpassung« nennt es so: »Die Psychologie gewinnt Herz und Verstand zurück« (Sroufe, 2022, S. 30 ff.).

3.4.1 Frühe Interaktion

Seit den 1970er Jahren wurde der Säugling als kompetentes Wesen erkannt, das schon früh vorsprachlich kommuniziert (durch Tonus, Gesten, Mimik, Stimmlaute und Hautfarbe). Durch seine zunächst angeborenen, dann aber rasch kulturell modifizierten Signale induziert das Baby in einem Wechselprozess responsive Interaktionen einer erreichbaren Bindungsfigur, meist der Mutter. Dreh- und Angelpunkt für das Entstehen von Bindungssicherheit ist die sogenannte Feinfühligkeit (ursprünglich engl. *tender loving care,* heute *sensitivity*) der Bindungsperson. Eine feinfühlige Betreuungsperson nimmt (1) die Signale des Babys wahr, (2) interpretiert sie richtig und (3) reagiert angemessen und (4) prompt darauf. Säuglinge merken genau, welche Bezugsperson sich am besten resonant auf ihre Äußerungen verhält, und wählen diese, soweit auch zeitlich verfügbar, auf einer archaischen, affektiven Ebene der Hirnorganisation als primäre Bindungsperson (Ainsworth et al., 1978/2003). Feinfühligkeit scheint dabei kein statischer, sondern sich rekursiv entwickelnder Prozess zu sein, gespeist durch die ständigen Interaktionszyklen zwischen Bindungsperson und Kind. Eine aktuelle spanische Studie fand eine Zunahme der Feinfühligkeit, also besser abgestimmte Signalbeantwortung des Kindes, im Verlauf von 18 Monaten, bei »gesunden« Dyaden, also Kindern mit einigermaßen normalen Regulationsfähigkeiten und Müttern, die Interesse an einer feinfühligen Zuwendung hatten. Intrusives oder rein reflektorisch schützendes Verhalten nahm in der Zeit signifikant ab (Perea-Velasco, Martínez-Fuentes u. Pérez-López, 2023; siehe Abbildung 1).

Was passiert in einer feinfühligen frühen Interaktion? Ein zentraler, heute zu neuer Beachtung gelangter Begriff des englischen Psychoanalytikers Wilfred Bion (1963) ist das »Containment«: Wenn die Mutter die nonverbalen Botschaften ihres Kindes annimmt, aufnimmt, vorverarbeitet und dem Kind in verdaulicher (verständlicher) Form zurückgibt, kann sich das Kind gesehen, gehört, verstanden und damit sicher fühlen. Sie benötigt dazu »intuitive elterliche Kompetenzen« (Papoušek, 2001), also die Fähigkeit, mit einem Säugling

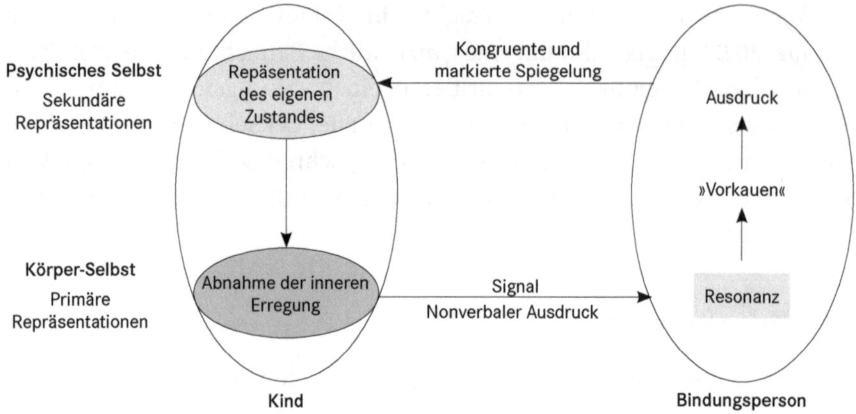

Abbildung 1: Containing und Aufbau des Selbst (nach Schultz-Venrath, 2017; Bateman u. Fonagy, 2015)

angemessen zu interagieren, ohne explizit nachzudenken. Praktisch alle Menschen verfügen über dieses Repertoire, es sei denn, es ist durch früheres oder aktuelles existenzbedrohendes Stresserleben oder eine andere gravierend belastende Ablenkung blockiert. Ziel dieses Prozesses ist es, das Kind in seiner Verarbeitung ängstigender Affekte und Erlebnisse so zu unterstützen, dass es in explorativem Kontakt mit der Umwelt bleiben kann.

Auf somatisch-praktischer Ebene entspricht dies der weltweiten Praxis, dass Mütter ihren Säuglingen Essen vorkauen, wenn keine säuglingsgeeignete Nahrung vorzufinden ist. In Vietnam z. B. war es sogar üblich, dass psychiatrische Krankenschwestern ihren hocherregten Patienten vorgekaute Nahrung mit dem Mund fütterten, was häufig zu nachhaltiger Beruhigung führte (Wulff, 1968).

Regulationsprozesse in der Mutter-Kind-Dyade haben eine basale körperliche Dimension.

> Ein Beispiel: Das weinende Kind wird aufgenommen, gewiegt, berührt; die Bezugsperson spricht mit ihm. Dabei geht es um eine verlässliche Transformation des affektiven Status des Kindes aus einem aversiv erlebenden in einen entspannten, wohligen Zustand durch spielerische reziproke Interaktionen mit einer gemeinsam geteilten positiv erlebten Affektivität.

Diese Erfahrungen werden im impliziten, nichtverbal ausdrückbaren Gedächtnis abgelegt; sie tragen aber wesentlich zu einem basalen Schema der Selbstwahrnehmung und der Bezogenheit bei. *Embodiment,* also die physische Prägung unserer Kognitionen, begleitet uns lebenslang. Feinfühligkeit heißt, auf ganzheitlicher Körper-Seele-Geist-Ebene, das Kind lehren, mit unangenehmen, negativen Gefühlen umzugehen.

Effektives Lernen von Neuem ist nur möglich, wenn das Bindungssystem deaktiviert ist. Ein »eingeschaltetes« Bindungssystem braucht alle Energie zum Überleben, zum Suchen von Sicherheit und Nähe bei der primären Bezugsperson. Hier kann und muss auf bewährte Schemata zurückgegriffen werden; innovatives Lernen findet nicht statt. Die containende Handlung und Haltung gibt also Sicherheit und eröffnet Lernfenster; sie bahnt gleichzeitig auch die Entwicklung eines psychischen Selbst.

Die kontingente Spiegelung der Botschaften des Körperselbst des Säuglings als primäre Repräsentation von Ereignissen – Schreien, Motorik, Lautäußerungen – geschieht im Regelfall als markierte Spiegelung. Das heißt, die primäre Bezugsperson macht es nicht ganz genauso wie das Kind, sondern in veränderter, abgeschwächter oder auch übertriebener Form. Dadurch merkt das Kind, dass seine eigenen Affekte und Motive gespiegelt werden und dass dies nicht die der Mutter sind. Die auf diese Weise gebildete psychische Repräsentation des eigenen inneren Zustandes ist die Basis von Benennen, Wiedererkennen und Erinnern. Somit ist dieser Zyklus die wesentliche Grundlage von Mentalisieren, nämlich sich und den anderen spüren und denken können.

Mentalisierte Affektivität wird daher als reifste Form der Affektregulation angesehen, die im optimalen Fall in einer jahrelangen Entwicklung bis in die Adoleszenz erworben wird. Der Begriff bezeichnet die Fähigkeit, hochdifferenziert den eigenen Gefühlen subjektive Bedeutung zuzusprechen und sie in zwischenmenschlichen Beziehungen konstruktiv zu gebrauchen. Das im weiteren Verlauf dieses Kapitels ausführlicher dargestellte Mentalisierungskonzept wurzelt also entscheidend im Bindungsaufbau selbst.

Anhaltend nichtmarkierte oder fehlende Spiegelung führt zu einem defizienten Aufbau des kindlichen Selbst. Die Erfahrungen des ersten Lebensjahres sind entscheidend für die Ausdifferenzierung einer balancierten Gehirnarchitektur, somit für die Entwicklung emotionaler Ausgeglichenheit, Kooperationsfähigkeit und Lernfähigkeit, letztendlich für Selbstregulation auf vielen Ebenen. Dieser Prozess baut zum geringeren Teil auf genetisch-epigenetischen Grundlagen auf und zum größeren auf den pränatalen Erfahrungen (Roth u. Strüber, 2014). Hier geht es einmal um sensorische Eindrücke durch Bewegung, Vestibulärreize, Geräusch- und Klangimpressionen, tiefensensible Erfahrungen von Herz- und Atemrhythmus. Insbesondere aber ist die Übertragung von Stresshormonen über die Plazenta bedeutsam, z. B. bei relevanten traumatischen Erlebnissen der Mutter.

Wenn die Passung zwischen Kind und Mutter »gut genug« ist (Winnicott, 1976/2008), hat das Kind eine solide Basis für gute Entwicklungschancen. Beide suchen dabei eine optimale Übereinstimmung, die aber nicht lebensreal ist. Wahrscheinlicher sind häufige Momente von Dissonanz und Unverständnis – was Kind und Bindungsperson einerseits frustriert, andererseits viel Anlass für »Wiedergutmachung« *(interactive repair)* bietet – ein wichtiger Quell sozialer Kompetenz und von Freude in Beziehungen. Zudem helfen diese Missverständnisse dem Kind, sich zunehmend als verschieden von der Mutter zu erleben und so nach und nach die eigene Psyche zu entdecken.

Im ersten Lebensjahr ist ein Säugling noch kaum in der Lage, Stress selbst zu regulieren. Diese Fähigkeit erwirbt er durch das Erleben feinfühliger Koregulation seitens der Bindungsperson. Dies umfasst passende Handlungen (Ich nehme dich auf!) wie auch deren verbale Begleitung (Bist du so hungrig? Da brauchst du Milch!). Koregulation hat somit sowohl affektive als auch kognitive, sprachanbahnende Aspekte. Die regulatorische Interaktion fördert also die Ausbildung selbstregulatorischer Fähigkeiten, eine lebenslange Aufgabe, die spätestens mit der Geburt beginnt.

Zu Beginn braucht das Kind durchgängig eine feinfühlige Koregulation; es lernt im Laufe der Entwicklung immer mehr, häufiger und besser, sich selbst zu regulieren und gewinnt so mehr Autonomie und Selbstwirksamkeit. Dabei müssen wir diese Fähigkeit ein Leben lang entwickeln, wozu wir immer wieder signifikante Dritte brauchen, die uns auch mal geraderücken, in belastenden Momenten halten und so die Selbstregulation bei schwierigen Lebensereignissen erleichtern.

Auch Psychotherapie wirkt mit Containing und Koregulation, ebenso die für eine Bindungsbeziehung noch relevantere Jugendhilfe (Trost, 2024). Mentalisierungbasierte Therapie fokussiert explizit auf die Reparatur von Missverständnissen und Brüchen in der Interaktion. *Interactive repair* wird von Forscherinnen zunehmend als zentral für Robustheit, Komplexität und Flexibilität jeglicher menschlichen Kommunikation angesehen (Dingemanse u. Enfield, 2024). Die Grundlagen dazu werden in den ersten Lebensjahren gelegt.

3.4.2 Die Entwicklung expliziter Bindungsmuster

Auf der Basis der Interaktion des ersten Lebensjahres lassen sich ab circa zwölf Monaten in der diagnostischen Standardprozedur mit dem »Fremde-Situation-Test« Bindungsverhaltensmuster erfassen (Ainsworth et al., 1978/2003). Dieser wurde im Zusammenhang mit Feldforschung in Uganda und den USA entwickelt und später in zahlreichen kulturellen Kontexten angewandt und überprüft. Dabei wird das Kind in einem standardisierten Ablauf kurzen Trennungen von der Bezugsperson ausgesetzt. Das Kind agiert in diesem Lebensalter noch unbewusst und vorsprachlich; es zeigt meist ein organisiertes Bindungsverhalten. Bei allen Verfahren zur Erfassung feinfühligen Verhaltens der Bindungsperson müssen folgende Kriterien erfüllt werden: »[D]ie Beruhigung des Bindungssystems, die Integration der negativen Gefühle in gute Lösungen und die Anerkennung des kommunikativen Wertes der Gefühlsäußerungen des Kindes« (Grossmann u. Grossmann, 2004/2012, S. 135). Vor einigen Jahren wurde auch die transkulturelle Gültigkeit des Feinfühligkeitskonzeptes in einer Studie mit 751 Müttern aus 26 kulturellen Gruppen nochmals bestätigt (Mesman et al., 2016a).

Sicheres Bindungsverhalten zeigt sich in einer Aktivierung des Bindungssystems bei der Trennung von der Mutter, also in Suchen, Rufen und Weinen und meist in einem Unvermögen, weiter den Raum und Spielzeug zu erkunden. Bei der Rückkehr der Mutter kann sich das Kind im Körperkontakt relativ rasch beruhigen und sich dann wieder der Exploration zuwenden. Vielfältige Forschungen haben gezeigt, dass die Anzahl von Bezugspersonen begrenzt ist, deren Trost angenommen wird. Die emotionale Sicherheit bei einer Bindungsperson bedeutet, dass sich das Kind in Momenten besonderer Verletzlichkeit wie Krankheit, Erschöpfung, Gefahr anvertrauen kann, in der Bindungsperson einen sicheren Hafen findet. Diese dient auch als »sichere Basis« für Erkundigungen und damit zur Öffnung für die kulturelle Entwicklung, selbstverständlich moduliert durch das soziale Feedback der jeweiligen Bezugsperson: »Trau dich, ich bin da« oder »Nein, das ist gefährlich!«.

Rudimentär verfügt bereits dieses Kleinkind über die Matrix für das sogenannte *Innere Arbeitsmodell* (Bowlby: *internal working model;* Bowlby, 1970, S. 80 ff.). Dieses Arbeitsmodell – eigentlich sind es ja mehrere: des Selbst, von Anderen und der Welt – wird lebenslang ausdifferenziert und weiterentwickelt, und es entspricht einer Landkarte, mit der ein Mensch durch die überkomplexen Sinneseindrücke seiner Lebenswelt navigieren kann. Arbeitsmodelle stellen Repräsentationen von sich selbst und den bedeutsamsten Bezugsobjekten dar.

Diese verinnerlichten frühen Beziehungsmuster üben eine beständige, rekursive Wirkung auf die weitere Entwicklung aus; sie werden in ähnlichen Beziehungssituationen während des ganzen Lebens reaktiviert. Neue, bedeutsame Beziehungserfahrungen können das primär erworbene Arbeitsmodell modifizieren; der in den ersten beiden Lebensjahren angelegte Kern bleibt aber erhalten.

Die wichtigste Aufgabe dieses Arbeitsmodells ist es, Ereignisse der realen Welt gedanklich vorwegzunehmen. Damit können eigenes Verhalten besser geplant und Situationen kontrolliert werden. Bei sicher gebundenen Kindern funktioniert dieses Arbeitsmodell als »innere Basis«, von der aus sie ihre Umwelt erkunden und begreifen können. In Zeiten von emotionalem Stress fungiert es als »sicherer Hafen«.

Wir unterscheiden organisierte von desorganisierten Bindungsstrategien. Optimal ist es, wenn Bindungspersonen akzeptierend sind, genügend Sicherheit und Nähe bieten und ebenso die Erkundung der dinglichen und personalen Umwelt fördern. Das Kind, und später die/der Erwachsene, kann sich dann flexibel zwischen der Welt der Dinge und der Welt der Beziehungen orientieren. Die Emotionsregulation ist ausbalanciert, d. h., die Person ist emotional offen für positive und negative Gefühle und verfügt insgesamt über eine sichere Bindungsrepräsentation.

Als Ergebnisse der großen Längsschnittstudien von Klaus und Karin Grossmann (2004/2012) und Alan Sroufe und Kollegen (2005) wissen wir, dass wenn eine primäre Bezugsperson im ersten Lebensjahr sowohl positive als auch negative Äußerungen des Kindes vorwiegend feinfühlig beantwortet hat,

- die Säuglinge schon mit zehn Monaten weniger weinen und sich differenzierter äußern,
- die Krabbler häufiger in die Ziele der Mutter einwilligen, kooperativer und seltener trotzig sind und
- die Kleinkinder offener ihre Gefühle zeigen und sich gut beruhigen lassen; sie können ihre Wünsche nach Nähe und Trost oder Hilfe, aber auch nach ungestörtem Erkunden selbstständig regulieren und entsprechend handeln. Diese Kinder haben dann mit größter Wahrscheinlichkeit ein sicheres Bindungsverhaltensmuster entwickelt.

Organisiert-unsichere Bindungsverhaltensmuster: Ist die primäre Bezugsperson nicht hinreichend emotional verfügbar, vielleicht sogar zurückweisend bis feindselig, deaktiviert das Kind nach vielen vergeblichen Versuchen aus stressökonomischen Gründen sein Bindungssystem. Es erwartet dann kaum noch feinfühlige Unterstützung von der primären Bezugsperson und in der Folge auch nicht von anderen Menschen. Es unterdrückt negative Gefühle wie Kränkung und Angst und betont die eigene Autonomie, allerdings auf Kosten wichtiger Informationen über andere Menschen, zu denen diese *unsicher-vermeidend* gebundenen Personen daher kaum emotionalen Zugang haben.

Ein Beispiel für die konsequente Ignorierung kindlicher Bedürfnisse ist die in Kapitel 2.1.4 genannte NS-Kindererziehung, wie sie von Johanna Haarer (1934) propagiert wurde. Mittlerweile gibt es überzeugende Forschungsarbeiten, die das Überwiegen bindungsvermeidender Strategien in der politisch rechten Szene belegen (Brauner, 2018). »Brüllen und Einssein«, so zitierte ein Sozialarbeiter, der mit Neonazis arbeitet, einen Klienten, der in dieser nichtpersonalen

Verschmelzung mit einer Gruppe von Gleichgesinnten den einzigen Beziehungsraum in seiner bindungsvermeidenden Welt fand.

Auf der anderen Seite des Spektrums finden sich die *unsicher-ambivalent* gebundenen Kinder, Jugendlichen und Erwachsenen. Sie haben die Erfahrung gemacht, dass die Bindungspersonen inkonsistent verfügbar und in ihrer Zuwendung unberechenbar sind. Im Sinne der Intervallverstärkung lernen sie, ihr Bindungssystem maximal zu aktivieren, um doch noch eine responsive Antwort zu erhalten. Ihr Arbeitsmodell ist von Gefühlsüberflutung, Hilflosigkeit, Ärger und Abhängigkeit gekennzeichnet, ein besonders anstrengendes und für beide Seiten unerfreuliches Interaktionskontinuum ist die Folge (»Nicht mit dir und nicht ohne dich!«).

Beide Formen der nur partiell gelingenden Interaktion bewirken, dass die Affektspiegelungen nicht kontingent ablaufen und somit die kindliche Affektivität in weiten Bereichen undifferenziert bleibt. Freude und Wohlbefinden werden seltener erlebt, und unpassende, zu ängstlich-besorgte oder ablehnende oder nicht vorhandene Reaktionen verhindern eine adäquate psychische Repräsentation des Selbst, des Gegenübers, des eigenen Körpers. Weil sie nicht das kindliche Erleben spiegeln, aber in der Regel redundant vorkommen, müssen sie als eine Art »Fremdkörper« in die eigene Psyche eingebaut werden, als Baustein eines »fremden Selbst«. Dazu können beispielsweise inkorporierte Zuschreibungen wie »Ich bin ein Versager« oder »Ich bin es nicht wert« gehören wie auch ein fehlendes Zutrauen in die eigene Körperlichkeit: »So ungeschickt, wie du bist!« Im höheren Lebensalter können daraus unter Stresseinwirkung, zur Herstellung einer, wenn auch prekären Selbstkohärenz, projektive Zuschreibungen an andere resultieren: »*Du* bist schlecht, nichts wert, Abschaum …«

Die drei genannten Bindungsstrategien heißen »organisiert«, weil sie einem viablen inneren Schema folgen, das eine – wenn auch partiell verzerrte – Orientierung gibt und so in vielen Aspekten eine Teilhabe am gesellschaftlichen Leben ermöglicht. Allerdings sind *organisiert-unsichere* Menschen oft unglücklicher und zumindest in Teilbereichen des Lebens nicht so erfolgreich. Dazu kommt ein chronisch erhöhter innerer Stresspegel, messbar im dysregulierten Speichel-Cortisolspiegel (z. B. Trost, 2018, S. 87). Desorganisierte Bindungsmuster (siehe Kapitel 4.1) oder gar Bindungsstörungen sind natürlich auch für den kindlichen Organismus adaptiv, sie verfehlen jedoch das Ziel: Sicherheit.

Bindungsforschende haben über viele Jahre die beobachteten Bindungsverhaltensweisen von Säuglingen, Schulkindern, Jugendlichen oder Erwachsenen *kategorial* klassifiziert. Diese Muster wurden damit oft vergegenständlicht und ihrer relativen Kontextabhängigkeit sowie ihrer Entwicklungsperspektive beraubt. Das gibt zwar eine Orientierung, allerdings mit dem Nebeneffekt, dass

Nuancen, Veränderungen in bestimmten sozialen Situationen oder über die Zeit schlecht erfasst werden können. Heute unterscheidet man daher kategoriale Anteile, also primär frühkindlich erworbene Bindungsmuster, von *dimensionalen* Aspekten, also ein Mehr, Weniger oder Anders bestimmter Bindungsstrategien in verschiedenen Lebenssituationen, und betont damit die – systemische – Kontextorientierung (Mikulincer u. Shaver, 2016).

Phase der zielkorrigierten Partnerschaft (*goal corrected partnership;* Bowlby, 1970, z. B. S. 252): Meist schon im zweiten Lebensjahr, aber bestimmt ab dem dritten wird dem Kind zunehmend bewusst, dass auch seine primären Bezugspersonen Bedürfnisse haben, die nicht immer und unbedingt mit den eigenen Wünschen übereinstimmen. Mit fortschreitenden Mentalisierungskapazitäten können dann Beziehungen ausgehandelt, reziprok werden, auch zu unterschiedlichen Personen, mit entsprechenden Vorlieben, Prägungen und Bindungshierarchien. Parallel dazu entwickelt das Kind ein differenzierteres Selbstkonzept und neue Möglichkeiten zur Beziehungsaufnahme mit anderen Kindern sowie Spielfähigkeiten. Die Entwicklungsherausforderung besteht immer wieder darin, eigene Anliegen auch zurückstellen bzw. auf einen späteren Zeitpunkt verschieben zu können. Dieser Lernschritt kann aber nur bewältigt werden, wenn die primären Bezugspersonen zunehmend weniger prompt reagieren. Dadurch wird die sozial unabdingbar erforderliche Frustrationstoleranz trainiert. Die Konflikte bzw. Missverständnisse werden im günstigen Fall durch eine »reparierende Feinfühligkeit« (Ahnert u. Keller, 2020), die letztlich ein gemeinsames Mentalisieren der Situation bedeutet, »geheilt«, ausgeräumt. Solche interaktionelle Aushandlungsprozesse bleiben meist ein Leben lang Entwicklungsthema.

3.4.3 Bindung im Lebensverlauf

Nach bislang gewonnenen Erkenntnissen bleiben Bindungsbeziehungen lebenslang bedeutsam. Quer- und längsschnittliche Untersuchungen in Normal- und Risikokohorten ergeben dabei immer nur statistische Maße; die lebenslange Bindungsentwicklung fußt letztendlich aber auf dem Zusammenspiel individueller Faktoren, die im Wechselspiel zwischen (Epi-)Genetik, frühen neurobiologischen Prägungen, intensiven und kontinuierlichen interaktionellen Erfahrungen mit bedeutsamen Menschen und Lebenssituationen in einer nichttrivialen Bezogenheit kaskadenartig und gleichzeitig zirkulär wirksam werden. Es ist bislang nicht möglich, die von der Wiege bis zum Grabe relevanten Muster psychischer Sicherheit auch über diese Zeitspanne und in einer größeren Kohorte zu untersuchen. Dies scheitert zum einen an der Lebenswirklichkeit der Menschen, zum anderen an methodischen Problemen, da für die verschiedenen

Lebensalter unterschiedliche Erlebens- und Ausdrucksformen vorrangig und somit auch sehr unterschiedliche Erfassungsmethoden gefordert sind, deren Ergebnisse dann wiederum schwer zu vergleichen sind.

Wie durch die Hirnforschung gut belegt, haben frühe Erfahrungen stärkere strukturelle Auswirkung auf die Gehirnorganisation als spätere, entsprechend einem »Zwiebelmodell« der Bindungsrepräsentation. Pränatale und postnatale Einflüsse auf die Stressregulation in den allerersten Lebensjahren bilden dabei eine lebenslange Grundlage für den Umgang mit intensiven Gefühlen in existenziellen Daseinssituationen. Dies ist auch der wichtigste Aspekt des Konzeptes »Resilienz«, also der Kompetenz, mit aversiven und bedrohlichen Lebenssituationen konstruktiv fertigzuwerden.

Emmy Werner belegte dies als Erste in ihrer eindrucksvollen Längsschnittstudie an allen 698 Kindern der zu Hawaii zugehörigen Insel Kauai. Gerade bei den Hochrisikokindern war die entscheidende Ressource für ein gelingendes Leben trotz widriger Umstände der sichere Bindungsaufbau zu einer responsiv-fürsorglichen Person im ersten Lebensjahr (Werner, 1989).

Der Aufbau einer primären, also sicheren, Bindungsstrategie in den ersten Lebensjahren beinhaltet auch mentale Repräsentationen von sich selbst und den Bezugspersonen, die Sicherheit und Interesse an der Umwelt verkörpern. Dazu gehört auch eine gelingende Mentalisierungsentwicklung, d. h. die Förderung eines reflexiven Selbst, von Initiative und Leistungsbereitschaft. Die daraus resultierende Ich-Flexibilität bildet die Grundlage für effektive Copingstrategien angesichts der Widerfährnisse des normalen Lebens als Kind, Jugendlicher und Erwachsener. Psychische Sicherheit beim Einjährigen ist ein gut belegter Wegbereiter für eine positive psychische Anpassung bis mindestens ins Jugendalter (Grossmann u. Grossmann, 2004/2012, S. 566).

Der Mensch muss sich in jeder Altersphase spezifischen Entwicklungsthematiken und -aufgaben stellen, deren Bewältigungsmöglichkeit jeweils vom Erfolg oder Misserfolg bei den vorherigen Aufgaben beeinflusst wird. Im Sinne des Prinzips der Entwicklungspfade können neue kritische oder stärkende Lebensereignisse, insbesondere Beziehungserfahrungen, immer nur eine graduelle Abweichung von dem bereits eingeschlagenen Weg bewirken. Dieser folgt ja der verinnerlichten und ab dem späten Vorschulalter generalisierten Bindungsrepräsentation. Die häufig angeführte »180-Grad-Wendung« ist höchst unwahrscheinlich; sie könnte, wenn überhaupt, nur mit sehr hohem psychischen Aufwand bewerkstelligt werden. Eine Verunsicherung der Bindungsrepräsentation als Folge von Risikoerlebnissen wie Scheidung der Eltern, Verluste durch Tod oder schwere Erkrankungen ist allerdings ebenso möglich wie eine Verbesserung des Bindungsmusters durch eine liebevolle Partnerschaft oder eine adäquate Psychotherapie. Karl Heinz Brisch behandelt in seinem Grundlagenwerk »Bindungsstörungen« (1999/2022) Bindungsthemen und Bindungskrisen von der Zeugung bis zur Bahre anschaulich und fallorientiert.

Zusammenfassend: Die Stabilität der inneren Arbeitsmodelle wird durch eine Reihe von Faktoren moduliert:

- die erfahrene Unterstützung/Zurückweisung von beiden Elternteilen,
- die Qualität der elterlichen Partnerbeziehung,
- die Bewältigung kindlicher Entwicklungsaufgaben,
- Reifungsfaktoren,
- die kognitive und Mentalisierungsentwicklung, Mind-mindedness der primären Bezugspersonen (Meins et al., 2012),
- der während Kindheit und Jugend größer werdende Einfluss komplexerer sozialer Beziehungen (z. B. Peers),
- belastende und kritische Lebensereignisse sowie
- anhaltende und schwere Traumatisierung.

Auch wenn Bindungsprozesse universell sind, werden sie in unterschiedlichen Kulturen auch verschieden ausgestaltet. Dies ist, auch auf dem Hintergrund der großen Zahl traumatisierter geflüchteter Menschen aus unterschiedlichen Kulturkreisen, ebenso in unseren Gesellschaften relevant.

3.5 Bindungsforschung und transkulturelle Aspekte

Das Gehirn von Neugeborenen ist gut für den Erwerb von Kultur ausgerüstet (Trevarthen, 1987). Nach Michael Tomasello (1999) sind Menschen vermutlich die einzige Spezies, die von der Natur ausgestattet ist, kulturelle Bedeutung und Interpretation in Situationen geteilter Aufmerksamkeit zu lehren. Wie erwähnt, wurde nach Bowlby Bindungsforschung aus vielen Gründen im Wesentlichen aus der Perspektive »westlicher« Gesellschaften durchgeführt, die Autonomie, selbstständiges Denken und Handeln als Sozialisationsziel hochschätzen und daher eine kindzentrierte Ausrichtung der elterlichen Aufmerksamkeit mit der Betonung auf feinfühligem Elternverhalten, früher Verbalisierung von Emotionen und hoher Responsivität für besonders wichtig erachten. Die Geschichte hat uns gelehrt, dass es ein langer Weg war bis dorthin, wobei die Errungenschaften responsiver Beelterung auch hierzulande keineswegs unverrückbar stabil verfügbar sind: Ungleichheit, Armut, Gewalt – oft gegen Frauen. Hinzu kommen mediale Gefahren: übermäßiger oder zu früher Medienkonsum, oder auch die ständige Ablenkung der Bezugsperson durch das Smartphone, können eine erhebliche Bedrohung für das Gelingen der ersten Lebensphasen darstellen. Dies wird sich dann umso stärker auswirken, wenn auch andere Aspekte gelingender Entwicklung schwach ausgeprägt sind, z. B. Feinfühligkeit, Struktur, Unterstützung bei der Bewältigung von Entwicklungsaufgaben.

Noch ungleicher und unterschiedlicher sind die Beziehungsumwelten, Sozialisationsstrategien und in der Folge die Entwicklungsmöglichkeiten für Kleinstkinder in anderen Kulturkreisen. Bislang gibt es erst vereinzelte Studien mit einem Bindungsfokus dazu und meines Wissens keine längsschnittlichen Untersuchungen, die die Bindungsentwicklung bis ins Erwachsenenalter nachvollziehen. Dies wäre aber wünschenswert, auch vor dem Hintergrund, dass unsere hyperindividualistische Kultur auf die Dauer gemeinschaftszersetzend wirkt und wir eine Stärkung von Bezogenheit in kleineren und größeren Gruppen dringend brauchen. Welche Langzeitergebnisse hinsichtlich Bindungssicherheit, Selbstregulierung und kognitiver Performanz zeitigt Frühsozialisation mit multiplen Netzwerken von Fürsorgepersonen, bei denen die primäre Bindungsperson (die ja fast immer die Mutter ist) in den Hintergrund rückt? Wie wirkt sich ein Sensitivitätskonzept aus, das, mit viel Körperkontakt einhergehend, eher kontrollierend, lenkend und trainierend, wie bei den Nso, als »responsive Kontrolle« bezeichnet wird? Ethnografische Studien bei den!Kung (San) in Botswana legen nahe, dass es dort Raum sowohl für multiple Bindungsbeziehungen als auch für eine primäre zur Mutter gibt (Mesman, van IJzendoorn u. Sagi-Schwartz, 2016b; Näheres zu transkulturellen Bindungsmustern siehe Trost, 2018).

In der Regel wurde in der Bindungsforschung, aus Gründen der Methodik und der Verfügbarkeit primärer Bindungspersonen, dyadisches Verhalten zwischen Mutter und Kind untersucht. Zunehmend wurden Väter einbezogen und auch Geschwisterbindung wurde thematisiert. Eine systematische Untersuchung von größeren Beziehungsnetzwerken sehr kleiner Kinder und ihrer Auswirkungen auf die Bindungssicherheit und Orientierung in der Welt fehlt allerdings bislang (Vorschläge bei Thompson, 2021; Dagan u. Sagi-Schwartz, 2021). Systematische ethologische Untersuchungen könnten die Kluft zwischen den Kulturanthropologen und den biologisch ausgerichteten Anthropologinnen überbrücken und damit hoffentlich den alten, überholten Streit »Natur versus Kultur« beenden. Die Gültigkeit der Kernannahmen der Bindungstheorie bleiben bei alledem unbestritten (Keller u. Chaudhary, 2017):

1. *Universalität* der Bindungsbeziehungen: Alle Säuglinge bauen, soweit eben möglich, eine Bindung zu einer oder mehreren Bezugspersonen auf.
2. *Normativität:* Sichere Bindung ist Ziel und Norm, allerdings mit erheblichen Abweichungen und Modulation durch die Verfügbarkeit von Bindungspersonen und durch kulturelle Gegebenheiten.

3. *Sensitivität:* Responsive Feinfühligkeit ist entscheidend für Bindungssicherheit, auch transkulturell nochmals eindrucksvoll bestätigt durch sieben von Judi Mesman (2021) angestoßene Videostudien zur Sensitivität.
4. Stark *variierende Be-/Erziehungsmuster* in unterschiedlichen kulturellen Kontexten: *Selbstentwicklung versus Anpassung an Gruppennormen.*
5. *Kompetenz:* Sichere Bindung führt zu höherer Kompetenz in fast allen Entwicklungsbereichen.

Die wichtige Kritik an der Bindungstheorie seitens einiger Entwicklungspsychologinnen hat hochqualitative Reaktionen im Sinne einer wertschätzenden Auseinandersetzung (Waters u. Eagle, 2024; Grossmann u. Grossmann, 2021) und wissenschaftlichen Anreicherung, z. B. durch großangelegte transkulturelle Studien, ausgelöst (Mesman et al., 2016a, 2016b; siehe auch Thompson, Simpson u. Berlin, 2022).

3.6 Mentalisieren macht menschlich

Der Mentalisierungsbegriff bezeichnet das wohl einflussreichste therapeutisch nutzbare Konzept der letzten 15 Jahre (Yudolfsky, 2016). Wenngleich der Mentalisierungsansatz in der Bindungstheorie wurzelt, sind Bindung und Mentalisieren doch nicht das Gleiche: Während das Bindungssystem Schutz und Fürsorge garantieren soll, ist Mentalisierungskompetenz ein mächtiges Werkzeug im Dienst der affektiv-kognitiv-sozialen Adaptation und Performanz. Diese Kompetenz ermöglicht zu erkennen, dass der und die Andere und das eigene Selbst jeweils Individuen mit getrennten Psychen sind und deswegen ihrem Handeln und Fühlen jeweils eigene Gedanken, Affekte und Motivationen zugrunde liegen (Fonagy, Gergely, Jurist u. Target, 2008, insb. Kapitel 4). Verhalten kann somit durch Zuschreibung mentaler Zustände interpretiert werden.

Dies ist gängige Praxis in der Alltagskommunikation: Wenn jemand vor einer Spinne zurückweicht, weiß ich, dass er Angst davor hat, auch wenn das bei mir nicht der Fall ist. Auch er weiß, dass ich das weiß, und kann mich bitten, die Spinne für ihn zu entfernen. Dieser Vorgang erfordert Empathie, ebenso wie das Wissen, dass es sich bei Mentalisierungsvorgängen um Repräsentationen der Realität handelt und nicht um diese selbst.

Das eben besprochene feinfühlige Elternverhalten ist auch die Grundlage für eine gelingende Empathieentwicklung. Empathie ist grundlegend dafür, verstehen zu können, was andere Mitglieder meiner sozialen Gruppe denken und fühlen, um mit ihnen affektive Zustände zu teilen, Voraussagen über Handlungsintentionen anderer zu treffen, sowie deren mögliche Motive auch zu begreifen, und somit letztlich prosozial handeln zu können.

Der Primatenforscher Frans de Waal geht davon aus, dass Empathie zu einem Erbe gehört, das so alt ist wie die Abstammungslinie der Säugetiere. »[...] Empathie nutzt Hirnareale, die mehr als hundert Millionen Jahre alt sind. Die Fähigkeit entstand vor langer Zeit mit motorischer Nachahmung und Gefühlsansteckung, woraufhin die Evolution Schicht um Schicht hinzufügte, bis unsere Vorfahren nicht nur fühlten, was andere fühlten, sondern auch verstanden, was sie möglicherweise wünschten oder brauchten. Die Gesamtfähigkeit scheint wie eine russische Puppe zusammengesetzt zu sein. Im Kern befindet sich ein automatischer Prozess, den viele Arten gemeinsam haben. Ihn umgeben äußere Schichten, die für eine Feinabstimmung von Zielen und Reichweite sorgen. Nicht alle Arten besitzen alle Schichten. Nur wenige übernehmen die Perspektive anderer, eine Fähigkeit, die wir meisterhaft beherrschen. Doch selbst die höchstentwickelten Schichten der Puppe bleiben normalerweise mit ihrem ursprünglichen Kern verbunden« (de Waal, 2011, S. 269).

Lahousen, Unterrainer und Kapfhammer (2019) unterscheiden drei Dimensionen des Empathiekonstruktes:

- *Affektive Empathie* beruht über eine Aktivierung von Spiegelneuronen zunächst auf einer affektiven Ansteckung; ein evolutionäres Erbe, das wir noch bei Säuglingen beobachten können. Beim Menschen ermöglicht dieses System die Repräsentation eines Gefühlszustands eines Gegenübers auf wesentlich komplexere Art als bei Affen. Dieser wird durch eine körperinterne Simulation gemeinsam geteilt (Gallese, 2016), neuronal vor allem über limbische Strukturen wie der Insel und dem vorderen sowie den mittleren Abschnitt des zingulären Kortex (ACC) mit Verbindung zum präfrontalen Kortex wie auch zu anderen Hirnstrukturen vermittelt.
- *Empathische Motivation* im Sinne von Sympathie, empathischer oder prosozialer Besorgnis; sie erfordert ein selbst- und fremdreflexives Erleben von Gefühlen.
- *Kognitive Empathie,* eine phylogenetisch deutlich jüngere Dimension von Empathie, gestattet komplexere kognitive Operationen, wie z. B. eine Einschätzung dessen, was eine andere Person in einer bestimmten Situation denkt, fühlt und vorhat und was die Gründe dafür sein könnten, also eine Perspektivenübernahme. Dieser Aspekt ist bereits nahe am Mentalisierungskonzept, das im Folgenden näher erläutert wird.
- Singer und Klimecki (2014) unterscheiden aus neurowissenschaftlicher Sicht zudem *Empathie* und *Mitgefühl.* Während Empathie in ihrer Definition eine affektive Resonanz ohne Distanzierung bedeutet, mit der möglichen Folge

des Ausbrennens, meint Mitgefühl die aus der buddhistischen Meditationspraxis bekannte umfassende Liebe, die, wach und handlungsbereit, nicht die Selbstfürsorge aufgibt. Mitgefühl macht das Problem des Gegenübers nicht zum eigenen, sondern erhält durch die wahrgenommene Trennung zwischen mir und dem anderen die angemessenen Handlungsoptionen. Die beiden mentalen Zustände werden in unterschiedlichen Hirnregionen repräsentiert und hängen nicht zusammen.

Die entscheidende Frage heißt also: Wie erlernen Menschen die Fähigkeit zur Perspektivenübernahme? Mentalisierungskompetenz ist eine integrative und intersubjektive Entwicklungsleistung, deren Entwicklung gleich nach der Geburt beginnt: Unser aller primäres Erleben nach der Geburt ist zunächst rein somatisch, d. h., wir spüren Freude, Angst, Schmerz im Kontext unzähliger sensorischer Eindrücke. Im Verlauf der ersten Lebensjahre kommen wir zu einer zunehmend differenzierten, psychisch repräsentierten inneren Welt, die durch die Fähigkeit gekennzeichnet ist, Gefühle in mir und im anderen zu benennen, Gedanken zu bilden und zu erkennen, dass eine Verbindung zwischen diesen Vorgängen und der Außenwelt besteht.

3.6.1 Entwicklung des Mentalisierens

Reifes Mentalisieren entwickelt sich etwa in den ersten sechs Lebensjahren vor dem Hintergrund responsiver Interaktion zwischen den primären Bezugspersonen und dem Säugling, vom ersten Lebenstag an. Auf dem Weg zu einem reflexiven Selbst werden verschiedene Stadien der Mentalisierungsentwicklung durchlaufen. Diese unterschiedlichen *Interpretationsmodi* von Wirklichkeit bilden Vorstufen reifen Mentalisierens. Sie können nicht nur während der kindlichen Entwicklung beobachtet werden, sondern auch bei Erwachsenen, bei denen in akuten oder chronischen Belastungssituationen die Mentalisierungskompetenz vorübergehend oder längerfristig zusammenbricht. Neben den Risiken enthalten sie natürlich auch Ressourcen für den Umgang mit jeglicher Herausforderung.

Somatopsychischer Modus: Zu Beginn unseres Lebens sind wir noch ganz Körper; aufgrund von propriozeptiven und rhythmischen Erfahrungen des Säuglings entsteht erst die psychische Hülle und eine Differenzierung zwischen Subjekt und Objekt. In dieser Zeit »spricht« der Körper; Symbole und Worte fehlen noch; der Körper dient als Behälter, der aufnimmt und loswerden muss. Schwere psychosomatische Krankheiten bei Jugendlichen oder Erwachsenen oder auch eine Dysmorphophobie stehen für eine Regression in diesen Modus.

Bei Letzterer sind die Patienten ständig mit von ihnen wahrgenommenen Mängeln oder Defekten in ihrer äußeren Erscheinung beschäftigt, obwohl es für andere dafür keinen Anlass gibt (Schultz-Venrath, 2021). Eine differenzierte Wahrnehmung von Körpersignalen kann andererseits eine wichtige Unterstützung für die körperliche und seelische Gesundheit bedeuten.

Teleologischer Modus: Etwa ab dem neunten Monat entwickelt der Säugling eine Fähigkeit zur geteilten Aufmerksamkeit. Wenn die Bezugsperson auf etwas zeigt, schaut das Kind nicht mehr auf den Finger, sondern dorthin, wohin er weist. Zusätzlich vergewissert es sich durch einen Blick auf das Gesicht der Mutter, ob beide in die gleiche Richtung schauen. Dies gilt als der Beginn einer ersten triadischen Wahrnehmung und eines symbolischen Verständnisses, nämlich der Zeigegeste, die auf etwas hinweist (Klöpper, 2006). Tomasello (1999) nannte dies die kognitive »Neunmonatsrevolution«. In diesem, »teleologisch« genannten, Modus kann das Kind Handlungen nach ihrem Ergebnis und ihrer Urheberschaft unterscheiden, aber noch keine Vorstellungen von den Motiven oder Wünschen des Gegenübers bilden. Es ist Mittel-Zweck-Verhalten: Das konkrete, körperlich erfahrbare Resultat entscheidet über die Absicht. Die Umwelt steht damit ausschließlich im Dienst der eigenen Bedürfniserfüllung. Im Verlauf des zweiten Lebensjahres beginnen die Kinder, die teleologische Haltung zu mentalisieren. So lernen sie, dass zielgerichtete Verhaltensweisen eines anderen Menschen als Ausdruck von Bedürfnissen oder Absichten zu verstehen sind.

Auf einen Erwachsenen übertragen, der sich gerade in diesem Modus befindet, würde das bedeuten, dass er ein versehentliches Angerempeltwerden im überfüllten Bus als Aggression wahrnimmt und dementsprechend reagiert, ohne sich Gedanken über Kontext oder Ziele des anderen zu machen. Oder: Jemand definiert seinen Selbstwert nur aufgrund der Muskelmasse, die er im Sportstudio aufgebaut hat. Wohlverstanden kann eine gerade Zielorientierung, die auch schon einmal Umgebungsfaktoren ausblendet, durchaus hilfreich sein.

Im *Äquivalenzmodus* erlebt das Kleinkind die Innenwelt mit der Außenwelt als gleich. Eigene Gedanken werden als real und mit den Gedanken anderer identisch wahrgenommen. In diesem Modus lernen Kinder auch zu verstehen, dass Handlungen durch Intentionen und Bedürfnisse ausgelöst werden, und verknüpfen somit erstmals mentale Zustände mit der physischen Außenwelt. Eine Trennung von Selbst und Objekt, von Fantasie und Realität hat noch nicht stattgefunden und das Kind glaubt noch, dass Denken und Wünschen Realität sind und nicht etwa rein mentale Vorgänge. Fantasien können so als real und ängstigend erlebt werden: Das wilde Tier unter dem Kinderbett muss dann real vertrieben oder mit einem Nahrungsangebot besänftigt werden. Im günstigen

Fall nehmen Eltern die Wahrnehmung des Kindes ernst, stellen aber eine andere Perspektive zur Verfügung und zeigen sich nicht irritiert.

Ob der nächste Reifungsschritt gelingt, hängt auch hier wieder wesentlich von den Reaktionen und Kommentaren der Eltern auf die Gedanken- und Spielwelt des Kindes ab. Wenn ich dem Kind sage: »Da ist kein wildes Tier unter deinem Bett, mach dir keine Sorgen«, trage ich dazu weniger bei, als wenn ich in einer markierten Reaktion laut und mahnend auf das Tier einrede, es solle jetzt auf jeden Fall verschwinden, damit das Kind endlich schlafen kann.

Der Modus psychischer Äquivalenz ist die Grundlage paranoider Wahnvorstellungen sowie magischen und konkretistischen Denkens bei psychischen Erkrankungen Erwachsener. Im nächtlichen Traum bewegen wir uns täglich darin. Im Lebensalltag ist z. B. Verliebtheit in der Regel ein Äquivalenzzustand, in dem eine relativierende Beschreibung meist nicht möglich ist (Cordes u. Schultz-Venrath, 2015). Oder er zeigt sich in solchen Aussprüchen: »Ich weiß, wie die sind! Alles Kriminelle! Da kann mir keiner was erzählen!« Die Möglichkeit von Äquivalenzerleben kann auch als Ressource verstanden werden, z. B. als Ausgangspunkt für eine kritische Reflexion des eigenen Empfindens bei inkongruenten Botschaften, wie sie häufig in der Kommunikation vorkommen: Stimmt mein Bauchgefühl, oder ist mein Gegenüber gerade wirklich unehrlich und verschlagen?

Der *Als-ob-Modus* befreit die Kinder von der psychischen Äquivalenz, und sie können beginnen, die Handlungen anderer und auch die eigenen mit innerem Abstand wahrzunehmen; sie können Fantasieszenarien entwickeln. Diese Dissoziation entlastet beispielsweise von der affektiven Überbewältigung durch die eigenen destruktiven und aggressiven Impulse. Die Gefahren und Handlungen in dieser fantasierten Welt werden so ungefährlich. Dadurch, dass sich die Innenwelt nicht mit der äußeren Realität kompromisshaft abgleichen muss, wird eine innere Regulation von Impulsen und Affekten sowie das Spiel mit eigenen Gedanken angebahnt. Auch hier ist markiertes Mitspielen einer Bezugsperson sicherheitsgebend und entwicklungsfördernd. Der in ein Raufspiel mit dem Vater verwickelte kleine Junge möchte diesen ja nicht wirklich als wildes Tier fressen; er ist darauf angewiesen, dass dieser im Spiel nicht mit einer unmarkierten Gegenaggression oder Maßregelung reagiert und ihn damit wirklich zum gefährlichen Tier macht, sondern »Aua!« und »Hilfe!« schreit, um Verschonung bittet oder anderweitig das Spiel aufnimmt. Die Reaktionen und Kommentare der Eltern auf die Gedanken- und Spielwelt des Kindes haben somit ähnliche Bedeutung wie die elterliche Affektspiegelung.

Der Preis der Entkopplung von der äußeren Realität im Als-ob-Modus ist ein Gefühl von Unwirklichkeit, das bei kleinen Kindern durch den Wechsel in den Äquivalenz- oder teleologischen Modus ausgeglichen wird. Im Erwachsenenalter besteht der Als-ob-Modus im Tagtraum und in der Fantasietätigkeit weiter. Als eher pathologische Variante verhindert der Als-ob-Modus ein konkretes Erleben zugunsten einer zwar detaillierten, aber emotional leeren thematischen Schilderung (Schulz-Venrath u. Felsberger, 2016). Das nennt man auch Pseudomentalisieren, wozu auch therapeutische oder esoterische Jargons gehören können. Zum mentalen Durchspielen zukünftiger Szenarien, z. B. einer Bewerbungssituation, ist diese Kompetenz notwendig und damit eine wichtige Ressource zum Navigieren in der sozialen Welt. Sie ist aber nur dann hilfreich, wenn sie immer wieder an die äußere Realität und die eigenen Gefühle angekoppelt wird. Regelmäßige, impulshafte und unkontrollierbare Dissoziation, die nicht integriert ist, führt unter Umständen zu sozialen Problemen oder kennzeichnet psychopathologische Entwicklungen.

Reflexiver Modus: Im Laufe der Entwicklung des Kindes werden Äquivalenzmodus und Als-ob-Modus zunächst getrennt gehalten und abwechselnd genutzt, um im vierten bis fünften Lebensjahr integriert zu werden. Das Kind erforscht, was die Handlungen anderer bedeuten; darauf aufbauend lernt es, eigene psychische Erfahrungen zu bestimmen und als sinnvoll zu erkennen. Die optimale Beziehung zwischen der Psyche und der äußeren Realität kann weder mit dem Äquivalenzmodus hergestellt werden noch mit dem Als-ob-Modus. Während der eine zu realistisch ist, bleibt das »Als-ob« unwirklich. Im Laufe der normalen Entwicklung, unter angemessen feinfühliger und spielfeinfühliger Unterstützung durch die Eltern, gelingt es dem Kind, bis etwa zum fünften Lebensjahr beide so zu integrieren, dass Mentalisieren gelingt: Mentale Zustände repräsentieren die Realität, werden aber nicht mit ihr gleichgesetzt. Dies ermöglicht unterschiedliche Perspektiven auf eine und dieselbe interpersonale Situation und dementsprechend flexible Antworten. Beispiel: »Mein Partner fährt zu schnell, weil er sich beeilen muss, ... sauer ist, ... genau weiß, dass ich das nicht mag!«

Neben dem somatopsychischen und dem teleologischen gelten auch der Äquivalenzmodus und der Als-ob-Modus als Vorstufen zu dem reflektierenden Modus des eigentlichen, komplexen Mentalisierens (z. B. Fonagy et al., 2008). Erst der reflexive Modus erlaubt somit, mit der Realität zu spielen; und erst durch die Verknüpfung primärer Emotionen mit sekundären Repräsentanzen kann dann auch die Entwicklung introspektiv ausgerichteter Aufmerksamkeitsprozesse gelingen. Die (An-)Erkenntnis von psychischer Realität als ein Produkt von Wahrnehmung und Kognitionen, also als *subjektiv* sowohl bei mir als auch beim Gegenüber, ist wesentliche Grundlage dafür, sich selbst und andere in der persönlichen Ausdifferenzierung zu erkennen und anzuerkennen. Das beinhaltet Nachdenken über sich und andere, einschließlich Gefühlen, Motivationen und Perspektiven, das Anerkennen von Unterschieden und die Fähigkeit, sich imaginative eigene Szenarien zu entwickeln: »Playing with reality«.

Ein Beispiel: Meine dreijährige Großnichte setzt ein grimmiges Gesicht auf. Meine Schwester fragt: »Was ist los, Tilda?« »Oma, das musst du auch üben. Wenn wir Dornröschen spielen, muss die böse Fee *so* gucken.« Diese Fähigkeit wiederum ist eine Voraussetzung für das Erkennen und Aushalten der Ambivalenz in den eigenen Affekten und in jedem anderen Menschen (Klöpper, 2006) – und für Empathie. Nur auf dieser Grundlage kann Kooperation auf Dauer gelingen.

3.6.2 Mentalisieren und Stress

Mentalisieren gelingt in sicheren Bindungen wesentlich besser als in unsicheren, weil die Voraussetzungen einer sicheren Bindung dieselben sind wie die der Mentalisierung: das markierte Spiegeln und die affektive Resonanz. Auch bei Menschen, die eine sichere Bindung erworben haben und in ihrer Kindheit hinreichend mentalisiert worden sind, kann bereits unter alltäglicher Stresseinwirkung die Mentalisierungskompetenz einbrechen, sodass wir auf einen der prämentalisierenden Modi regredieren.

In solchen Situationen neigen wir zu unüberlegten, impulsiven oder Kurzschlusshandlungen, weil eher einfache, früh gelernte Affekt- und Denkschemata die Regie übernehmen. Während das bewusste, kontrollierte Mentalisieren eine Leistung des präfrontalen Kortex ist, wird das implizite von subkortikalen Strukturen automatisiert, aber eben nicht situationsangemessen gesteuert. Dies entspricht einem neurobiologischen Notfallmechanismus, der bei hohem Arousal das komplexere und reifere, aber auch langsamere bewusste, also präfrontal ausgeführte Mentalisieren zugunsten schneller, subkortikal gespeicherter (prämentalisierender) Mechanismen blockiert: Wenn ich bedroht werde, sollte ich keine Zeit mit der mentalisierenden Suche nach Motiven des Täters verbringen, sondern schnell nach sicherheitsgebenden Lösungen suchen.

Bei Menschen mit einem unsicheren Bindungsmuster wird der Schaltpunkt vom kontrollierten zum automatisierten Mentalisierungsmodus in der Regel deutlich früher erreicht, was zu einer schnelleren Gefahrenabwehr bei realer oder vermeintlicher Bedrohung führt, allerdings um den Preis einer nur groben kognitiven und affektiven Bewertung, die sich vorrangig auf äußere Merkmale beim Gegenüber bezieht und eben nicht auf eine differenziertere und reflektierte Motivanalyse zielt. So kommt es leichter zur vorschnellen Deutung der aktuellen Situation, z. B. in defensiv-aggressiver Weise: »Was guckst du?« Neben dem in solchen Situationen überaktivierten Bindungssystem ist auch das Fight-or-Flight-System hochreguliert, sodass es zu schnellem Wechsel zwischen panischer Ängstlichkeit und aggressiver Feindseligkeit kommen kann (Kapfhammer u. Lahousen, 2021).

Bei unsicher-vermeidendem Bindungsmuster kann die kognitive Kontrolle in der jeweiligen Situation länger als bei unsicher-ambivalentem Bindungsmuster aufrechterhalten werden; bei beiden sind die abrufbaren kognitiven Selbst- und Objektschemata jedoch in der Regel rigide und verzerrt und daher für konstruktive Konfliktlösungen in heiklen zwischenmenschlichen Situationen nur bedingt tauglich. Beide Muster gehen dazu mit einem erhöhten innerorganismischen Stresslevel einher, wodurch langfristig noch mehr »einfache« Lösungen gesucht werden, also eine Habituation an diese Verhaltensmuster eintritt.

Robustes Mentalisieren ist somit eine wesentliche protektive Ressource und Moderator für gelingende psychosoziale Entwicklung und für psychische Gesundheit, während Stress jeder Art und intensive Emotionen das kontrollierte Mentalisieren behindern. In der kinder- und jugendpsychiatrischen Praxis sehen wir häufig Kinder, die z. B. auch im Alter von zehn Jahren nur rudimentär mentalisieren. Sie können sich kaum eine Vorstellung vom eigenen Innenleben und von dem des Gegenübers machen. Dies gilt insbesondere für Kinder und Jugendliche mit einer Bindungsstörung.

3.6.3 Epistemisches Vertrauen

Eng verwandt mit dem Mentalisierungskonzept und seit etlichen Jahren in besonderem Fokus ist der Begriff des »Epistemischen Vertrauens«. Gemeint ist das basale Vertrauen in eine Bezugsperson als sichere Informationsquelle (Wilson u. Sperber, 2012), also die Bereitschaft, neue interpersonell vermittelte Informationen als vertrauenswürdig, verallgemeinerbar und relevant einzustufen. Es ist die Basis der kulturellen Evolution, basierend auf Lernen und der Übermittlung kulturellen Wissens – im Unterschied zum darwinschen Evolutionsbegriff, der auf genetischer Weitergabe beruht. Menschliche Kommunikation ist ja ein evolutionäres Ergebnis der Notwendigkeit, kulturelles Wissen weiterzugeben, das kognitiv zunächst verborgen ist (z. B. Schrift, Smartphone-Bedienung), das dann auf Artgenossen verallgemeinerbar wird und somit geteilte Kultur darstellt.

Epistemisches Vertrauen entsteht durch kontingente (markierte) Spiegelung und Anwendung der intuitiven elterlichen Kompetenzen im Säuglingsalter und ist somit ebenfalls mit Bindungssicherheit assoziiert. Es ist zunächst spezifisch in Bezug auf die primären Bezugspersonen und generalisiert sich dann zu einem »Trait« oder epistemischem Stil, mit all den unvermeidlichen Verzerrungen, die im redundanten Austausch mit diesen Bezugspersonen implementiert wurden. Diese werden beispielsweise durch die genannten Bindungsmuster reflektiert, als Adaptation an den kommunikativen Stil der Bindungspersonen.

Es gibt zwei Wege, kulturell weitergegebene Informationen zu eigenem Wissen zu machen. Der eine Weg ist schlussfolgernd: Kann es Vampire geben? Eine solche Frage verlangt vergleichsweise große kognitive Reife und Argumentationskapazität. Der andere besteht in der Anerkenntnis der Autorität der Wissensquelle: Wer sagt das? Und hier kommt die sichere Bindung ins Spiel: Wenn ich Mentalisieren gelernt habe, die Informationsquelle als sicher einstufen und kritisch denken kann – wir nennen das »epistemische Wachsamkeit« –, ist es bereits im frühen Schulalter möglich, die Erde sicher als Kugel und nicht als Scheibe zu erkennen oder auch plausible von nicht-plausiblen Aussagen bzw. Aktionen von Bindungspersonen zu unterscheiden. Verunsicherte Menschen, die nicht wissen, wem und was sie trauen können, sind deutlich anfälliger für Verschwörungsmythen und populistische Indoktrination als sicher gebundene. Gesellschaftlich zeigt sich dies besonders in Zeiten existenzieller Verunsicherung, wie z. B. bei der Coronapandemie und Klimakrise.

Bindungspersonen verwenden sogenannte »Türöffner« *(Ostensive Cues)*, um einem Kind zu verdeutlichen, dass es jetzt eine wichtige Botschaft bekommt. Ein Beispiel: Ein vierjähriges Kind will über die Straße rennen. Die Mutter geht auf Augenhöhe und in Blickkontakt und fasst es an. Sie richtet die gemeinsame Aufmerksamkeit auf die Gefahrensituation und spricht in persönlicher Anrede altersangemessen warnend mit dem Kind. Weil das Kind der Mutter vertraut, akzeptiert es deren Anweisung, auch wenn es selbst die Situation nicht überblicken kann. Kinder lernen ihre Eltern von Geburt an als verlässliche Quellen von Wissen kennen oder – im Falle nichtresponsiver früher Kommunikation – eben nicht.

Besonders im Rahmen einer sicheren Bindung zeigen Eltern häufig ostensive Kommunikationsformen mit ihren Kindern über die Anwendung der genannten intuitiven elterlichen Kompetenzen. Damit triggern sie sozial-kulturelles Lernen und beruhigen die angeborene epistemische Wachsamkeit. Dies ergibt letztlich eine Kaskade von Prozessen, an deren Ende die erfolgreiche Teilnahme an und Mitsteuerung der sozialen Welt steht: Eine feinfühlige Interaktion führt zu einer sicheren Bindung, gleichzeitig wird epistemisches Vertrauen aufgebaut, was dem Kind ermöglicht, mehr über die Welt zu lernen. Über diese Öffnung des Lernkanals kann das Kind selbst lernen und Selbstkontrolle erwerben. Dies ist dann eine Grundlage für effektives Mentalisieren, insbesondere über sich selbst über andere zu lernen (Taubner, 2024).

Auch im Erwachsenenalter sind wir auf ostensive Hinweise immer dann angewiesen, wenn es um Informationen geht, die für den Empfänger nicht primär überprüfbar sind. Wir glauben lieber denjenigen, die uns mittels dieser Hinweise überzeugend adressieren.

> Social Referencing
>
> In einer Abwandlung des sogenannten Klippenexperiments (Gibson u. Walk, 1960) sollten Säuglinge eine visuelle Klippe, eine Plexiglasplatte, die einen Abgrund simulierte, überwinden. Dies gelang mithilfe der Ermutigung durch eine nahe Bezugsperson. Falls diese Unsicherheit oder Angst signalisierte, begaben sich die Kinder nicht auf die Plexiglasplatte und konnten so nicht zu ihrer Bindungsperson gelangen. Diese Versuchsanordnung belegt die Bedeutung der Rückversicherung von Säuglingen und kleinen Kindern angesichts einer unvertrauten Situation und gilt als bedeutsam für die emotionale Entwicklung. Das Kind lernt durch die Orientierung an den Affektausdrücken der Bezugsperson, Situationen als sicher oder eben gefährlich zu bewerten (Dornes, 1993).

Menschen mit einer sicheren Bindung können meist gut einschätzen, ob sie einem Informanten vertrauen können, da zu reifem Mentalisieren auch kritisches Hinterfragen gehört.

Schon kleinste Kinder trauen den Angaben der Mutter vorwiegend dann, wenn die erhaltende Information für sie plausibel ist. Vermeidend gebundene zeigen eine Präferenz für Informationen durch Fremde; sie erwarten offenbar einen nur geringen Nutzen durch die Information der Bezugsperson. Ambivalent gebundene Kinder zeigen trotz hyperaktiviertem emotionalem System eine Präferenz für die Infos seitens der primären Bezugsperson. Eine desorganisierte Bindung zeichnet sich dadurch aus, dass der Rezipient keine Wahl treffen kann, misstrauisch gegen beide Informationsquellen bleibt. Dieses Fehlen epistemischen Vertrauens scheint eine starke Assoziation zur allgemeinen Psychopathologie zu haben (mehr dazu im klinischen Teil zu den Bindungsstörungen, Kapitel 5.2.3). Mentalisierende Interventionen, die das eigene Innenleben wie das des Gegenübers wahrnehmen und anerkennen, verbessern umgekehrt auch das epistemische Vertrauen.

4 Bindung und Trauma

In Traumakontexten entstehen Risiken der Bindungsentwicklung, die über die der unsicher organisierten Muster hinausgehen. Neurobiologische Forschung hat schon vor etlichen Jahren auf der Basis empirischer Studien die Traumatisierung der Mutter vor und in der Schwangerschaft sowie Traumaerfahrungen des Kindes in den ersten zwei bis drei Lebensjahren als Haupt-»Ursachen« psychischer Störungen herausgestellt. Genetisch-epigenetische Aspekte erklären deren Varianz nur zu 10 bis 20 Prozent (Roth u. Strüber, 2014).

Für ein Kind ist es traumatisch, wenn die Bezugsperson nicht bereit oder in der Lage ist, seine Perspektive zu berücksichtigen. Dies wird häufig bei Vernachlässigung, Ablehnung, exzessiver Kontrolle und in verwirrenden Beziehungen erlebt und natürlich bei massiver körperlicher oder sexueller Traumatisierung. Durch die fehlende Perspektivenübernahme wird auch die Mentalisierung beim Kind gehemmt. Dies gilt als adaptiver Bewältigungsversuch, mit dem es aus stressökonomischen Gründen ein Nachdenken über die Motive der misshandelnden Bezugspersonen verweigert (Taubner, 2015; mehr zu diesem Thema in den Kapiteln 6 und 7).

4.1 Bindungsdesorganisation

Häufige Folge substanzieller Traumatisierung eines Kindes ist eine desorganisierte Bindung. In den ersten Studien zur »fremden Situation« waren 85 bis 90 Prozent der untersuchten Kinder eindeutig nach den drei organisierten Bindungsmustern klassifizierbar. Die Übrigen konnten keinem eindeutigen Bindungsverhalten zugeordnet werden. Zudem erlebte Mary Ainsworth (Ainsworth et al., 1978/2003), dass bekanntermaßen schwer traumatisierte Kinder dem sicheren Bindungstyp zuzuordnen waren, obwohl sie belastet wirkten. Dies veranlasste sie, die unklaren Fälle nochmals genau zu sichten. Dabei fand sie Verhaltensweisen, deren Auftreten eine Unterbrechung der vorher gezeigten Verhaltensstrategie signalisierte. Sie wurden zusammenfassend als »desorganisiert«

bezeichnet (Main u. Solomon, 1986). »D = Desorganisiert« hatte sich zunächst als Zusatzklassifikation zu den organisierten Bindungsmustern etabliert, wird heute aber häufig als eigenständiges Bindungsverhaltensmuster benannt.

Verhalten: Die Kinder verhalten sich widersprüchlich zum beobachteten organisierten Bindungsverhalten; sie zeigen z. B. Vermeidungsverhalten und gleichzeitig ausgeprägten Protest gegen die Trennung. Diese konträren Muster können simultan oder auch sequenziell auftreten; ferner finden sich ungerichtete, ziellose, unvollständige oder unterbrochene Bewegungen und Ausdrucksformen. Häufig kommen auch Stereotypien, asymmetrische Bewegungen, zeitlich unabgestimmte Bewegungen und anormale Körperhaltung vor oder auch eingefrorene, plötzlich angehaltene und verlangsamte Bewegungen, also dissoziative Verhaltensweisen. Das Kind drückt damit den Zusammenbruch einer zielgerichteten Strategie aus, quasi ein »Steckenbleiben« zwischen zwei Verhaltenstendenzen, bei dem auf der einen Seite die Zuwendung zur Mutter und das Nähe-Suchen steht und auf der anderen Seite die Abwendung, aufgrund der erwarteten Gefährdung durch eben diese primäre Bezugsperson. Die gleichzeitige Aktivierung von beiden Systemen führt zu einem Zusammenbruch des organisierten Bindungsverhaltens. Desorganisiertes Verhalten wird als Indikator für Stress und Angst angesehen, die das Kind nicht beenden kann, weil die Bezugsperson gleichzeitig die Quelle von Furcht und der potenzielle sichere Hafen ist *(nowhere to go).*

In ethologischen Begriffen handelt es sich um Übersprungshandlungen, wie sie z. B. bei Vögeln in Gefahrensituationen beobachtet werden können: Anstatt, angesichts eines Fuchses, wie die anderen Hühner auf eine höher gelegene Stange zu flüchten, läuft das desorganisierte Huhn im Kreis und pickt. Dieses Verhalten gehört zum verfügbaren Repertoire, ist aber für den notwendigen Schutz in dieser Situation nicht zielführend.

> *Fallbeispiel aus einem Fremde-Situation-Test,* letzter Abschnitt: Die Mutter des 15 Monate alten Jungen kommt zur Tür herein, während sich die fremde Person dem Ausgang zuwendet. In dem Moment geht das Kind nicht auf seine Mutter zu, sondern hebt ihren Rucksack auf, der in der Nähe ihres Stuhls liegt, und dreht sich um die eigene Achse. Als der Junge gewahr wird, dass die fremde Person den Raum verlässt, beginnt er zu schreien und läuft ihr hinterher, ohne seine Mutter zu beachten. Diese versucht, ihn für sich zu interessieren, worauf er mit seinem hochaktivierten Bindungssystem nicht reagieren kann. Erst nach einiger Zeit, als die Mutter sich zu ihm auf den Boden begibt und mit ihm zu spielen versucht, beruhigt er sich langsam und kann das Angebot seiner Mutter schließlich annehmen.

Hintergrund und Dynamik: Desorganisiert gebundene Kinder haben häufig die Erfahrung gemacht, dass sie von ihren Bindungspersonen keinen Schutz bekommen, im schlimmsten Fall sogar von ihnen bedroht oder verletzt werden. Auch scheinbar subtile Zurückweisungen wie Lächerlich-Machen oder die Abwertung des Leids des Kindes als unbedeutend, spielen eine Rolle, da sie das Erleben des Kindes negieren. Mit der zunehmenden Differenzierung von Arbeitsmodellen wird deutlich, dass leicht aktivierbare, dabei schlecht strukturierte, verzerrte und instabile innere Arbeitsmodelle von sich selbst, den Bezugspersonen und der dinglichen Umwelt miteinander konkurrieren. Der beobachtbare schnelle Wechsel dazwischen und deren fehlende innere Kohärenz hemmen reflexive Fähigkeiten, die zur Entwicklung der Selbstorganisation benötigt werden.

Risikofaktoren für Desorganisation aufseiten des Kindes:
- Eine (epi-)genetische Auffälligkeit macht die Säuglinge für die affektive Kommunikation mit der Mutter weniger empfänglich; dies könnte aber durch feinfühliges Verhalten neutralisiert werden.
- Intrauterine Belastung, neurologische Schädigung, häufiger Pflegewechsel und Vernachlässigung oder Misshandlung beeinträchtigen die Regulationsfähigkeit des Kindes.
- Die eigene Selbstwirksamkeit als entscheidende Möglichkeit, Gefahren und Unsicherheit zu kontrollieren, wird durch ohnmächtige Daueraktivierung, bei bestimmten Störungen auch Dauerdeaktivierung, des Bindungssystems untergraben.
- Durch den Hypercortisolismus aufgrund der anhaltenden neuronalen Ausnahmesituation sind langfristige Gesundheitsschäden oft die Folge. Bei chronischem traumatischem Stress, z. B. bei chronisch depressiven Erkrankungen, steuert der Körper langfristig dagegen und desensibilisiert die HPA-Achse. Somit gibt es bei solchen Gruppen auch erniedrigte Cortisollevel, die zudem weniger reaktiv sind (siehe Kapitel 3.2.1, S. 61).

Auf mütterlicher/elterlicher Seite zählen zu den Risikofaktoren für das Bedingungsgefüge von desorganisierter Bindung:
- Armut,
- massiver psychosozialer Stress,
- Verlusterlebnisse durch Tod oder Trennung,
- psychische Erkrankungen,
- Suchtstörungen und insbesondere
- ungelöste eigene aktuelle oder zurückliegende Traumatisierung.

Diese stressvollen Bedingungen besetzen die Psyche der primären Bindungsperson, sodass sie die entwicklungsnotwendige feinfühlige Interaktion mit ihrem Baby überwiegend nicht leisten kann. Dies fällt besonders ins Gewicht, wenn, wie in vielen westlichen Gesellschaften, die Kindererziehung individualisiert und in die Verantwortung fast ausschließlich der Eltern (insbesondere der Mütter) gelegt wurde. Es fehlt dann die kompensatorische Unterstützung einer Großfamilie oder Dorfgemeinschaft. Wenn keine weitere Bindungsperson zeitlich und emotional verfügbar ist, bleibt für das Kind als Ausweg nur die dissoziative Ausblendung mit den geschilderten Symptomen. Anders als die organisiert unsicheren Bindungsmuster bildet Bindungsorganisation keine sinnvolle psychosozial adaptive Strategie ab; sie stellt vielmehr eine neurobiologisch fundierte Notfallreaktion dar, die, wie jede posttraumatische Belastungsreaktion, den Organismus vor Überflutung mit toxischen Stresshormonen bewahren soll.

Desorganisation ist aber nicht nur Ergebnis physiologischer Selbstregulation; es wirkt sich auch in der Mentalisierungsentwicklung aus: Die primären, körperlichen Signale des Kindes, wie z. B. Unbehagen oder Schmerz, können von der Bindungsperson nicht hinreichend »vorgekaut« (siehe Kapitel 3.3.1) und damit nicht markiert gespiegelt werden. Die unmarkierte Spiegelung (wenn die Mutter z. B. aus eigener Erregung genauso laut schreit wie das Baby) macht das Kind glauben, nicht es selbst, sondern die Mutter fühle sich unwohl. Damit kann es keine sekundäre kontingente Repräsentation über seine Befindlichkeit aufbauen, es erlebt ein fremdes Selbst und bleibt in der eigenen Körperlichkeit verhaftet. Mental führt das zur Verwirrung und Desorientierung.

Konkret: Wenn z. B. die »Borderline-Mutter« das Schreien des Babys mit einem eigenen Ausnahmezustand beantwortet und das Kind seine Erregung nicht herunterfahren kann, muss es, um eine somatische Beruhigung herbeizuführen, seinen eigenen Körper als Objekt benutzen. Wenn negative Gefühle von der Bindungsperson nicht aufgenommen, gespiegelt werden, kann das Kind keine Worte dafür entwickeln; sie sind *un-denk-bar* und damit einer mentalen Regulierung nicht zugänglich. Die erhöhte innere Erregung muss dann vor allem über den Körper abgeleitet werden: Motorische Stereotypien, Ritzen, später Selbsthass und tiefstes Schamerleben können unter anderem die Folge sein. Dies trägt dann nicht zu einer angemessenen psychischen Repräsentation des eigenen Zustandes bei, sondern irritiert das Kind zusätzlich. Die Mentalisierungsentwicklung, und damit der Aufbau eines gesunden psychischen Selbst, wird dadurch behindert. Die Antwort der Mutter wird aufgenommen, kann aber nicht in ein konsistentes Selbstbild integriert werden; die Psychoanalyse spricht von einem sogenannten »Fremden Selbst«, das so entsteht.

Über diesen Mechanismus der Entstehung eines fragilen Selbst kann Psychopathologie bindungstheoretisch erklärt werden. Durch das Misslingen früher Interaktion bahnen sich Entwicklungspfade mit nichtadäquater Bewältigungsmöglichkeit von Entwicklungsaufgaben, mangelhaftem Bezug zu sich selbst, zu anderen und zur Welt. Spannend für die systemische Perspektive und den Mentalisierungsaspekt sind die empirischen Beobachtungen zur Kommunikation der primären Bezugsperson in einer desorganisierten Bindungsbeziehung.

Dimensionen auffälliger affektiver Kommunikation der Bindungsperson:

1. Affektive Fehler:
   a) widersprüchliche Signale, fordert z. B. verbal zur Nahrungsaufnahme auf und distanziert sich dann,
   b) keine Antwort oder unangemessene Antwort, tröstet z. B. das notleidende Kind nicht.
2. Desorientierung:
   a) verwirrt oder geängstigt durch das Kind,
   b) desorganisiert oder desorientiert, z. B. plötzliches Aussetzen des Affektes unabhängig von der Umgebung.
3. Negativ-intrusives Verhalten:
   a) verbales negativ-intrusives Verhalten, z. B. Necken oder Verhöhnen des Kindes,
   b) körperlich negativ-intrusives Verhalten, z. B. zieht das Kind am Handgelenk.
4. Rollenkonfusion:
   a) Rollenumkehr, holt sich z. B. Bestätigung von dem Kind,
   b) Sexualisierung, spricht z. B. in flüsternden und intimen Tönen zu dem Kind.
5. Rückzug:
   a) schafft räumliche/körperliche Distanz, hält das Kind z. B. mit steifen Armen vom eigenen Körper weg,
   b) schafft verbale Distanz, z. B. begrüßt das Kind nicht nach einer Trennung (modifiziert nach Lyons-Ruth, Melnick u. Bronfman, 2002, S. 254).

Als wesentliche Vermittler der Transmission desorganisierter Bindung gelten Angst und Furcht. Eltern desorganisiert gebundener Kinder zeigen in aller Regel entweder geängstigtes oder ängstigendes Verhalten. Das geängstigt-zurückziehende und in der Interaktion kaum präsente Verhalten geht z. B. von wiederholt sexuell missbrauchten Müttern aus, die diese Traumatisierung noch nicht verarbeiten konnten und auch während der Interaktion mit ihren Kleinstkindern mit posttraumatischen Symptomen belastet sind. Sie zeigen Panik im Gesicht, Angst vor ihrem Kleinkind, Rollenumkehrverhalten oder auch sexuelles Verhalten gegenüber ihren Kindern. Sie bedrohen diese nicht, sind aber nicht hinreichend für responsive Interaktionen emotional verfügbar. Diese Kinder werden häufig als *desorganisiert-sicher* diagnostiziert. Ähnliches gilt für dissoziatives Erstarren der Mütter, ähnlich dem Still-Face-Experiment (Tronick, 1978), oder auch beim Handygebrauch. Solche einschneidenden Wirkungen sind natürlich nur bei sehr häufigen, quasi stabilen Interaktionsmustern dieser Art zu erwarten.

Andere Elternteile, die durch körperliche Gewalt traumatisiert wurden, identifizieren sich unbewusst oft mit dem Aggressor und verhalten sich in der Folge immer wieder selbst bedrohlich, impulsgetrieben oder gewalttätig. Deren Kinder werden dann als *desorganisiert-unsicher* diagnostiziert. Auslöser für diese Verhaltensweisen der Mütter[5] ist nicht selten das kindliche Schreien, auf das misshandelte/missbrauchte Mütter generell eine höhere Reagibilität zeigen. Sie können die normalen Stressreaktionen ihres Kindes als posttraumatische Trigger erleben, wobei im Sinne des Selbstschutzes die Empathiereaktion gestört ist und die Mütter nicht die Perspektive ihres Kindes einnehmen können (Kreß, Cierpka, Möhler u. Resch, 2012). Insbesondere bei fehlenden dritten Personen kann die Situation leicht bedrohlich eskalieren.

Desorganisiertes Bindungsverhalten kann durch mütterliche Traumatisierung und durch die Traumaerfahrung des Kindes selbst mit hoher Trefferquote vorhergesagt werden. Je nach Beziehungs- und Traumakontext wird die jeweilige organisierte Bindungsstrategie von nichtorganisierten (nichtzielführenden) Verhaltensweisen durchzogen.

Jenseits der Kleinstkindzeit – mit zunehmenden Denk- und Handlungskompetenzen – zeigen sich als sehr gut replizierte Folgen eines desorganisierten Bindungsverhaltens u. a. ein Rollentausch mit den Eltern (z. B. strafendes oder unangemessen fürsorgliches Verhalten) oder ängstliche, angespannte Reaktionen auf imaginäre Situationen, die eine Trennung von Eltern und Kind zum Inhalt haben, insbesondere mit Katastrophenszenarien, die im kindlichen Spiel, aber auch in der Bindungsdiagnostik beobachtet werden. Im Kontext Kindergarten werden diese Kinder häufig als »Chaoten« gelabelt; sie mischen Gruppe und Beziehungen auf, können nur schwer bei einer Sache bleiben, heftige affektive Wechsel, Wutanfälle und Anhänglichkeit erscheinen für Erzieherinnen ver-

5 … als in der Regel bedeutendste Bezugsperson. Natürlich können auch entsprechend traumatisierte Väter getriggert werden.

wirrend und beunruhigend. Kontrollierendes und/oder strafendes Verhalten, manchmal in Kombination mit Zeichen von Desorientierung/Desorganisation, wird häufig auch in höheren Lebensaltern beobachtet, in der späteren Adoleszenz auch zerstörerische und aggressive Tendenzen sowie eine erhöhte Anfälligkeit für dissoziative Störungen (Hesse u. Main, 2002).

Bislang ging man davon aus, dass desorganisiertes Bindungsverhalten in der »Normalbevölkerung« bei circa 15 Prozent zu beobachten ist.

Eine kürzlich veröffentlichte große Metaanalyse (Madigan et al., 2023), die 285 Studien mit fast 21.000 in der fremden Situation untersuchten Dyaden umfasste, ergab eine weitaus höhere Zahl, nämlich 23,5 Prozent an desorganisierten Bindungsmustern. Obwohl Studien aus allen Kontinenten eingeschlossen wurden, gab es doch eine große Mehrheit (71,2 Prozent) aus Nordamerika (Desorganisation: 25,4 Prozent), gefolgt von Europa (20 Prozent der Studien; 20,2 Prozent desorganisiert gebundene Kinder).

Es ist unklar, wieso es zu einem so starken Anstieg dieser dysfunktionalen Bindungsmuster kommt. Allerdings beklagen auch hierzulande Eltern und Fachleute aller psychosozialer Professionen eine massive Zunahme tiefgreifend dysregulierter Kinder, die ihre Affekte, Impulse und Handlungen kaum steuern können und kaum noch zu empathischem Verhalten fähig sind. Brisch (Metzler, 2024) sieht die Ursache einmal in der häufig sehr schlechten Betreuungssituation in den Kitas mit zu schwach ausgeprägten responsiven Beziehungsangeboten, und im exzessiven Smartphone- und Mediengebrauch, dem die kindlichen Gehirne zu oft schutzlos ausgeliefert sind.

Lyons-Ruth und Jacobvitz stellten 2016 fest, dass bereits bei Menschen mit niedrigem Sozialstatus ein erhöhtes Risiko (25 bis 35 Prozent) besteht, Kinder mit desorganisierter Bindung zu haben. Diese Zahl erhöhte sich in der neuen Metaanalyse auf 31,3 Prozent.

Signifikant noch höhere Anteile desorganisierter Bindungsstile wurden bei psychischer Erkrankung von Elternteilen, Adoptiv- und Pflegekindern, bei anamnestischer elterlicher Misshandlung und insbesondere bei Misshandlung des Kindes, bei Drogenabhängigkeit der Mütter und bei Heimkindern beobachtet. Hier steigen diese Zahlen auf bis zu siebzig Prozent und mehr. Das bedeutet, wir müssen bei der Klientel systemischer Therapie und Beratung oder in der stationären Jugendhilfe mit einer großen Zahl desorganisiert gebundener Kinder rechnen, die in wesentlichen psychischen Funktionen Entwicklungsauffälligkeiten aufweisen. Fearon, Bakermans-Kranenburg, van IJzendoorn, Lapsley und Roisman (2010) stellten in einer Metaanalyse heraus, dass desorganisiert gebundene Jungen ein wesentlich erhöhtes Risiko für externalisierende Störungen aufweisen.

Die Häufigkeit desorganisierter Bindungsbeziehungen und ihre Relevanz für die Jugendhilfe und Familiengerichte hat, wie im Vorwort erwähnt, allerdings auch zu einer Trivialisierung beigetragen. Bisweilen werden desorganisierte Verhaltensweisen zu linear mit Kindesmisshandlung assoziiert und als hinreichender Grund für Inobhutnahmen und Sorgerechtsentscheidungen gegen den Willen der Eltern verstanden. Eine große Gruppe renommierter Bindungsforscherinnen, vornehmlich aus den USA und Europa, warnten unlängst in einer engagierten Stellungnahme vor solchen menschenrechtsgefährdenden Praktiken, die eine Diskriminierung von Minderheiten darstellen können, die in ihrer Lebenssituation besonders auf soziale und materielle Unterstützung angewiesen sind. Und sie wiesen darauf hin, dass der eigentliche praktische Nutzen der Bindungsforschung in der Unterstützung des Verständnisses von Familien und in der Bereitstellung evidenzbasierter Interventionen bestehe (Granqvist et al., 2017).

Wohl wissend, dass Psychopathologie sich auf einem Kontinuum von »gesund« und »krank« ereignet, erleben wir eine klinische Nähe des hoch-unsicher-desorganisierten Bindungsverhaltens zu den Bindungsstörungen. Die hiervon betroffenen Kinder zeigen, anders als desorganisiert gebundene, nicht nur in bindungsrelevanten Situationen einen Zusammenbruch des Bindungssystems. Sie sind nahezu durchgängig nicht mehr in der Lage, ihre innere Belastung durch Bindungsverhalten zu regulieren und Sicherheit für sich herzustellen.

4.2 Bindungsstörungen

Nach vorbereitender Darstellung der Grundlagen widme ich mich nun dem Kernthema dieses Buches, das ich zunächst aus der Perspektive der Psychiatrie und der Bindungstheorie behandle. Seit Bowlbys erster Publikation über die möglichen Auswirkungen von Verlusterlebnissen und Deprivation, die er bereits während des Zweiten Weltkrieges anhand einer Kohorte von verhaltensauffälligen Jugendlichen veröffentlichte (Bowlby, 1944), war die klinische Bedeutung der Bindungstheorie evident. Es dauerte jedoch noch Jahrzehnte, bis die klinische Bindungsforschung einen nennenswerten Stellenwert gewann. Heute gibt es eine große Anzahl von Studien, die sich den Bindungsaspekten in der Entstehung psychischer Erkrankungen, in der Psychotherapietheorie und in der empirischen Psychotherapieforschung widmen (aktuellere Übersichten dazu finden sich in Strauß u. Schauenburg, 2016; Cassidy u. Shaver, 2018).

Der Begriff »Bindungsstörung« meint *Psychopathologie,* also nicht mehr eine – wenn auch entwicklungseinschränkende – Normvariante wie die organisiert-unsicheren Bindungsmuster und Bindungsrepräsentationen, und auch nicht lediglich einen, wenn auch bedeutsamen, Risikofaktor für Psychopathologie, wie die desorganisierte Bindung, sondern eindeutig entwicklungshemmende und teilhabebegrenzende Verhaltensmuster, die als psychische Störung von Krankheitswert gelten. Beginnend in den 1980er Jahren beschrieben Bindungsforscherinnen wie Selma Fraiberg (1982), Charles H. Zeanah (1996), Alicia F. Lieberman und Jeree H. Pawl (1995) sowie Patricia M. Crittenden (1995) bei anhaltend stark gestörten Eltern-Kind-Beziehungen, meist mit erheblicher elterlicher Psychopathologie im Hintergrund, und bei psychiatrisch kranken Kindern Verhaltensmuster, die weder mit den drei organisierten Bindungsverhaltensweisen noch mit desorganisierten Bindungsstilen übereinstimmten. Sie fanden bei diesen Hochrisikokindern eine Mischung von unsicher-vermeidenden und ambivalenten sowie desorganisierten, aber auch teilweise nachvollziehbaren, also adaptiven Verhaltensweisen, mit denen das Kind jedoch nicht in der Lage war, für sich selbst Sicherheit zu finden. Das evolutionär fundierte Motivationssystem »Bindung« war durch ausgeprägte psychiatrische Störungen bei den Eltern und zusätzlich durch die Einwirkung stark belastender psychosozialer Umstände als solches nur noch schwer erkennbar. Diese Störungen nannten sie »Bindungsstörungen«.

Bindungsstörungen sind ernst zu nehmende psychische Erkrankungen, die unbehandelt meist zu massiven emotionalen, kognitiven und sozialen Einschränkungen führen. Wie die Bindungsdesorganisation stellen sie kein wirklich viables zwischenmenschliches Verhaltensmuster dar, auch wenn wir für den systemischen Umgang mit diesen Störungen durchaus auch sinnhafte Aspekte als Kompetenz herausarbeiten können. So kann die häufig anzutreffende Selbstgefährdung beim Unfall-Risiko-Typ im Spektrum undifferenzierten Bindungsverhaltens als Appell um Zuwendung bei ansonsten kaum ausgeprägter Bindung verstanden werden. Auch wenn Bindungsstörungen als stabile Muster gelten, wandelt sich die Symptomatik über die fortschreitende Entwicklung des betroffenen Kindes. Ebenso ist es möglich, dass sich die Symptomatik unter besseren Betreuungs- und Pflegebedingungen mit dem Angebot zu selektiver Bindung erheblich bessert. Dennoch bleiben Bindungsstörungen Vorläufer psychopathologischer Diagnosen. Zunächst sollen hier allerdings die »Lege artis« bis zum fünften Lebensjahr zu diagnostizierenden Bindungsstörungen besprochen werden, später wird dann der Blick auf höhere Lebensalter erweitert.

4.2.1 Zur Geschichte der diagnostischen Einordung von Bindungsstörungen

Seit Menschengedenken wurde versucht, von einer gesellschaftlichen Norm abweichendes Verhalten in einen Sinnkontext einzuordnen. Während Regelübertretungen meist als böse und gottlos zur Überantwortung an den jeweiligen Justizapparat führte, versuchte man, »Geisteskrankheiten« wie Melancholie oder Paranoia als göttliche Strafe, Besessenheit oder in bestimmten islamischen und indigenen Traditionen sogar als Botschaft Gottes zu deuten. Die Heilungspraktiken umfassten daher Reinigungsrituale, Pilgerfahrten, Opfergaben, gegebenenfalls auch Exorzismus, aber auch Exklusion, In-Ketten-Legen und Zur-Schau-Stellen.

Sehr lange bestand ein Erklärungsdualismus für nichtnachvollziehbare psychische Phänomene als körperlos-seelisch-geistiges Geschehen versus organische Begründungen, von humoraler Dysbalance in der Vier-Säfte-Lehre bis hin zu genetisch-molekularen »Ursachen« von Schizophrenie und Depression. Der einflussreiche, in die USA emigrierte Schweizer Psychiater Adolf Meyer brachte seine Überzeugung, dass psychische Störungen eine Reaktion auf die Herausforderungen der Umwelt waren, in das 1952 entstandene »Diagnostische und Statistische Manual DSM-I« ein (Mallet, 2006; American Psychiatric Association, 1952). Mit dem Begriff »Psychobiologie« wollte er den gegenseitigen Einfluss von Umweltstressoren und biologischer Anfälligkeit verdeutlichen. Er benannte wichtige psychiatrische Diagnosen mit den Worten »Schizophrene oder Depressive *Reaktion*« (Meyer, zit. nach Levold, 2021, S. 115). Dieser Begriff wurde in den späteren Versionen des DSM wieder getilgt.

Die Verwissenschaftlichung und Medikalisierung von psychischen Erkrankungen erzeugte neben den genaueren Beschreibungen und der so möglichen Erforschung unterschiedlicher Aspekte leider auch die Illusion, dass sich diese Erkrankungen in Ja-Nein-Kategorien fassen ließen. Ein Kontinuumskonzept von Gesundheit und Krankheit ging darüber verloren. Bereits die salutogenetische Perspektive (Antonovsky, 1979) verstand Gesundheit und Krankheit nicht als Alternativen oder Dichotomiezustände, sondern als gedachte Endpunkte eines gemeinsamen Kontinuums, fließend zwischen Gesundheit und Krankheit. Auch ein klares zeitliches Nacheinander existiert nicht wirklich, vielmehr erleben wir oftmals eine Gleichzeitigkeit von eher gesunden und eher kranken Anteilen, von Wohlbefinden und Krankheitserleben.

Die Frage ist also nicht mehr, ob jemand gesund oder krank ist, sondern wie weit entfernt bzw. nahe er den Endpunkten »Gesundheit« und »Krankheit« jeweils ist (Faltermaier, 2017). Diese Art Denken und Fühlen entspricht dem Erleben der Menschen weit mehr als eine kategoriale Zuordnung eines

Entweder-oder bzw. Ja oder Nein. Zudem hat diese Sichtweise den Vorteil, dass das Narrativ der Gesundheitsbeeinträchtigung im Dialog mit dem betroffenen Individuum und seinen Angehörigen, durch (zirkuläres) Erfragen seiner Symptome und Stärken, besser erfasst werden kann, als durch eine von der Wirklichkeit dieser Person dissoziierte Expertise möglich ist.

Die noch bis heute unzureichenden Erklärungsmodelle führten während der Verwissenschaftlichung der Einteilung psychischer Erkrankungen zur Abstinenz von Ursachen-Modellen hin zu reiner Beschreibung von Verhalten und – teilweise – Verläufen. Interessanterweise wurde dieses Prinzip bezüglich der Bindungsstörungen in den rezenten Versionen von DSM und ICD durchbrochen: Darin spricht man mittlerweile regelmäßig von gravierenden Fürsorgemängeln und langanhaltender Traumatisierung als Ursachen, ohne allerdings die entsprechenden Wirkzusammenhänge näher zu erläutern (im Kapitel 6, »Erklärungsmodelle«, gehe ich auf den aktuellen Stand der Forschungen dazu näher ein).

Die Klassifikation der Bindungsstörungen gilt als bislang nur schwach operationalisiert (Brisch, 1999/2022); wie erwähnt, findet sich in den aktuell gültigen diagnostischen Manualen auch kein übergeordnetes Erklärungsmodell, sondern lediglich ein deskriptiver Zugang zur Symptomatik. Die Einordnung dieser Diagnosegruppe hat sich im Verlauf der Geschichte von ICD und DSM mehrfach gewandelt; bis heute lassen sich die Störungen nicht gut fassen. Die referierte kurze Definition von Bindungsstörung seitens einiger Bindungsforscher findet sich in den gängigen Klassifikationssystemen nicht wieder.

All dies erschwert eine störungsspezifische, also an einer konkreten Diagnose orientierte, Behandlung; dennoch öffnet es für eine mehrperspektivische systemische Betrachtung. Genau genommen kristallisieren sich an der Diagnose »Bindungsstörung« die Schwierigkeiten heraus, seelisches Geschehen und seelische Probleme als nosologische Einheit zu definieren, etwas, das Systemikerinnen seit den 1970er Jahren versuchten, durch »doppelte Buchführung« zu lösen: Für die Krankenkasse wurde in systemisch orientierten Kliniken und Praxen für Kinder- und Jugendpsychiatrie eine ICD-Diagnose vergeben, die der Symptomatik möglichst nahekam und gleichzeitig Ressourcen für eine umfassende Behandlung freisetzte. Parallel dazu wurden systemische Hypothesen zur Störungsproblematik und zur möglichen Lösungsdynamik entwickelt und für die Therapie genutzt. Zwischenzeitlich haben sich Forschung und Behandlungsmethoden sowohl auf neurobiologischer Ebene als auch durch sozialpsychiatrische und (psycho-)therapeutische Ansätzen erheblich weiterentwickelt. Dies führte dazu, dass einerseits Klassifikationssysteme hochkomplex elaboriert und zu einem verpflichtenden Zwangskorsett für den Zugang zu den Ressourcen des Gesundheitssystems wurden, andererseits wurde dieser nahezu ausschließlich deskriptive Ansatz zunehmend als nutzlos für Verständnis und Behandlung der in der diagnostizierten Häufigkeit stark zunehmenden seelischen Erkrankungen angesehen. Systemisch Arbeitende sind in aller Regel auf die eine oder andere Art in diagnostizierende Institutionen eingebunden und damit immer im Zwiespalt zwischen dem offiziell postulierten Realitätscharakter der Diagnosen und der Wirklichkeit der helfenden Begegnung.

Wie in Kapitel 2 beschrieben, gab es bis vor gar nicht langer Zeit weder ein allgemeingültiges Konzept von »Kindheit« noch den Begriff der »Kindesmisshandlung«. Trotz eines tiefgreifenden Bewusstseinswandels seit der Aufklärung dauert der Prozess der Realisierung der existenziellen Bedürfnisse von Kindern, ganz besonders in der Frühkindheit, bis heute an. Zudem wird nur selten die Verbindung zwischen frühkindlichen Wirklichkeiten und deren Ergebnissen im Erwachsenenalter gezogen. Folgestörungen ungünstiger Frühsozialisation stellen keine linearen Konsequenzen dar, da sie zu jedem Zeitpunkt rekursiv mit inneren und äußeren Einflüssen ausgestaltet werden. Sie sind aber meist gravierend und teilhabeeinschränkend für die Betroffenen.

Mit dem Ziel, sowohl eine Wissensgrundlage für den Umgang mit den Diagnosen »Bindungsstörung« zu legen als auch eine kritische Reflexion der aktuellen Klassifikationsbemühungen anzustoßen, wird im Folgenden die Geschichte der bindungsbezogenen Diagnosen relativ ausführlich dargelegt. Dies dient vor allem, im Sinne systemischen Denkens, der Perspektiverweiterung und der Ermutigung, über den Tellerrand phänomenologisch ausgerichteter Diagnostik zu schauen.

4.2.2 ICD-9 und ICD-10

Wesentlich später als das Wissen über die Notwendigkeiten in der kindlichen Sozialisation auf dem Weg zu einer erwachsenen, balancierten Persönlichkeit entstand ein Störungsbewusstsein bezüglich des Bindungsverhaltens und der Bindungsrepräsentation und floss schließlich als psychiatrisches Thema in die medizinischen Klassifikationssysteme ein. Noch in der ICD-8 wurden emotionale Störungen im Kindesalter gar nicht aufgeführt. Erstmals erschienen in der ICD-9 (Degkwitz, Helmchen, Kockott u. Mombour, 1980) »Spezifische emotionale Störungen des Kindes- und Jugendalters« (313.X), unter anderem mit Angst und Furchtsamkeit (313.0), mit Niedergeschlagenheit und Unglücklichsein (313.1), Empfindsamkeit, Scheu und Abkapselung (313.2) und »Beziehungsschwierigkeiten« (313.3). Auch hier kommen Störungen, die im Zusammenhang mit Bindungsthemen stehen, noch nicht vor.

Erst in der bis heute gültigen ICD-10 (Dilling, Mombour u. Schmidt, 1991/2022) findet sich eine Weiterentwicklung mit Diagnoseverschlüsselungen, die sich auf Bindungskonstrukte beziehen, wenn auch auf sehr unvollständige Weise. Im Kapitel F9, »Verhaltens- und emotionale Störungen mit Beginn in der Kindheit und Jugend«, werden genau zwei Muster von Bindungsstörungen aufgeführt: Als Typ I wird eine *reaktive Bindungsstörung* im Kindesalter bezeichnet, als Typ II die *Bindungsstörung des Kindesalters mit Enthemmung.* Ähnliche Diagnosekategorien finden sich auch in dem US-amerikanischen Klassifikationssystem für psychische Erkrankungen, dem DSM-III-R (Wittchen, 1989) und dem DSM-IV (Saß, Wittchen u. Zaudig, 1996), dort allerdings nicht als getrennte Störungsbilder, sondern als Subtypen. Diese rein phänomenologische Dichotomisierung von Bindungsauffälligkeiten zieht sich ab dieser Zeit durch die Geschichte der medizinischen Klassifikationssysteme.

ICD-10 F94.1 Reaktive Bindungsstörung des Kindesalters: Sie tritt in den ersten fünf Lebensjahren auf und ist durch anhaltende Auffälligkeiten im sozialen Beziehungsmuster des Kindes charakterisiert. Diese sind von einer emotionalen Störung begleitet und reagieren auf Wechsel in den Milieuverhältnissen. Die Symptome bestehen aus Furchtsamkeit und Übervorsichtigkeit, eingeschränkten sozialen Interaktionen mit Gleichaltrigen, gegen sich selbst oder andere gerichteten Aggressionen, Unglücklichsein und in einigen Fällen Wachstumsverzögerung. Das Syndrom tritt wahrscheinlich als direkte Folge schwerer elterlicher Vernachlässigung, Missbrauch oder schwerer Misshandlung auf.
Soll eine begleitende Gedeih- oder Wachstumsstörung angegeben werden, ist eine zusätzliche Schlüsselnummer zu benutzen. *Ausschluss:* Asperger-Syndrom (F84.5), Bindungsstörung des Kindesalters mit Enthemmung (F94.2), Missbrauch von Personen (T74), Normvariation im Muster der selektiven Bindung, Psychosoziale Probleme infolge von sexueller oder körperlicher Misshandlung im Kindesalter (Z61)
(Bundesinstitut für Arzneimittel und Medizinprodukte, 2023).

Reaktiv bindungsgestörte Kinder (ICD-10 F94.1) wirken emotional belastet oder auch auffallend zurückgezogen. Sie zeigen sich gehemmt, furchtsam, sehr wachsam und ambivalent, gegebenenfalls vermeidend oder aggressiv. Das *enthemmt bindungsgestörte Kind* (ICD-10 F94.2) sucht wahllos Nähe, Trost und Vertrautheit bei ihm bekannten und fremden Menschen, es wirkt dabei emotional flach und wenig bezogen. Die Interaktion mit Fremden ist nur wenig moduliert. Anders als bei den meisten Diagnosen finden sich hier (erstmals) ätiologische

Hypothesen: Beide Verhaltensmuster werden als direkte Folge ausgeprägter emotionaler und körperlicher Vernachlässigung und Misshandlung oder als Folge eines ständigen Wechsels der Bezugspersonen vom frühesten Kindesalter an angesehen, allerdings ohne dass der zugrundeliegende Mechanismus erkannt oder benannt wird.

> *ICD-10 F94.2 Bindungsstörung des Kindesalters mit Enthemmung:* Ein spezifisches abnormes soziales Funktionsmuster, das während der ersten fünf Lebensjahre auftritt mit einer Tendenz, trotz deutlicher Änderungen in den Milieubedingungen zu persistieren. Dieses kann z. B. in diffusem, nichtselektivem Bindungsverhalten bestehen, in aufmerksamkeitssuchendem und wahllos freundlichem Verhalten und kaum modulierten Interaktionen mit Gleichaltrigen. Je nach Umständen kommen auch emotionale und Verhaltensstörungen vor. Dazugehörige Begriffe sind »gefühlsarme Psychopathie« und »Hospitalismus«. *Ausschluss:* Asperger-Syndrom (F84.5), Hyperkinetische Störungen (F90), Hospitalismus bei Kindern (F43.2), Reaktive Bindungsstörung des Kindesalters (F94.1) (Bundesinstitut für Arzneimittel und Medizinprodukte, 2023).

In der ICD-10 finden sich weitere Diagnosen, die sich implizit auch auf bindungsrelevante Themen beziehen, wie etwa die »Störung des Sozialverhaltens bei fehlenden sozialen Bindungen« (F91.1) oder die »Störungen mit Trennungsangst des Kindesalters« (F93.0).

Obwohl in der ICD-10, im Unterschied zu ICD-9, schwerwiegende Milieustörungen und Deprivation als ätiologisch entscheidend angenommen wurden, ist der dort noch vorhandene Bezug zur Emotionalität in der ICD-10 verloren gegangen. Eine Störung der emotionalen Entwicklung wird in aller Regel auch eine Störung in der sozialen Interaktion zur Folge haben, sodass eine Trennung in emotionale und soziale Störungen nicht sinnvoll erscheint. Die Bindungsentwicklung und ihre Störungen betrifft die emotionale Beziehungsregulation und bedingt ein entsprechendes soziales Interaktionsverhalten.

4.2.3 ICD-11 und DSM-5

Im vergangenen Jahrzehnt wurde die International Classification of Diseases (ICD) grundlegend reformiert; die nun vorliegende ICD-11 ersetzte am 1. Januar 2022 die bisherige ICD-10; sie ist allerdings für unseren Sprachraum noch nicht in Kraft getreten. In der ICD-11 wird das eigene Unterkapitel für »psychische Störungen im Kindes- und Jugendalter« aufgelöst. Diese Störungen werden jetzt den spezifischen Diagnosegruppen zugeordnet. Für die Bindungsstörungen bedeutet das, dass beide Formen, die sich erwiesenermaßen als Folge von Vernachlässigung der psychischen oder physischen Bedürfnisse des Kindes oder infolge von ständigem Wechsel der primären Bezugspersonen, der Erziehung in inadäquaten Settings und/oder auch Kindesmisshandlung in allen Facetten bilden, nun in der neugebildeten Kategorie für »trauma- und belastungsbezogene Diagnosen« aufgeführt werden. In dem entsprechenden Kapitel sind neben der »Posttraumatischen Belastungsstörung« und der »Komplexen posttraumatischen Belastungsstörung« auch die anhaltende Trauerstörung sowie Anpassungsstörungen aufgeführt.

Auch das aktuelle US-amerikanische Klassifikationssystem für psychiatrische Störungen (DSM-5) verortet die mittlerweile in zwei Störungsbilder gruppierten Bindungsstörungen im Kapitel der »traumainduzierten Störungsbilder« *(trauma- and stressor-related disorders)* (Ziegenhain u. Fegert, 2022). Die Kriterien des alternativen, mittlerweile gültigen DSM-5 sind ähnlich wie die der ICD-11. Anders als in den USA wird dieses Klassifikationssystem hierzulande allenfalls im Forschungskontext angewendet. Wegen der zukünftigen Verbindlichkeit der ICD-11-Verschlüsselung für die kassenärztliche/kassenpsychotherapeutische Versorgung werden die beiden Formen hier noch einmal aufgeführt:

Reaktive Bindungsstörung in der ICD-11: Betroffene Kinder zeigen ein konsistentes Muster gehemmten, emotional zurückgezogenen Verhaltens gegenüber erwachsenen Bezugspersonen, indem sie kaum oder minimal Zuwendung oder Beruhigung suchen, wenn sie gestresst sind; auch reagieren sie dann kaum auf Zuwendung. Sie zeigen insgesamt nur wenig positive Affekte, gehen allerdings immer wieder durch Episoden unerklärlicher Irritabilität, Traurigkeit oder Ängstlichkeit, die sich auch während nichtbedrohlicher Interaktionen mit erwachsenen Bezugspersonen zeigen. Die Kinder haben regelmäßig ein Muster gravierend unzureichender Fürsorge erfahren. Entweder haben sie soziale Vernachlässigung oder Deprivation erlebt, in Form eines durchgängigen Mangels, die eigenen basalen emotionalen Bedürfnisse nach Trost, Anregung und emotionaler Zuwendung erfüllt zu bekommen, oder sie haben, oft zusätzlich, wiederholte Wechsel der primären Bezugspersonen erlebt, die ihre Möglichkeiten einschränkt, eine stabile Bindung zu entwickeln (z. B. ein häufiger Wechsel von Pflegefamilien). Auch Jugendhilfeeinrichtungen mit einem schlechten Personalschlüssel beeinträchtigen die Möglichkeit selektiver Bindungen erheblich.

Fallbeispiel: Nach der Klinikaufnahme ihres fünf Wochen alten Bruders wegen Hirnblutungen und Frakturen bei Verdacht auf Kindesmisshandlung wurde auch die anderthalb Jahre alte Jala stationär untersucht. Auch sie wies ungewöhnliche Hämatome auf, war motorisch wie geistig entwicklungsverzögert und dystrophisch, zudem hatte sie ausgeprägte Scabies (Krätze). Nach der Aufnahme in eine Bereitschaftspflegefamilie blühte sie auf, nahm rasch zu und war begierig, ihre Defizite aufzuholen. Allerdings verhielt sie sich weiterhin zurückhaltend und leise; sie traute sich z. B. in einer neuen Situation erst nach mehr als einer Stunde, Mimik zu zeigen und mit anderen Menschen in Kontakt zu treten. Nach und nach zeigte sie ansatzweise Bindungsverhalten, wenn sie in der Nähe der Pflegemutter war; ansonsten entfernte sie sich gern von anderen Menschen und verhielt sich nichtselektiv, d. h., sie machte keine Unterschiede in der Kontaktaufnahme. Besuche der leiblichen Mutter tolerierte sie nur mit Mühe und zeigte danach eindeutige Belastungssymptome. Im Laufe der folgenden neun Monate stabilisierte sich eine Bindungsbeziehung zur Bereitschaftspflegemutter. Jala konnte zunehmend explorieren, blieb aber sehr ängstlich und vorsichtig im Kontakt mit anderen Menschen.

ICD-11 6B44 Reaktive Bindungsstörung: Die reaktive Bindungsstörung ist durch stark abnormes Bindungsverhalten in der frühen Kindheit gekennzeichnet, das im Zusammenhang mit einer Geschichte grob unangemessener Kinderbetreuung (z. B. schwere Vernachlässigung, Misshandlung, institutionelle Deprivation) auftritt. Selbst wenn eine adäquate primäre Betreuungsperson neu hinzukommt, wendet sich das Kind nicht an die primäre Betreuungsperson, um Trost, Unterstützung und Pflege zu erhalten, zeigt nur selten sicherheitssuchende Verhaltensweisen gegenüber einem Erwachsenen und reagiert nicht, wenn Trost angeboten wird.
Die reaktive Bindungsstörung kann nur bei Kindern diagnostiziert werden, und die Merkmale der Störung entwickeln sich vor dem fünften Lebensjahr. Die Störung kann jedoch nicht vor dem Alter von einem Jahr (oder einem Entwicklungsalter von weniger als neun Monaten) diagnostiziert werden, wenn die Fähigkeit zur selektiven Bindung möglicherweise noch nicht voll entwickelt ist, oder im Zusammenhang mit einer Autismus-Spektrum-Störung. *Differenzialdiagnostischer Ausschluss:* Asperger-Syndrom (6A02), Bindungsstörung des Kindesalters mit Enthemmung (6B45) (Bundesinstitut für Arzneimittel und Medizinprodukte, 2023).

Mindestens 10 Prozent aller institutionalisierten Kinder sollen diese Störung zeigen. Es ist sicher nachvollziehbar, dass sich hier ein Kreisprozess entwickelt: Das gehemmte Verhalten ist zum großen Teil Folge der Behinderung, selektive Bindungen einzugehen. Eine schwere Störung liegt vor, wenn alle Symptome gezeigt werden, wobei jedes Symptom deutlich ausgeprägt ist. Die Störung kommt auch kulturabhängig mit psychosozialem Minderwuchs oder Mangelernährung vor. Die Prognose gilt als schlecht, ist aber in gewissem Maße abhängig von der Güte der neuen sozialen Umgebung.

ICD-11 6B45 Störung der sozialen Bindung mit enthemmtem Verhalten: Die Störung der sozialen Bindung mit enthemmtem Verhalten ist durch ein stark abnormales soziales Verhalten gekennzeichnet, das im Zusammenhang mit einer Geschichte grob unzureichender Kinderbetreuung (z. B. schwere Vernachlässigung, institutionelle Deprivation) auftritt. Das Kind geht wahllos auf Erwachsene zu, hat keine Scheu, sich zu nähern, geht mit unbekannten Erwachsenen weg und zeigt gegenüber Fremden ein übermäßig vertrautes Verhalten.

Eine Störung des enthemmten sozialen Engagements kann nur bei Kindern diagnostiziert werden. Die Merkmale der Störung entwickeln sich vor dem fünften Lebensjahr. Die Störung kann jedoch nicht vor dem Alter von einem Jahr (oder einem Entwicklungsalter von weniger als neun Monaten) diagnostiziert werden, wenn die Fähigkeit zur selektiven Bindung möglicherweise noch nicht voll entwickelt ist, oder im Zusammenhang mit einer Autismus-Spektrum-Störung.

Differenzialdiagnostischer Ausschluss: Anpassungsstörung (6B43), Aufmerksamkeitsdefizit- und Hyperaktivitätsstörung (ADHS) (6A05), Asperger-Syndrom (6A02), Reaktive Bindungsstörung des Kindesalters (6B44) (Bundesinstitut für Arzneimittel und Medizinprodukte, 2023).

Enthemmt bindungsgestörte Kinder zeigen eine verminderte oder gar abwesende Rückversicherung mit erwachsenen Bezugspersonen nach Entfernung von diesen, auch in unbekannter Umgebung. Dies spricht für eine verminderte Ausprägung von »epistemischer Wachsamkeit« (siehe Kapitel 3.5.3). Die stark reduzierte oder fehlende Zurückhaltung im Zugehen auf und Interaktion mit unbekannten Erwachsenen stellt ein großes Risiko dar, ebenso wie das bei manchen Formen zu beobachtende »kopflose Davonrennen«, z. B. auf eine befahrene Straße. Die übrigen Kriterien entsprechen denen der *reaktiven Bindungsstörung:*

- soziale Vernachlässigung oder Deprivation in Form eines durchgängigen Mangels, die eigenen basalen emotionalen Bedürfnisse nach Trost, Anregung und emotionaler Zuwendung erfüllt zu bekommen;
- wiederholte Wechsel der primären Bezugspersonen, die die Möglichkeiten beeinträchtigen, stabile Bindungen zu entwickeln (z. B. häufiger Wechsel von Pflegefamilien oder Aufenthalt in Jugendhilfeeinrichtungen mit schlechtem Personalschlüssel).

Fallbeispiel: Ida (4,9 Jahre) wurde zusammen mit ihrem älteren und jüngeren Bruder aus ihrer Ursprungsfamilie herausgenommen, in der sie über längere Zeit Gewalt gegen die Mutter und eigene Vernachlässigung erlebt hatte. In der Bereitschaftspflegefamilie zeigt sich, dass sie in der Grob- und Feinmotorik altersgemäß entwickelt ist, dabei mutig und in vielem selbstständig. Sie verfügt allerdings kaum über Kompetenzen im sozio-emotionalen Bereich. Sie kann sich wenig in andere einfühlen und nimmt übermäßig nahen Kontakt zu allen Erwachsenen auf. Sie akzeptiert keine Grenzen und sieht keine eigenen Anteile bei Konflikten. Immer wieder schwankt sie zwischen einem extrem schlechten und einem idealisierten Selbstbild. Sie ist motorisch überaktiv, wirkt getrieben und unter Dauerspannung, bekommt mehrfach am Tag Wutanfälle, verletzt sich selbst und zerstört immer wieder gezielt Dinge ihrer Brüder. Ihre Ausscheidungsfunktionen sind noch instabil. Dabei kann sie erstaunlich gut und fantasievoll spielen und ist sprachlich gut entwickelt. Wenn sie Zuwendung braucht, duldet sie keinen Aufschub, beginnt schnell zu treten und zu schreien und bekommt einen starren Gesichtsausdruck. Nach einem Dreivierteljahr bei der Pflegemutter beginnt sie, sich zu binden, und wird ruhiger und weniger auffällig. Sie muss diese aber nun verlassen, weil sie allein (ohne ihre Brüder, die ihr einziger familiärer Bezugspunkt sind!) in eine Dauerpflegefamilie soll. Ida ist unsicher-desorganisiert gebunden, mit deutlichen Anzeichen einer Bindungsstörung, die sich unter guten Betreuungsbedingungen bessert.

Solche Kinder haben die Erfahrung gemacht, dass nur Hyperarousal die Bindungsperson herbeiholt, also bringen sie sich – unbewusst – in Gefahr. ADHS mit der dort beschriebenen Impulsivitätsstörung gilt als Differenzialdiagnose; auch das gemeinsame Vorkommen von ADHS-Symptomen und Merkmalen der *Bindungsstörung mit Enthemmung* ist jedoch häufig. Bei dieser Störung finden sich häufig zusätzlich eine Sprachentwicklungsverzögerung, eine motorische Entwicklungsverzögerung oder Stereotypien. Sie kommt bei mindestens 20 Prozent aller fremdplatzierten Kinder vor; manche Forschende sprechen gar von 80 Prozent.

Kinder mit Bindungsstörungssymptomen werden in sozialen Institutionen als hochgradig herausfordernd, sozial schwer regulierbar und mit großen Problemen in der Selbstregulation erlebt. Angesichts der Unschärfe der Kriterien und unzureichender Verfügbarkeit kinder- jugendpsychiatrischer Diagnostik muss bei beiden Formen von einer hohen Dunkelziffer ausgegangen werden.

4.2.4 Multiaxiales Klassifikationssystem für psychische Störungen des Kindes- und Jugendalters (MAS)

Die rein kategorial vorgenommene Diagnosefindung von ICD und DSM wird seit Langem, sowohl für jüngere als auch ältere Kinder, als ausgesprochen unbefriedigend wahrgenommen, da kontextuelle Aspekte der Erkrankung ebenso wie Schweregrade und andere Aspekte fehlen, die für die Prognose ausschlaggebend sind. Im Arbeitsfeld Kinder- und Jugendpsychiatrie wurde daher das MAS (Remschmidt u. Schmidt, 1994) konzipiert, das seit Langem standardmäßig verwendet wird. Über sechs Achsen werden die unterschiedlichen Dimensionen psychischer Erkrankungen, einschließlich der körperlichen Beeinträchtigungen, sowie der Ausprägung von globalen Funktionseinschränkungen kodiert. Dieses Vorgehen trägt der Erkenntnis Rechnung, dass es mit den üblichen kategorialen Diagnosen (ja/nein) für eine adäquate Einschätzung von psychischer Beeinträchtigung nicht getan ist, sondern eine dimensionale Betrachtung seelischer Probleme notwendig ist.

Die seinerzeit innovative fünfte Achse des MAS führt unter »Assoziierte aktuelle abnorme psychosoziale Umstände« (Remschmidt u. Schmidt, 1994, S. 147 ff.) eine Vielzahl von Belastungen auf, die sich negativ auf die Bindungsentwicklung auswirken können. Hinzu kommen noch gesellschaftliche Belastungsfaktoren, wie z. B. Verfolgung oder Diskriminierung sowie Migration und soziale Verpflanzung, die ebenfalls bindungsrelevant sein können. Den meisten der aufgeführten Ereignisse ist gemeinsam, dass es in ihrer Folge mit hoher Wahrscheinlichkeit zu einer schweren Beeinträchtigung im Bindungs- und Beziehungserleben des Kindes kommen wird. Ausschließlich in dieser fünften Achse, die zudem nur im deutschsprachigen Raum gilt, werden Beziehungsfaktoren in das medizinische System der Diagnosefindung einbezogen. Durch die Reform von ICD und DSM wird auch in den offiziellen Klassifikationssystemen zunehmend eine *dimensionale* Betrachtung der Symptome vorgenommen.

Achse 5 des MAS:

1. Abnorme intrafamiliäre Beziehungen mit
   - Mangel an Wärme in der Eltern-Kind-Beziehung,
   - Disharmonie in der Familie zwischen Erwachsenen,
   - feindselige Ablehnung gegenüber dem Kind,
   - körperliche Misshandlung,
   - sexuelle Misshandlung.
2. Psychische Störung oder abweichendes Verhalten eines Elternteils.
3. Inadäquate oder verzerrte intrafamiliäre Kommunikation.
4. Abnorme Erziehungsbedingungen wie
   - elterliche Überfürsorge,
   - unzureichende elterliche Aufsicht und Steuerung.
5. Abnorme unmittelbare Umgebung wie
   - Erziehung in einer Institution,
   - Verlust einer liebevollen Bezugsperson,
   - bedrohliche Umstände infolge Fremdunterbringung,
   - negativ veränderte familiäre Beziehung durch neue Familienmitglieder,
   - Ereignisse, die zur Herabsetzung der Selbstachtung führen,
   - sexueller Missbrauch,
   - unmittelbar ängstigende Erlebnisse.

4.2.5 Zero to Three und DC: 0–5

Etwa zur gleichen Zeit wie das Multiaxiale Klassifikationssystem entstand in den USA aus einer interdisziplinären Non-Profit-Organisation, bestehend aus Klinikern und Wissenschaftlerinnen von Zentren für psychische Störungen bei jungen Kindern in Nordamerika und Europa, für den – bindungsrelevanten – Altersbereich bis zum dritten Lebensjahr das Diagnosemanual DC: 0–3 der »Zero to Three« (1999). Auch dieses Klassifikationssystem ist mehrdimensional angelegt. Es unterscheidet fünf Achsen, in der ersten Version folgendermaßen benannt: I. die primären Diagnosen, entsprechend den psychiatrischen Diagnosen in ICD und DSM, II. eine Klassifikation der Beziehungsstörungen, III. medizinische Probleme und Entwicklungsstörungen, IV. psychosoziale Belastungssituation und V. das gesamte funktionell-emotionale Entwicklungsniveau. Als einzige explizite Diagnose von Bindungsstörungen wurde unter Nr. 206 die »Reaktive Bindungsstörung/Deprivation/Vernachlässigung in der frühen Kindheit« (Zero to Three, 1999, S. 24) genannt. Mit einem Schwerpunkt auf den ätiologischen Faktoren subsumiert diese Diagnose auch die *Bindungsstörung mit Enthemmung.*

Aufgrund der klinischen Erfahrungen und der psychopathologischen Forschungsergebnisse erschien es notwendig, das Manual im Hinblick auf eine sinnvolle Fallkonzeption (»Formulation«) zunächst 2005 und dann 2019 zu revidieren. Die neue Bezeichnung DC: 0–5 verweist auf die 2019 erfolgte Ausweitung der Altersspanne über die ersten fünf Lebensjahre. Der dimensionale Zugang zu den Störungen wurde weiter ausgearbeitet, alle Achsen überarbeitet und neu benannt (Zero to Three, 2019):

I. Klinische Störungen, die Systematik psychiatrischer Diagnosen: Auf Achse I findet sich, nun im Kapitel der Trauma-, Belastungs- und Deprivationsstörungen, neben der reaktiven Bindungsstörung (RBS) auch die Soziale Bindungsstörung mit Enthemmung (SBSE) mit ähnlichen, aber genauer operationalisierten diagnostischen Kriterien wie in der ICD-11. Die RBS zeigt neben der Hemmung des Bindungsverhaltens auch »ein Muster von Schwierigkeiten in der Emotionsregulation, gekennzeichnet durch reduzierte oder fehlende positive Affekte und Episoden von ausgeprägter oder unerklärbarer Furcht oder Irritabilität/Ärger gegenüber Bezugspersonen« (Zero to Three, 2019, S. 164). Das kann auch für die SBSE gelten, dazu kommt die »soziale Enthemmung gegenüber Erwachsenen, die sich von Verhaltensimpulsivität unterscheidet (z. B. Handeln, ohne zu überlegen) und die kulturell akzeptierten Entwicklungsnormen missachtet« (S. 168). Die Diagnose beider Störungen erfordert auch das – ätiologische – Kriterium der unzureichenden emotionalen und sozialen Versorgung. Sie sollen nicht vor einem Entwicklungsalter von neun Monaten diagnostiziert werden; eine Mindestdauer ist nicht erforderlich. Des Weiteren müssen »die Symptome der Störung oder Reaktionen der Bezugspersonen erheblichen Einfluss auf die Funktionsfähigkeit des Kindes und der Familie auf eine oder mehrere der folgenden Arten haben:

1. verursachen Stress und Leid beim Kind,
2. beeinträchtigen die Beziehungen des Kindes,
3. schränken die Teilnahme des Kindes an entwicklungsbedingt erwarteten Aktivitäten und Routinen ein,
4. schränken die Teilnahme der Familie an Alltagsaktivitäten und Routinen ein,
5. schränken die Fähigkeit des Kindes ein, neue Fertigkeiten zu lernen und zu entwickeln, oder beeinträchtigen den Entwicklungsprozess (Zero to Three, 2019, S. 164 u. S. 168).

II. Beziehungskontext: Hier werden drei Dimensionen unterschieden, in denen auf unterschiedliche Weise Bindungsaspekte vorkommen.

(1) Dimensionen der Versorgung aufseiten der Bezugspersonen: Dazu gehören das Gewähren körperlicher Sicherheit, Trost geben sowie die Reflexionsfähigkeit über die Entwicklung des Kindes.

(2) Beiträge des jungen Kindes zur Beziehung: Hierzu gehören Temperamentsdispositionen, das sensorische Profil, körperliche Erscheinung, körperliche Gesundheit, Entwicklungszustand, psychische Gesundheit und Lernstil.

(3) Dimensionen der versorgenden Umgebung: Dabei geht es um das Netzwerk der das Kind betreuenden Personen mit Problemlösefähigkeit, Konfliktlösung, Zuteilung der versorgenden Rolle, versorgende Kommunikation: praktisch und emotional, emotionale Beteiligung, Verhaltensregulation und Koordination zwischen den Geschwistern.

Aus (1) und (2) erfolgt eine Bewertung der Beziehungsqualität von gut adaptiert bis desorganisiert/gefährlich, desgleichen aus (3) von gut adaptierter bis gefährdender/gestörter Versorgungsumgebung.

III. Körperliche Gesundheit und Erkrankungen: RAD- und SBSE-Kinder zeigen vor dem Hintergrund der Vernachlässigung auch kognitive, sprachliche und motorische Verzögerungen; Stereotypien und eine Wachstumsretardierung, sowohl von Größe, Gewicht als auch Kopfumfang.

IV. Psychosoziale Stressoren: Dabei geht es um akute oder anhaltende Stressoren, die, wie schwere Unfälle, Erkrankung eines Elternteils, aber auch Vernachlässigung und Armut, einen Einfluss auf Entstehung und Verlauf psychischer Symptome und Störungen nehmen können.

V. Entwicklungskompetenzen: Auf dieser Achse liegen etliche deskriptive praxisrelevante Checklisten zu Meilensteinen und Entwicklungskompetenzen des Kindes vor. Die Listen sind zehnstufig nach Alter und nach Kompetenzbereichen (kognitiv, motorisch und körperlich, emotional, sozial-beziehungsbezogen und Sprache/soziale Kommunikation) gegliedert.

Exkurs: In die DC: 0–5 wurde eine »Spezifische Beziehungsstörung der frühen Kindheit« (Zero to Three, 2019, S. 174) ganz neu eingeführt, was gefeiert wurde angesichts der Tatsache, dass hier erstmals eine spezifische interpersonelle Störung zwischen zwei Personen, nämlich Kind und Elternteil, auf der ersten, psychiatrischen Achse kodiert wurde, etwas, das im systemischen Denk- und Handlungskontext seit Jahrzehnten selbstverständlich ist und einen Kern der Theorie darstellt: Diagnosen sind Kommunikationen, nicht Ergebnis von inneren Erlebensweisen und Verhaltensausdruck von etwas, das im Menschen, sondern vielmehr zwischen Menschen geschieht, in diesem Fall zwischen einem Kind und einer Bezugsperson. Bei der genaueren Beschreibung des Störungsbildes finden sich Varianten, die den unter Kapitel 4.2.6 von Brisch (1999/2022) systematisierten Bindungsstörungen entsprechen, allerdings mit dem Unterschied, dass die jeweilige Symptomatik hier nur in der Beziehung zu dieser bestimmten Bezugsperson zum Ausdruck gebracht wird. Brisch generalisiert diese Muster auf verschiedenste Bezugspersonen. Obwohl beide Ansätze ursprünglich von derselben Autorengruppe stammen, zeigt sich hier ein deutlicher Unterschied, zudem Brisch, Buchheim und Kächele (1999) die Störungen sowohl im Kleinkindalter als auch bei älteren Kindern und Jugendlichen für diagnostizierbar halten. Dies entspricht auch meiner langjährigen klinischen Erfahrung mit bindungsgestörten Kindern und Jugendlichen. Auch die klassischen Manuale bezeichnen Bindungsstörungen als ein – immerhin – zwar interpersonelles, aber generalisiertes Phänomen, das in verschiedenen Beziehungskontexten beobachtbar ist. Kommentatorinnen dieser neu definierten Störung betonen, dass sich deren Nützlichkeit für die klinische Praxis erst noch erweisen müsse, da sie ausschließlich an klinischen Fallbeschreibungen orientiert und der Forschungsbedarf dementsprechend hoch sei (Bovenschen, 2023).

Trotz einiger Mängel gilt die DC: 0–5 als das beste Klassifikationssystem für psychische Störungen, in jedem Fall aber für diese Altersgruppe.

4.2.6 Eine alternative Typologie der Bindungsstörungen

In sämtlichen gebräuchlichen Diagnosesystemen findet sich, wie erwähnt, kein differenziertes übergeordnetes Erklärungsmodell für das beobachtete Verhalten und für die aus sozialen Belastungsfaktoren resultierenden bindungsbezogenen Diagnosen. Trotz umfangreicher Forschungsanstrengungen in den letzten zwei Dekaden fehlt immer noch ein integriertes Modell, das die Taxonomie von Bindungsstörungen mit den »klassischen« Bindungsrepräsentationen (siehe Kapitel 3.3 und 4.1) kombiniert (DeKlyen u. Greenberg, 2016).

Angesichts der Entscheidung, zur Diagnose in ICD/DSM nur die reinen Beschreibungen der zu diagnostizierenden Phänomene (was ja im Hinblick auf die so eindeutigen Ursachenzusammenhänge der Bindungsstörungen durchbrochen wurde) zu nutzen, ist dies verständlich, aber im Hinblick auf schlüssige Erklärungszusammenhänge unbefriedigend. Aus diesem Grund hatten sich in der Vergangenheit verschiedene Arbeitsgruppen damit befasst, interaktionelle und bindungsrelevante Kriterien in der Kinder- und Jugendpsychiatrie zu integrieren. Insbesondere wurde der Vorschlag von Zeanah (1996) und Boris und Kollegen (2004) einer anderen Einteilung beachtet, die mittlerweile validiert, allerdings nicht in die ICD-11-Überlegungen einbezogen wurde. Im deutschsprachigen Raum hat Karl Heinz Brisch in seinem Grundlagenwerk »Bindungsstörungen« (1999/2022) diese von den Ausprägungen her vielfältigere Typologie der Bindungsstörungen inklusive plastischer Darstellungen von Behandlungsverläufen aufgegriffen und erweitert. Zusätzlich wird mit seiner Einteilung auch der Altersbereich der möglichen Bindungsstörungen von der Zeugung bis zum Tod ausgeweitet. Das Buch wurde mittlerweile in acht Sprachen übersetzt und ist daher auch international weitverbreitet. Diese Klassifikation enthält sowohl interaktionelle Muster als auch bindungsrelevante Kriterien. Die geschilderten Verhaltensweisen werden nicht, wie die desorganisierten Bindungsmuster, nur situativ beobachtet, sondern sie treten als stabiles Muster über einen längeren Zeitraum und in verschiedenen Kontexten auf. Die Einteilung wird in den folgenden Abschnitten inklusive einiger Fallbeispiele vorgestellt.

1. Kein erkennbares Bindungsverhalten: Das Bindungssystem ist deaktiviert und abgewehrt, d. h., auch in erkennbaren Bedrohungssituationen wenden sich diese Kinder nicht an eine Bezugsperson. Auch Reaktionen auf Trennungen sind nicht personenspezifisch, sondern entweder nicht vorhanden oder das Kind protestiert undifferenziert bei Trennung von jeder beliebigen Person. Die Betroffenen zeigen nur selten prosoziales Verhalten, wobei sie dieses kaum an eine bevorzugte Person richten. Die Symptomatik erinnert an autistische Verhaltensweisen; allerdings finden sich autismustypische Zeichen wie die Vermeidung von Körperkontakt, Sprachentwicklungsverzögerungen oder stereotype Verhaltensweisen eher nicht. Diese Bindungsstörung sieht man nicht selten bei Heimkindern und Kindern, die bereits im Säuglingsalter mehrere Beziehungsabbrüche erlebt haben und durch unterschiedliche Pflegestellen gewandert sind. Dieser Typus deckt sich phänomenologisch weitgehend mit der *reaktiven Bindungsstörung.*

> *Fallbeispiel:* Ben (3,9 Jahre) kommt aus einem Missbrauchsumfeld und hatte sein erstes Lebensjahr bei seiner Mutter verbracht, die in einer von körperlicher und sexueller Gewalt geprägten Familie aufgewachsen und nicht be- bzw. erziehungsfähig war. Eine ein Jahr ältere Schwester wohnt bereits in einer Dauerpflegefamilie. Bei der Aufnahme in die Bereitschaftspflegefamilie zeigte sich Ben in ständigem Fluchtmodus: Er schrie, verkrampfte sich, kam schlecht in den Schlaf. Er explorierte nicht, zeigte wenig mimische Reaktionen, dabei forderte er wenig ein und hielt fast keinen Körperkontakt. Nach und nach konnte er seine Fachpflegemutter als sichere Basis etablieren und die Verhaltensauffälligkeiten ließen nach, bis auf ein zunehmend sexualisiertes Verhalten. Schließlich kam er in eine Dauerpflegefamilie, in der der Vater besonders präsent war, was Ben offensichtlich guttat; die Eingewöhnung verlief leicht.

2. Undifferenziertes Bindungsverhalten: Auch bei diesen Kindern versagt das Bindungssystem, insbesondere, was die Auswahl von Personen angeht, bei denen das Kind Sicherheit, Stressreduzierung oder einfache Zuwendung sucht. Es wendet sich unterschiedslos allen, insbesondere unvertrauten Menschen zu. Diese fehlende Reserviertheit und Selektivität wird auch »soziale Promiskuität« genannt. Bei einem Subtyp dieser Störung steht Unfallrisikoverhalten im Vordergrund: Das Kind sucht in einer gefährlichen Situation keine Sicherheit bei einer Bezugsperson, wie das bei organisierten Bindungsformen der Fall ist.

> *Fallbeispiel:* Jeanette (7 Jahre) hat altersgemäße motorische Kompetenzen, aber zeigt ausgeprägtes Unfallrisikoverhalten bei ansonsten kaum selektiver Bindungssuche. Sie rennt kopflos auf die Straße, macht halsbrecherische Manöver mit ihrem Fahrrädchen und kennt keine Gefahr auf dem Klettergerüst. Dies führt immer wieder zu großer Aufregung in ihrer Heimgruppe und Ratlosigkeit bei den Erziehern, zumal sie sich schon einmal ernsthaft verletzt hat.

Diesen Kindern fehlt das normalerweise bereits bei Säuglingen beobachtbare *social referencing* (S. 87 in diesem Buch; Emde u. Sorce, 1983). Damit bezeichnet man in der Entwicklungspsychologie das Phänomen, dass sich Säuglinge ab etwa acht bis neun Monaten in unvertrauten Situationen an den gezeigten Affekten, also der emotionalen Körpersprache, insbesondere der Mimik der Bezugsperson orientieren. Zeigt die Mutter Zeichen der Furcht, wird auch der Säugling oder das Kleinkind die Situation als furchtsam interpretieren und erleben. Dies, als Muster vielfach wiederholt, gilt seit Langem als eine der möglichen Ursachen für Trennungsangst. Zeigt die Mutter keine Furcht und begrüßt etwa einen Fremden beim Eintritt in den Raum freundlich, wird auch das Kind eher keine Furcht zeigen und erleben. Durch die Orientierung an den Affektausdrücken der Mutter lernt das Kind, Situationen zu bewerten, ein prägender Einfluss für die spätere emotionale Einschätzung von Situationen. Dies gilt als wichtiger Mechanismus für den Erwerb von epistemischem Vertrauen und die Kompetenz des sozialen Lernens.

Das Kind mit undifferenziertem Bindungsverhalten wirkt überaus getrieben und lernt nicht aus negativen Erfahrungen. Die Diagnose ist der Bindungsstörung mit Enthemmung vergleichbar, ebenfalls als Folgestörung bei Vernachlässigung, Beziehungsabbrüchen und institutioneller Erziehung.

> *Fallbeispiel:* Mia, ein gesundes zweijähriges Mädchen, wurde aufgrund einer schweren psychischen Erkrankung der Mutter in der familiären Bereitschaftspflege untergebracht. Am Tag ihrer Aufnahme benötigte sie keinen Moment, um sich in der neuen Umgebung und der Familie zu orientieren; sie fühlte sich sofort zu Hause und war umgänglich, solange sie bestimmen durfte. Eine Bedürfnis-

aufschiebung tolerierte sie zunächst nicht. Sie kontrollierte ihre Umgebung und entwickelte auch nach einem halben Jahr kaum eine selektive Bindung. Allerdings legte sie Wert darauf, möglichst die ganze Zeit mit ihrer Pflegemutter zu verbringen. Die Anwesenheit anderer brachte sie unter Konkurrenzdruck und sie verteidigte »Ihres«, auch unter hohen Kosten. Sie gewöhnte sich auch problemlos an eine »Ferien-Pflegemutter«; dort aß und schlief sie allerdings weniger. Auf eine längere Abwesenheit ihrer eigentlichen Pflegemutter reagierte sie mit Zerstören von Dingen. Für viele Menschen wirkte es so, als seien Personen für Mia austauschbar: Sie sprach Fremde an, setzte sich bei ihnen auf den Schoß und ließ sich auch nicht abweisen. Mias grenzüberschreitendes Verhalten machte die Betroffenen oft hilflos und erzeugte ein Gefühl der Peinlichkeit. Mia konnte zu dem Zeitpunkt weder spielen noch sich eine gewisse Zeit auf etwas konzentrieren.

3. Übersteigertes Bindungsverhalten: Das Bindungssystem ist bei diesen Kindern extrem überaktiviert; es kann in neuen Situationen gar nicht heruntergefahren werden, Trennungen werden nicht toleriert, sodass die Bezugsperson diese auch zunehmend vermeidet und somit eine zirkuläre Abhängigkeit manifestiert wird. In manchem erinnert das Verhalten an eine unsicher ambivalente Bindung. Die Symptome sind allerdings ausgeprägter, zudem tritt deren anderer Pol, nämlich der Ärger über das Nichtverstandenwerden und die Abwehr der Nähe angesichts der übergroßen Verlustangst, in den Hintergrund. Die Kinder fallen, manchmal noch im Schulalter, durch extremes Klammern auf; sie sind nur in unmittelbarer Nähe zu ihrer Bezugsperson fähig, ihre Umwelt zu erkunden und sich emotional zu beruhigen. Jegliche außerhäusliche Betreuung wird möglichst vermieden, sodass die Störung in der Regel in einen dauerhaften Schulabsentismus mündet. Kommt es doch einmal zu einer Trennung von der Bezugsperson, reagiert das Kind meist panisch und kann sich auch mit Hilfe kaum regulieren. Anders als Kinder mit der Diagnose »Trennungsangst« (ICD-10 F 93.0) können diese Kinder auch in der vertrauten häuslichen Situation keine räumliche Entfernung von ihrer Bindungsperson tolerieren. Dieser Typus der Bindungsstörung wird bei Kindern beobachtet, deren Mütter selbst unter einer durch starke Verlustängste geprägten Angststörung leiden. Sie können ihrem Kind dann kaum einen eigenen Erkundungsraum zugestehen und fühlen sich dazu selbst abhängig von der Präsenz des Kindes – in einer Art Rollenumkehr. Das beschriebene *social referencing* ist hier in eine Zwangsspirale gemündet, aus der keine der beteiligten Personen entkommt.

4. Gehemmtes Bindungsverhalten: Diese Kinder setzen Trennungen kaum Widerstand entgegen; sie sind meist nicht in der Lage, ihre Bindungswünsche auszudrücken, und fallen durch übermäßige Anpassung aus. Diese gilt als Kompromisslösung aus der Ambivalenz heraus, zwischen der Suche nach Geborgenheit und Angst vor Gewalt. Der emotionale Austausch mit den Bezugspersonen ist zurückhaltend und von großer Vorsicht geprägt; meist haben diese Kinder Erfahrungen mit körperlicher Gewalt oder Gewaltandrohung oder auch mit psychischer Gewalt. Die Angst, nahen Bezugspersonen zu vertrauen, wird generalisiert und mit einer Einschränkung normalen Erkundungsverhaltens bezahlt.

Ein fiktives Fallbeispiel: Der nach dem gewaltsamen Tod seiner Eltern verwaiste Harry Potter wurde als kleiner Säugling vor der Haustür seines Onkels abgelegt. Diese Familie ließ ihn in einem Treppenverschlag leben, seine Zuwendungsbedürfnisse wurden, wie alle seine Lebensäußerungen, von der lieblosen Verwandtschaft sanktioniert und abfällig kommentiert. Er wehrt sich nicht dagegen, versucht auch keine Bindungsbeziehung mehr aufzubauen, kommuniziert nur noch in Form einer ironischen Distanzierung gegenüber der Familie. Er flüchtet sich (als adaptive Reaktion) in eine von Größenvorstellungen geprägte Fantasiewelt. Hier ist er geschützt und mit magischen Kräften ausgestattet, eine besondere Eule hält seine Verbindung zur Zauberwelt. Anders als andere Kinder mit gehemmtem Bindungsverhalten verfügt Harry im späteren Kindesalter über ein Urvertrauen in die Richtigkeit seiner Herkunft und die Bedeutung seines Daseins. Dieses fehlt den im engeren Sinne bindungsgestörten Kindern, die in der Regel nur wenig Zutrauen in die eigenen Kräfte und ihre Wirksamkeit haben.

5. *Aggressives Bindungsverhalten:* Bei Kindern mit einer solchen Problematik stehen körperliche und/oder verbale Aggressionen ihren Bindungspersonen gegenüber im Vordergrund. Diese Kinder haben viel Zurückweisung ihrer Bindungswünsche erlebt, häufig in einem aggressiven Familienklima. Die Störung kann als Versuch verstanden werden, diese aggressiv einzufordern, was in der Alltagssituation aber meist nicht verstanden wird. Vielmehr bewirkt diese Äußerungsform für gewöhnlich eine Gegenaggression, Zurückweisung und Sanktion. Bereits John Bowlby (1970) wies darauf hin, dass Säuglinge, deren Bindungswünsche durch ihre Bindungspersonen frustriert werden, aggressiv reagieren; dieses Verhalten stelle eine nachvollziehbare kindliche Reaktion dar, die später angesichts unmittelbarer Einwirkung von aggressiven Verhaltensauffälligkeiten dekontextualisiert werde.

Fallbeispiel: Theo ist das erste Kind seiner Mutter. Wegen Drogenproblematik und Gewalt lebten die beiden zunächst bei ihren Eltern; dann aber zog sie doch mit dem Kindsvater zusammen und wurde erneut schwanger. Als es erneut zu

Gewalt zwischen den Kindseltern kam, wurde Theo wieder bei den Großeltern untergebracht. Wegen fortgesetzten Drogenmissbrauchs der Mutter konnte er jedoch nicht zu ihr zurück und wurde zusammen mit seiner neugeborenen Schwester in einer Bereitschaftspflegefamilie in Obhut genommen.

Vorstellung mit 2,3 Jahren: Der an sich freundliche Junge fiel dort durch ein hohes Aggressivitätslevel mit abrupten Stimmungswechseln auf, vor allem in neuen, unbekannten Situationen. Dabei wirkte er immer angestrengt, aber auch bemüht, sich an soziale Regeln zu halten. Er zeigte eine geringe Frustrationstoleranz, herabgesetzte Konzentrationsfähigkeit, benötigte permanente Aufmerksamkeit und konnte nicht spielen. Er war wenig einfühlungsfähig und zeigte viele stereotype Verhaltensweisen. Mit seiner kleinen Schwester war er meist lieb; seine Puppe umsorgte und misshandelte er im Wechsel. Im Entwicklungstest ET6-6, mit knapp drei Jahren durchgeführt, lag er in allen Dimensionen im Risikobereich, bis auf die Sprachentwicklung. Zu dem Zeitpunkt ging er in den Kindergarten, konnte dort aber wegen hoher Aggressivität im Gruppenkontext nicht am Geschehen teilnehmen. Weder in der Mutterbeziehung noch in der zu den Großeltern fand Theo Resonanz und kindgerechte Beachtung, sodass eine Unterbringung in einer Dauerpflegefamilie, zusammen mit seiner Schwester, entschieden wurde. Aufgrund seines hohen Aggressionspegels gelang dies zunächst nicht.

6. Bindungsverhalten mit Rollenumkehr: Wenn Elternteile in eine existenzielle Krise geraten, z. B. durch Verlassenwerden vom Partner oder durch eine eigene schwere körperliche oder psychische Erkrankung, können Kinder bereits in sehr jungem Alter in eine komplementäre Rolle gelangen. Sie übernehmen fürsorgliche Verantwortung für die Bindungsperson und schränken dabei die eigene explorative Haltung für ihre Umwelt massiv ein. Ein Hauptmotiv für die noch nicht reflexionsfähige, dysfunktionale Rollenumkehr ist dabei die kleinkindliche Angst um den realen Verlust der Bezugsperson durch einen krankheitsbedingten Verlust von Fürsorgekompetenzen, Scheidung, Suchtverhalten, Suizidandrohungen. Die Kinder bleiben überbesorgt und oft kontrollierend, auch in Situationen, in denen sie selbst Trost und Sicherheit benötigen. Diese Art der Parentifizierung überfordert die Kinder sowohl emotional als auch kognitiv, was auf Dauer zum Verpassen eigener Entwicklungsaufgaben führt, mit entsprechenden Rückständen, sowie zu einem chronisch erhöhten Stresslevel, mit einem Verlust basaler Sicherheit in Bezug auf andere wie auf sich selbst.

Fallbeispiel: Mila (knapp 4,5 Jahre) und ihre Mutter lebten in einer Eltern-Kind-Einrichtung. Milas Mutter litt an einer psychischen Erkrankung und begab sich derentwegen in stationäre Behandlung. Danach kam sie jedoch nicht mehr in die Einrichtung zurück, in der ihre Tochter noch immer untergebracht war. Mila zeigte eine kombinierte Entwicklungsverzögerung der Sprache und Motorik bei kognitiver Leistungsfähigkeit im Normbereich. Sie erhielt bereits umfassende Frühförderung. Mila wurde zunächst in einer Bereitschaftspflegefamilie untergebracht; dort zeigte sie sich freundlich und fürsorglich bei sorgfältiger Vermeidung sämtlicher Affekte, die zu Irritationen führen könnten. Eigene Gefühle konnte sie nicht benennen. Bei Besuchen ihrer Mutter war sie ausgesprochen fürsorglich dieser gegenüber und schien sie zu schonen. Ein ähnliches Verhalten zeigte sie auch in der Pflegefamilie. Nach circa einem halben Jahr begann sie eine Annäherung zu der Pflegemutter, die für sie zunehmend eine sichere Basis bildete, und konnte ihre übermäßige Anpassung zumindest zeitweise etwas aufgeben. Zu mehreren Diagnostikterminen brachte sie der Untersucherin kleine Geschenke mit und betonte, wie gut es ihr hier gefalle.

Fallbeispiel: Der fünfjährige Hans hatte seinen Vater durch plötzlichen Herztod verloren. Seine Mutter und die ebenfalls im Haus lebende Großmutter waren verzweifelt und untröstlich. In dieser schmerzhaften Situation verdrängte Hans seine eigene Bedürftigkeit und »sorgte« stattdessen für Mutter und Oma, beispielsweise indem er ihnen abends die Bettdecke aufschlug. Sieben Jahre später starb auch die Mutter. Noch als reifer Erwachsener war Hans der »Strahlemann« und sorgte feinfühlig für alle, bis eine schwere partnerschaftliche Konfliktsituation ihn mit seiner tiefen Depressivität konfrontierte, an der er schwer erkrankte. Trotz umfangreicher Hilfsangebote konnte er seine früh erworbene Einstellung nicht mehr ändern; der immer noch sehr erfolgreiche Geschäftsmann erlebte seine Situation als aussichtslos, sich selbst als bloße Zumutung für alle, sodass er als letzte Konsequenz mit Mitte sechzig seinem Leben ein Ende setzte.

7. Bindungsstörung mit Suchtverhalten: Kindliche Signale sind zu Beginn einer Eltern-Kind-Beziehung nicht immer leicht lesbar. Der Wunsch nach Nähe und Geborgenheit wird vom Säugling ähnlich ausgedrückt wie Hunger oder anderes Unwohlsein. Bei hinreichender emotionaler Verfügbarkeit der Bindungsperson können diese interaktionellen Fehler im Laufe der Zeit in aller Regel »repariert werden«.

Deprivierendes oder dauerhaft unfeinfühliges Pflegeverhalten von Bezugspersonen, die selbst innerlich abwesend oder belastet sind, bewirkt jedoch eine hohe Stressspannung beim Säugling, die nicht adäquat aufgefangen werden kann, wenn dem schreienden Kind »der Mund gestopft«, es also undifferenziert mit Nahrungsangeboten beruhigt wird. Es macht dann die Erfahrung, dass das

Stressgefühl für den Moment reduziert, das dahinterliegende Bedürfnis aber nicht beantwortet wird.

Daraus kann sich über sich selbst verstärkende Teufelskreise Suchtverhalten entwickeln, das sich im Laufe der Jahre auf andere Substanzen/Objekte richten wird, mit dem Ziel, kurzfristig Stress zu reduzieren. Die Suchtmittel sind dabei weitgehend austauschbar; ihnen gemeinsam ist die fehlende Nachhaltigkeit der Beruhigung, wie sie bei einer adäquaten Beziehungsantwort erreichbar ist. Die rasche Verfügbarkeit des Suchtmittels führt über Dosissteigerungen zu Abhängigkeit bzw. bei Abwesenheit der Droge zu einem psychischen oder gar körperlichen Entzugssyndrom. Die Bindung an einen Suchtstoff wirkt, auch auf neurologischer Ebene, als Substitut für echte Bindung, mit der großen Gefahr, dass der angst- und mühevolle Weg zu einer echten Bindung, beispielsweise über eine Psychotherapie, immer wieder abgebrochen und stattdessen dem Suchtstoff für eine schnelle Erleichterung der Vorzug gegeben wird. Mittlerweile belegen etliche Studien einen engen Zusammenhang zwischen – vorwiegend – ängstlich-unsicheren Bindungsstilen und dem Vorkommen sowie der Schwere von Substanzabhängigkeiten und komorbid auftretenden psychiatrischen Erkrankungen in späteren Lebensaltern (Unterrainer, Hiebler-Ragger, Rogen u. Kapfhammer, 2018).

8. Psychosomatische Symptomatik: Brisch (1999/2022) brachte eine psychosomatische Symptomatik als Ausdruck von Störungen in der Bindung in die Systematik ein, ausgehend von den mehrfach replizierten Studien von René Spitz zur frühkindlichen Deprivation und zum Hospitalismus (Spitz, 1945, 1946) bei Heimkindern, die trotz angemessener körperlicher Versorgung, aber emotionaler Verkümmerung massive Entwicklungsretardierungen einschließlich des psychogenen Minderwuchses zeigten. Als »Marasmus« oder »psychischen Hospitalismus« bezeichnete er das »Dahinwelken und schließliche Verlöschen« von an sich gesund geborenen Kindern infolge totaler emotionaler Deprivation. Die psychosomatischen Auswirkungen von inadäquater Fremdbetreuung in den ersten Lebensjahren werden auch durch die Studien zu den Wochenkrippen der DDR bestätigt (siehe Kapitel 2.1.4). Emotionale Deprivation ist auch heute noch ein häufiges Phänomen, wenn auch mittlerweile selten zum Tode führend.

Eine zugrunde liegende Überforderung oder, häufiger noch, ernste psychische Erkrankung der Bindungsperson schränkt ihre Reaktionsfähigkeit ein; sie äußert sich dann in einem inkonsistenten, oft widersprüchlichen Pflegeverhalten mit entsprechender emotionaler Irritation und Angstentwicklung beim Kind. Die hohe Beziehungsambivalenz seitens der primären Bezugsperson (meistens der Mutter) führt im Säuglingsalter nicht selten zu einer Symptombildung mit

Ess-, Schrei- und Schlafstörungen. Hier kommt es entscheidend darauf an, dass die in der Regel zunächst konsultierten Kinderärzte die emotionale Interaktionsstörung im Blick halten, da die Symptomatik bei inadäquater Behandlung häufig chronifiziert. Eine funktionelle, vorwiegend verhaltensorientierte Behandlung würde dann der zugrunde liegenden Bindungsproblematik nicht gerecht.

Es wäre zu diskutieren, ob der Begriff der »psychosomatischen Symptomatik« nicht auf die bei Bindungsstörungen nahezu regelhaft anzutreffenden Entwicklungsprobleme im motorischen, sprachlichen und emotional-sozialen Bereich auszuweiten ist. Ich kenne kein Kind mit einer Bindungsstörung, das, neben der immer notwendigen intergenerationalen Bindungstherapie, nicht großen Bedarf an Frühförderung und funktionellen Therapien wie Physiotherapie, Ergotherapie und Logopädie hätte. In vielen Fällen führt die psychosoziale Wachstumsstörung zur Vorstellung beim Kinderarzt. Obwohl dies eine frühe Beziehungsstörung zu den primären Bindungspersonen darstellt, wird üblicherweise zunächst auf pathophysiologische Parameter fokussiert und, in der Tat, sind auch bei diesen Kindern die Werte der Wachstumshormone erniedrigt. Bei dieser Symptomatik ist daher immer auch eine sorgfältige Erkundung der psychosozialen Lebensbedingungen notwendig, gegebenenfalls auch die Einleitung familientherapeutischer Maßnahmen bis hin zu einem Milieuwechsel, also der Inobhutnahme des Kindes.

Fallbeispiel (mit Bezug zur somato-psychischen Beziehungssphäre): Katrin wurde von ihrer Mutter innerhalb des ersten Lebensjahres nicht nur fast täglich beim Kinderarzt vorgestellt, sondern auch viermal stationär in einer Kinderklinik untergebracht. Dabei ging es nie um lebensbedrohliche Erkrankungen, sondern um einfache Infekte, leichte Neurodermitis, Scabies oder die Abklärung möglicher Nahrungsmittelunverträglichkeiten (negativ). Obwohl bekannt war, dass der ältere Bruder wegen häuslicher Gewalt in einer Pflegefamilie lebte, schöpfte die Klinik keinen Verdacht. Erst nach Einschreiten des Jugendamtes wurde das Mädchen mit anderthalb Jahren in einer Bereitschaftspflegefamilie untergebracht. Schließlich stand die Diagnose eines Münchhausen-by-proxy-Syndroms im Raum (siehe Kapitel 2.3.2). Diese Störung betrifft Mütter, die, um selbst Zuwendung zu bekommen, eine Erkrankung des Kindes vortäuschen, bis hin zur Misshandlung. Katrin zeigte zu Beginn keinerlei Bindungsverhalten; sie war in den meisten Bereichen entwicklungsverzögert und hatte noch keinen stabilen Tag-Nacht-Rhythmus, benötigte viermal in der Nacht eine Flasche. Nach einem guten halben Jahr intensiver Physiotherapie und responsiver Begleitung entwickelte sich das Kind rasch und zeigte auch Anzeichen einer beginnenden selektiven Bindung zur Pflegemutter.

4.3 Bindungsstörungen – eine vorläufige Definition

Die längere Reise durch die Geschichte der Nomenklatur und die unterschiedlichen Fallgeschichten zeigen die Diversität, teilweise auch die Widersprüchlichkeit der klassifikatorischen Konzepte auf, sowohl im historischen Verlauf als auch in der Gegenwart. Welcher gemeinsame Nenner bleibt nun – bei aller Variabilität der einzelnen Fälle (siehe Fallbeispiele!) – für das Konzept »Bindungsstörung« und welche Konsequenzen hat das für eine adäquate Behandlung?

Lässt sich eine Bindungsstörung allein anhand des beobachtbaren Verhaltens diagnostizieren? Die neuen Klassifikationssysteme sind davon abgerückt: Dieses Verhalten tritt so häufig nach gravierenden Fürsorgemängeln auf, dass diese als ursächlich dafür angesehen werden. Das zentrale Merkmal von Bindung, nämlich eine tragfähige Beziehung zu einer deutlich älteren Bezugsperson, ist bei bindungsgestörten Kindern kaum anzutreffen. Die spezifische Nähe- und Kontaktsuche zu Bindungspersonen in belastenden und ängstigenden Situationen funktioniert dann in der Regel nicht mehr.

Als Bindungsstörung im frühen Kindesalter bezeichnet man also extremes Verhalten, das keine sinnvolle Strategie zum Erreichen von Schutz und Sicherheit bei einer Bezugsperson mehr beinhaltet; das Bindungssystem ist dabei entweder gehemmt oder nichtselektiv überaktiviert. Bindungsstörungen sind von den organisiert unsicheren und den desorganisierten Bindungsmustern zu unterscheiden; sie bilden ein vergleichsweise festes Verhaltenscluster, im Unterschied zu Letzteren, die eher situativ auftreten, aber ebenfalls Psychopathologie in späteren Lebensaltern vorhersagen können.

Es handelt sich um – durch hochgradig unzureichende emotionale und soziale Versorgung verursachte – ernst zu nehmende psychische/psychosomatische Erkrankungen/Entwicklungsbehinderungen sehr kleiner Kinder, die unbehandelt chronifizieren und häufig zu massiven emotionalen, kognitiven und sozialen Einschränkungen führen. Dies wurde seit der ersten Längsschnittstudie zu dieser Thematik (Tizard u. Reese, 1975; Hodges u. Tizard, 1989) auch in zahlreichen weiteren Forschungsbefunden bestätigt (z. B. Smyke, Zeanah, Fox u. Nelson, 2009; Zeanah u. Gleason, 2015). Aufgrund der so frühen Belastung des werdenden Menschen wirkt sich die Schädigung naturgemäß auch in der Hirnentwicklung und der Entwicklung körperlicher Funktionen inklusive des Immunsystems aus. Damit haben Bindungsstörungen immer auch eine somatische Komponente.

Neben der Bindungsproblematik zu Bezugspersonen, auf deren Beziehungsangebote die als bindungsgestört bezeichneten Kinder inadäquat bis paradox reagieren, sind ihre sozialen Interaktionen mit Gleichaltrigen ebenso wie ihre

Emotionalität beeinträchtigt; viele verhalten sich häufig aggressiv und sind dazu wenig emotional ansprechbar. Hinter dem Modebegriff »Systemsprenger« verbergen sich oft Kinder und Jugendliche mit einer ausgeprägten Bindungsstörung.

Gleichzeitig handelt es sich bei Bindungsstörungen um eine Beziehungsproblematik, nicht um etwas, was »im Kind« entsteht, vor sich geht. Aufgrund der in den ersten Lebensjahren ausgeprägten neurologisch-physiologisch-chemisch-epigenetischen Auswirkungen dieser Beziehungsstörungen entwickeln sich dann Verhaltens- und Persönlichkeitsvarianten, die der jeweiligen Person, also dem Kind, zugeschrieben werden. Damit werden sie dekontextualisiert, »aus dem Zusammenhang gerissen«; die Verhaltensphänomene sind scheinbar diagnostisch genau zu fassen, verraten aber zunächst nicht ihren Ursprung.

Nach ICD und DSM sollen Bindungsstörungen nur bis zum fünften Lebensjahr diagnostiziert werden. Im weiteren Lebensverlauf zeigen sie sich dann als anderweitig klassifizierte Störungen, die häufig in ihrer Symptomatik und im psychotherapeutischen Prozess mit ihrem Ursprung in der Bindungsthematik in Verbindung gebracht werden. Schwere seelische Störungen gehen in allen Lebensaltern regelmäßig mit einem Verlust an epistemischem Vertrauen einher, d. h., die Betroffenen sind nicht (mehr) in der Lage, Bezugspersonen zu vertrauen, mithin im Dialog eine andere affektiv-kognitive Perspektive auf sich und ihr Leiden zu gewinnen. Eine relative, aber kaum tragfähige Sicherheit kann dann nur im Festhalten an den eigenen, eingeengten Vorstellungen (»restriktive Arbeitsmodelle«) von sich, von relevanten Anderen und der Welt gewährleistet werden, z. B bei schweren Depressionen, Psychosen oder Persönlichkeitsstörungen.

Auch wenn nicht in allen solchen Fällen gravierende Fürsorgemängel in der Frühkindheit eruiert werden können, gibt es doch einen bedeutsamen Bezug zur Bindungsentwicklung und zur Bindungssicherheit. Brisch (1999/2022) nennt auch solche Erkrankungen Bindungsstörungen. Hier lohnt es sich, in einer ressourcen- und kontextorientierten Psychotherapie auch die Chancen und Belastungen der Frühkindheit zu erkunden, zu reflektieren und möglichst zu integrieren.

4.4 Differenzialdiagnose

Angesichts der Notwendigkeit, eine gemeinsame Sprache zu finden, und der gesetzlichen Verpflichtung zur Anwendung von ICD-10-, demnächst ICD-11-Diagnosen im Gesundheitssystem, ist es trotz der ausgeführten Bedenken sinnvoll, sich mit den Themen »Differenzialdiagnose« und »Komorbidität« zu befassen. Beide Begriffe können innerhalb des Paradigmas der Klassifikation nach ICD/DSM verstanden werden und dort nützlich sein.

Unter dem Begriff »Differenzialdiagnose« werden andere, auch denkbare Diagnosen mit ähnlicher, bisweilen nahezu identischer Symptomatik gefasst. Dies ist besonders im Hinblick auf die möglichen Ursachen der Beschwerden bedeutsam. In der Organmedizin macht es für die Lebensführung und die Behandlung einen großen Unterschied, ob eine Gelbsucht durch Alkoholmissbrauch, Malaria oder eine Krebserkrankung hervorgerufen wird. Daher sind bei allen Symptomatiken, die von ihrem Symptombild nicht eindeutig und von ihrer Genese her auch anderweitig deutbar sind, weitergehende Untersuchungen, Denk- und Frageräume sinnvoll, da die angemessenen Behandlungsmethoden jeweils sehr unterschiedlich sein können.

Gleichzeitig muss auch bedacht werden, dass eine und dieselbe Ursprungsvariable, nämlich ein signifikanter Fürsorgemangel in der frühesten Kindheit, nicht zwingend zu einer klinisch definierbaren Bindungsstörung führen muss, sondern auch psychopathologisch andere Ausprägungen einer signifikanten Teilhabeeinschränkung annehmen kann, wie z. B. ADHS, Depression, Angststörung.[6] Die jüngste Auflage der noch gültigen ICD-10 (Dilling et al., 1991/2022) nennt folgende differenzialdiagnostischen Ausschlüsse der reaktiven Bindungsstörung (F 94.1) »R« und der Bindungsstörung mit Enthemmung (F 94.2) »E«:

- Asperger-Syndrom: R, E
- leichter Hospitalismus als Anpassungsstörung: R
- hyperkinetische Störung oder Aufmerksamkeitsstörung, AD(H)S: E
- psychosoziale oder körperliche Probleme infolge von Misshandlung, sexueller Gewalt: R

Die Einteilung der Autismus-Störungen in der ICD-10 (im Wesentlichen: Asperger-Syndrom, Frühkindlicher Autismus und atypischer Autismus) entfällt in der ICD-11; hier werden diese unter dem Begriff der Autismus-Spektrum-Störungen (ASS) als Kontinuum aufgeführt. Die genannten Diagnosen müssen aber auch

6 Für den Bereich der psychischen Erkrankungen liegt das Referenzwerk »Handbuch der Differentialdiagnosen-DSM-5« vor (First, 2017), das von einer größeren Anzahl namhafter psychiatrischer Expertinnen für den deutschen Sprachraum übersetzt wurde. Anhand von Entscheidungsbäumen und Tabellen werden differenzialdiagnostische Prozeduren für eine – in diesem Fall für DSM-5 – präzisere Diagnose vorgeschlagen. Bindungsstörungen kommen in diesem Buch so gut wie nicht vor, weder bei den Verhaltensproblemen bei Kindern und Jugendlichen noch bei den trauma- und belastungsbezogenen Störungen und auch nicht bei der Differenzialdiagnose des ADHS. Lediglich bei den Fütter- und Essstörungen wird erwähnt, dass die reaktive Bindungsstörung, als Problem der Interaktion zwischen Bezugsperson und Kind, typischerweise das Füttern und die tägliche Nahrungsaufnahme beeinflusst.

als mögliche Komorbiditäten betrachtet werden, worauf im Folgenden näher eingegangen wird. Die *reaktive Bindungsstörung,* bei der das Bindungssystem ja in der Suche nach Schutz und Sicherheit dauerhaft gehemmt/deaktiviert ist, bringt manchmal gleiche Verhaltensweisen wie die *desorganisierte Bindung* mit sich. Bei dieser bricht das Bindungssystem aber nur zeitweise zusammen, erkennbar an den bereits genannten Stereotypien, dem Einfrieren, den Übersprungshandlungen (siehe Kapitel 4.1).

Die *Bindungsstörung mit Enthemmung* entspricht einer nichtselektiven Überaktivierung des Bindungssystems. Es wurde z. B. in den rumänischen Adoptionsstudien beobachtet, dass manche Kinder durchaus eine Bindung zu ihrer Pflegemutter entwickeln haben, aber weiterhin entsprechende Symptome zeigen (Ziegenhain u. Fegert, 2022). Daher wird diskutiert, ob das Verhaltenssystem der biologisch fundierten Furcht vor Fremden unabhängig vom Bindungssystem funktioniert und für die Suche nach dem sicheren Hafen im Dienste des Bindungssystems deaktiviert wurde. Dies beinhaltet einen starken Lerneffekt, der offenbar nicht leicht rückgängig gemacht werden kann. Auch bei den folgenden Diagnosen muss an Störungen mit Bindungshintergrund gedacht werden:

- Störung des Sozialverhaltens bei fehlenden sozialen Bindungen (F91.1);
- Störung des Sozialverhaltens mit oppositionellem, aufsässigem Verhalten (F91.3);
- Störungen mit Trennungsangst des Kindesalters (F93.0);
- Störungen mit sozialer Ängstlichkeit des Kindesalters (F93.2);
- depressive Störungen (zeigen sich nicht selten in sozialem Rückzug und Schwierigkeiten in der emotionalen Regulation und auch in Kombination mit einer Störung des Sozialverhaltens);
- Eine »Restkategorie« für ansonsten schwer fassbare Störungen findet sich zudem in F92.8: Sonstige kombinierte Störung des Sozialverhaltens und der Emotionen. Sie wird eher bei älteren Kindern und bei Jugendlichen angewendet.

Andere Störungen aus dem Autismus-Spektrum können für *Bindungsstörungen mit gehemmten Bindungsverhalten* gehalten werden und umgekehrt, zumal schwere Fürsorgemängel oft mit einer Verzögerung der motorischen und der Sprachentwicklung einhergehen. Autismus-Spektrum-Störungen gelten aber als noch stabileres Muster, d. h., die Symptome werden generalisiert beobachtet, sind nicht vorwiegend an bindungsrelevante Situationen gebunden, und verändern sich nur wenig über die Zeit.

Welche Bedeutungen haben nun Differenzialdiagnosen, mit einer systemischen Brille betrachtet? Hier einige Fragen, die wir uns stellen sollten:

- Muss eine andere Erkrankung angenommen werden, die die Symptome und den Verlauf besser als die ursprüngliche Diagnose erklärt?
- Gibt es somatische Faktoren, die eine diesbezügliche Genese nahelegen?
- Welche Diagnosegewohnheiten sind in dem entsprechenden Anbieterkontext (medizinische Einrichtung, Jugendhilfe, Beratungsstelle etc.) vorherrschend (Beck, 2024)?
- Welche Wahrnehmungspfade und welche Behandlungsoptionen werden durch eine Differenzialdiagnose eröffnet bzw. verschlossen? Wie ist die diesbezügliche Passung mit dem betroffenen Kind und seinen Angehörigen?
- Welche zeitgeistlichen Strömungen verführen zu einer Blickverengung und der entsprechenden Diagnose?

Bei letzterer Frage ist beispielsweise die »ADHS-Epidemie«, der anschließende »Asperger-Hype« und schließlich die »Hochbegabung« als Erklärungsmuster für viele ähnliche Symptome zu erwähnen. Sie alle umfassen ja Regulationsprobleme in Bezug auf Affekte, Emotionalität, Impulse, Motorik oder Kognitionen, wenn auch jeweils in unterschiedlichen Ausprägungen. Jede Präferenz impliziert auch Behandlungsvorschläge, Verläufe, Prognosen. Je nach Passung mit den Erklärungsgewohnheiten der Sorgeberechtigten resultiert daraus Entlastung, Chronifizierung oder Widerstand gegen entwicklungsangemessene Differenzierungen innerfamiliär. All dies will exploriert werden.

Auch die Thematik der Bindungsstörungen ist von solchen Bewegungen oder auch Stagnationen der Bedeutungsgebungen nicht ausgenommen. Das heißt, viele der betroffenen Kinder erhalten zunächst die gerade aktuelle(n) Zeitgeistdiagnose(n), sei es ADHS, eine Störung des Sozialverhaltens oder auch eine Autismusvariante. Dies generiert Vor- und Nachteile, verpasst aber auch häufig den entscheidenden Zugang zur Bindungsthematik. Diese Einschätzung wird auch durch eine Studie von Meier und Zimmermann (2018) gestützt, in der Kinder mit ADHS und solche mit Bindungsstörung als Hauptdiagnose verglichen wurden. In wesentlichen Bereichen der Selbstregulation in emotionalen und sozialen Kontexten zeigten die bindungsgestörten Kinder extremere Defizite und ausgeprägtere ADHS-Symptome als die »nur« ADHS-diagnostizierten und wirkten somit schwerer erkrankt.

Der klinische Befund einer schweren ADHS-Symptomatik sollte daher zu einer breiter gefächerten Diagnostik führen, denn eine diagnostisch nichterfasste Bindungsstörung würde zu einer wenig effektiven klinischen Behandlungsplanung mit falscher Schwerpunktsetzung oder unzureichender Planung des Jugendhilfebedarfs führen. Im nächsten Abschnitt geht es darum, inwieweit die differenzialdiagnostischen Fragen zur Annahme eines Nebeneinanders oder auch Nacheinanders verschiedener Krankheitsdeutungen führen.

4.5 Komorbidität

Der von Feinstein (1970) geprägte Begriff meint das gemeinsame Auftreten mehrerer diagnostizierbarer, chronischer Störungen bei einem Individuum. Er suggeriert, dass diese Störungen unabhängig voneinander entstanden sind und auch unabhängig behandelt werden müssen. Für den Bereich psychiatrischer Erkrankungen ist seit Langem bekannt, dass Komorbiditäten sehr häufig vorkommen. Dies wirft die Frage nach der Art der Verbindung zwischen den scheinbar getrennten Krankheitsentitäten auf, wobei in den meisten Fällen (noch) nicht entschieden werden kann, was die ursprüngliche gemeinsame Quelle des Leids und was die physiologische oder auch psychische Folge davon ist, oder ob es sich wirklich um »Läuse und Flöhe« ohne erkennbare Vulnerabilitäten im Hintergrund handelt (Harrison et al., 2021). Angesichts der tiefen strukturellen und interaktionellen Verbundenheit allen Lebens ist Letzteres zumindest unwahrscheinlich (Maj, 2005).

Im Fall eines bindungsgestörten dreijährigen Kindes wird in aller Regel neben der Beziehungsstörung auch eine Entwicklungsproblematik vorliegen, die zusätzlich zu den psychologisch-sozialpädagogischen Bemühungen mit den Mitteln der therapeutischen/heilpädagogischen Frühförderung behandelt wird. Hier ist bedeutsam, dass psychotherapeutische und physiotherapeutische Maßnahmen nicht isoliert oder gar in Konkurrenz um die »wesentliche« Störung nebeneinander stehen bleiben, sondern im Sinne eines gemeinsamen mentalisierenden Verständnisses für den vom Kind erfahrenen Mangel an Spiegelung, Ermutigung, dialogischer Resonanz und Zugehörigkeit als komplexe, gemeinsam zu stemmende Entwicklungsaufgabe verstanden werden. Die Behandlung sollte dabei durchaus von verschiedenen Fachleuten, optimalerweise allerdings unter Moderation einer Fachkraft mit »Übersetzerqualitäten« im Sinne des Perspektivwechsels zwischen den beteiligten Disziplinen durchgeführt werden.

Gillberg (2010) prägte den Begriff »ESSENCE« *(Early Symptomatic Syndromes Eliciting Neurodevelopmental Clinical Examinations,* zu Deutsch *frühe symptomatische Syndrome, die klinische Untersuchungen der neurologischen Entwicklung erfordern).* Hinter diesem sperrigen Ausdruck verbirgt sich die Überzeugung und Evidenz, dass bei den allermeisten Entwicklungsstörungen des frühen Kindesalters Komorbiditäten die Regel sind. Ein einfacher Elternfragebogen (ESSENCE-Q-REV; Gillberg, 2012) hilft, der komplexen Problematik auf die Spur zu kommen. All diese Symptome werden erfragt und auf einer dreistufigen Skala bewertet.

Wo ICD und DSM noch kategoriale Diagnosen vergeben, ist das Gillberg-Center auf dem Weg zu einer neuen Sichtweise auf Entwicklungsprobleme. Bei solchen Störungen dürfe man nicht »abwarten« (ein häufiges Argument vieler Kinderärzte!). Mittlerweile wird von der Universität Göteborg aus ein weltumspannendes Netzwerk aus Klinikern und Forscherinnen koordiniert, die bereits Tausende an Forschungsarbeiten publiziert haben. Dies ist umso bedeutender, als Komorbidität in der Regel bedeutet, dass die Behandlung eines Menschen komplexer, der Verlauf oft schwieriger und die Prognose sowohl der einzelnen Krankheitskomponenten wie des Gesamt-Outcomes, letztlich der Lebensqualität, schlechter ist.

Im Folgenden finden sich die erfragten Kategorien des »Essence-Q-REV« Fragebogens für Eltern:

ESSENCE-Q-REV

1. Allgemeine Entwicklung
2. Motorische Entwicklung/Grob- oder Feinmotorik
3. Reaktionen auf Berührung, Licht, Geräusche, Gerüche, Geschmack, Wärme, Kälte, Schmerz
4. Kommunikation/Sprache/frühkindliches Plappern
5. Aktivität (Hyperaktivität, Passivität) oder Impulsivität
6. Aufmerksamkeit, Konzentration/Fähigkeit, zuzuhören
7. Soziale Fähigkeiten, Interesse für andere Kinder
8. Verhalten (z. B. repetitiv, Bestehen auf Routinen)
9. Gemüt (depressiv, aufgeregt, extrem reizbar, Weinattacken)
10. Schlaf
11. Essen/Füttern
12. Seltsames Verhalten (wirkt plötzlich abwesend, also Dissoziationen, A. T.)

Daher muss solchen Bedingungen besondere Aufmerksamkeit gewidmet werden: Ein depriviertes Kind wird häufig aufgrund der fehlenden Anregung durch Bezugspersonen Sprachentwicklungsstörungen, möglicherweise durch fehlende Koregulation Impulsivitätsprobleme entwickeln oder, auf der Basis mangelnden Zutrauens zu sich selbst, wenige motorische Fortschritte machen und damit als dyspraktisch, koordinationsgestört auffallen. Gerade die Kombination von somatischen mit psychischen Störungsaspekten, wie z. B. ein problematischer Suchtmittelgebrauch bei Angst- und Panikstörungen, erschwert ein gutes Behandlungsergebnis (Gordon, 2010) und muss daher besonders beachtet werden.

Zudem gilt es, die *zeitliche Abfolge* im Blick zu haben (Valderas, Starfield, Sibbald, Salisbury u. Roland, 2009): Der Bindungsstörung geht in der Regel Vernachlässigung, Traumatisierung, Misshandlung voraus, dann wird die Entwicklungsstörung sichtbar. Im späteren Lebensalter werden Mangelerlebnisse (über-)kompensiert und neue Diagnosen gestellt, die sich als scheinbar losgelöst von der ursprünglichen Problematik darstellen, wie z. B. eine antisoziale Persönlichkeitsstörung, gravierende Essstörungen oder eine Borderlinepersönlichkeitsstörung.

Der »Scar-(Narben-)Hypothese« liegt das Vulnerabilitäts-Stress-Modell zugrunde (Zeiss u. Lewinsohn, 1988). Das Auftreten der komorbiden Angststörung wird auf schädigende Einflüsse auf die Bindungsentwicklung zurückgeführt, die die Wahrscheinlichkeit dafür und für diverse somatische Erkrankungen wie Diabetes und Herzinfarkt erhöhen.

Eine große norwegische Studie (Seim, Jozefiak, Wichstrøm, Lydersen u. Kayed, 2022) ergab, dass von Jugendlichen und Adoleszenten zwischen 12 und 23 Jahren mit einer Bindungsstörung neunzig Prozent der enthemmt Bindungsgestörten die Kriterien für mindestens eine, 68 für mindestens zwei und noch 33 Prozent für mindestens drei Komorbiditäten erfüllten, bei den reaktiv bindungsgestörten Jugendlichen und Adoleszenten waren es etwas weniger (65, 53, 20 Prozent). In der epidemiologischen Studie von Pritchett, Pritchett, Marshall, Davidson und Minnis (2013) zeigten 85 Prozent der etwas älteren bindungsgestörten Kinder (zwischen fünf und acht Jahren) mindestens eine weitere Störung. Das heißt, Komorbiditäten sind hier offensichtlich die Regel und nicht etwa eine Besonderheit im Zusammenhang mit Bindungsstörungen.

Das wirft die Frage nach der Validität des diagnostischen Konstruktes auf. Viele typische psychische Komorbiditäten wurden bereits bei den Differenzialdiagnosen (Kapitel 4.4) aufgezählt; sie sind alle durch eine Reihe von Studien gestützt und sollen hier nicht wiederholt aufgezählt werden. Vielmehr gibt es weitere hochrelevante Komorbiditäten:

a) *Entwicklungsstörungen:* Motorische, sprachliche, emotionale und soziale Entwicklungsverzögerungen sind häufige Begleiterscheinungen. Neben dem regelmäßig anzutreffenden Vernachlässigungs-/Misshandlungshintergund liegen häufig intrauterine Schädigungen durch Nikotin, Alkohol oder Drogeneinfluss vor. Belastungen durch traumainduzierte erhöhte Stresspegel bei der Mutter wirken sich auf den kindlichen Stresshormonhaushalt und das Immunsystem aus.

b) Durch die multikausalen Einwirkungen ist nicht selten auch die *Intelligenzentwicklung* beeinträchtigt.

c) *Posttraumatische Belastungsstörung (PTBS):* Vor allem sequenzielle oder chronische (Bindungs-)Traumatisierungen tragen zur Bindungsstörung bei; durch sie wird gleichzeitig die Symptomatik mitgestaltet.

d) *Angststörungen:* Dazu gehören neben den bereits erwähnten Störungen mit Trennungsangst des Kindesalters (F93.0) und den Störungen mit sozialer Ängstlichkeit des Kindesalters (F93.2) alle Störungen mit einer Angstproblematik.

e) *Tic-Störungen.*

f) *Persönlichkeitsstörungen:* Insbesondere die Borderlinepersönlichkeitsstörung ist ebenfalls durch instabile Beziehungen und Schwierigkeiten in der emotionalen Regulation gekennzeichnet.

In der neuen ICD-11 wird erstmals eine »komplexe Posttraumatische Belastungsstörung« (kPTBS) als eigenständiges Krankheitsbild gelistet (Maercker u. Eberle, 2022). Diese Diagnose erfordert neben den Kriterien der posttraumatischen Belastungsstörung ausgeprägte Störungen der Selbstorganisation, einschließlich affektiver Dysregulation, negativem Selbstbild und häufigen Störungen interpersonaler Beziehungen. Die Ätiologie überschneidet sich mit der bei reaktiven Bindungsstörungen: Entwicklungs- und Bindungstraumatisierungen, Vernachlässigung, Missbrauch und Misshandlung. Die Betroffenen erleben nicht selten die PTBS-Symptomatik (also Flashback-Episoden oder Intrusionen, Gefühlsvermeidung, erhöhte Wachsamkeit aus einem ständigen Bedrohungsgefühl heraus) als ich-synton, haben daher wenig Leidensdruck und sind deswegen, sowie vor dem Hintergrund der Bindungsproblematik, oft nicht bereit, sich auf eine Therapie einzulassen. Wenn dies dann doch gelingt, verändern sich alle relevanten Symptombereiche mit großer Effektstärke (Eilers u. Rosner, 2021). Das heißt, wenn einmal ein Zugang zu einer betroffenen Patientin gefunden wurde, sind die Behandlungsaussichten erstaunlich gut.

Die Traumaexpertin Luise Reddemann weist allerdings darauf hin, dass viele schwer traumatisierte Menschen – auch solche mit einer Bindungsstörung – Symptome aufweisen, die außerhalb der PTBS (und kPTBS) stehen (Reddemann u. Schmidt, 2023), und damit diese Diagnose nicht erhalten. Wichtiger als eine exakte Verschlüsselung sei für diese das Angebot einer tragfähigen Arbeitsbeziehung mit Aufklärung und Zustimmung, also Selbstwirksamkeitserfahrung bei jedem neuen Schritt in der Behandlung.

4.6 Prävalenz und Epidemiologie

Nach den »offiziellen Klassifikationssystemen« gilt etwa ein Prozent aller Kinder als bindungsgestört, wobei die Kriterien im Wesentlichen anhand von Beschreibungen über schwer misshandelte und vernachlässigte Kleinkinder entwickelt wurden. Es gibt bislang nur wenige empirische Daten zur Auftretenshäufigkeit. Nach einer repräsentativen *(population-based)* Studie von Pritchett und Kolleginnen (2013) wurde bei 1,4 Prozent von 1.500 Kindern zwischen fünf und acht Jahren – also bereits *jenseits des offiziellen Diagnosezeitraumes* für Bindungsstörungen – Kriterien für reaktive Bindungsstörungen des gehemmten und enthemmten Typus gefunden.

Nach der Öffnung der rumänischen Kinderheime wurden viele Säuglinge und Kleinkinder in englische und kanadische Familien adoptiert und längsschnittlich von renommierten Forschungsgruppen untersucht (z. B. Rutter, 2006). Dabei bestätigten sich die Kernsymptome der Bindungsstörung mit Enthemmung (Smyke et al., 2009). Mehr als drei Viertel der Kinder, die in einem großen Heim in Bukarest aufwuchsen, zeigten Symptome einer Bindungsstörung gemäß ICD-10. Bindungsstörungen wurden häufiger bei längeren Erfahrungen mit früher Deprivation und bei schwerer Misshandlung oder Vernachlässigung diagnostiziert. Während Kinder, die bei der leiblichen Mutter aufwuchsen, unter einem Prozent an einer Bindungsstörung litten, zeigten mehr als 25 Prozent aller Kinder aus Pflegefamilien und über 10 Prozent der im Durchschnitt älteren Heimkinder eine der beiden Diagnosen der Bindungsstörung nach ICD-10. Verschiedene Studien zu misshandelten Kleinkindern zeigen, dass eine Bindungsstörung bei etwa 40 Prozent dieser Kinder diagnostiziert werden konnte (Zeanah et al., 2004).

4.7 Verlauf und Prognose

Psychische Störungen folgen, anders als klassische Infektionskrankheiten, nicht einem vorhersehbaren Ablauf, wenn sie einmal entdeckt/diagnostiziert wurden. Neben dem Einfluss von Viren oder Bakterien gestalten auch hier bereits soziale, psychische und kulturelle Faktoren das Krankheitsbild und den Verlauf. Dies gilt umso mehr bei psychischen Erkrankungen, bei denen meist kein Erreger das Grundproblem schafft, sondern eine bio-psychosoziale Konstellation. Aus diesen Faktoren können vielleicht auf einer statistischen Basis globale Wahrscheinlichkeiten errechnet werden, die individuelle Konstellation enthält jedoch immer Unvorhergesehenes, Variablen, die nicht beachtet wurden. Dies gilt besonders für die hier behandelten Bindungsstörungen.

Breit angelegte, interdisziplinäre systemische Arbeit ermöglicht hier genaues Hinschauen, Erkunden von Erlebens- und Sichtweisen. Und dennoch: Wir können in etwa aus Risiko- und Ressourcenprofilen notwendige, indizierte Maßnahmen ableiten, haben aber letztendlich keine Kontrolle über das Geschehen. Bindungsstörungen haben Vorläufer und sie hören nicht mit dem fünften Lebensjahr einfach auf, auch wenn eine solche erst Diagnose nach ICD/DSM nur bis zu diesem Zeitpunkt gestellt werden soll. Es muss daher unser Ziel sein, die sich abzeichnende Störung frühzeitig zu erkennen und entsprechende Hilfen zu leisten.

Trotz intensiver Förderung der vormals schlecht versorgten Kinder mit einer diagnostizierten Bindungsstörung ist die Prognose oft eher ungünstig. Abhängig von der Art und Dauer der schädigenden Einwirkungen können sich die Symptome dieser Störungen zurückbilden, wenn das Beziehungs- und Erziehungsmilieu entsprechend verbessert wird. Die Studien zu den stark deprivierten rumänischen Waisenkindern (Rutter, 2006) haben gezeigt, dass nur bei drastischer Milieuverbesserung vor dem 18. Lebensmonat gute Aufholeffekte im Kognitiven, Motivationalen und Sozialen zu erzielen sind. Dies macht nochmals deutlich, dass ernste psychische Störungen auf der Grundlage andauernder früher Stressbelastungen entstehen. Von den adoptierten Kindern entwickelten fast alle eine Bindungsbeziehung zur Adoptivmutter, circa ein Drittel sogar eine sichere, mehr als ein Drittel allerdings eine hochunsichere Bindung. Das enthemmte Bindungsverhalten scheint stabiler als das gehemmte zu sein. Noch häufiger scheint bei beiden Formen *personenindifferentes Verhalten,* teilweise bis ins Jugendalter, zu persistieren. Obwohl die Adoptionssituation emotional günstig und sicherheitsgebend war, zeigte sich nur bei einem Fünftel der Kinder eine emotionale Normalisierung.

Eine aktuelle kleine Längsschnittstudie zu 55 Pflegekindern (Kliewer-Neumann et al., 2023) ergab ein ähnliches Bild: Die Symptome einer Bindungsstörung nahmen nach der Aufnahme in die Pflegefamilie ab; bei Jungen interessanterweise schneller als bei den Mädchen, deren Bindungssicherheit aber schneller zunahm. Im Laufe eines Jahres nahm die Bindungssicherheit bei den gehemmt bindungsgestörten Kindern generell zu; bei den enthemmt bindungsgestörten konnte eine solche Korrelation nicht festgestellt werden.

Im Heim verbliebene Kinder waren zu mehr als drei Viertel hochunsicher gebunden. Bei vielen ursprünglich als Bindungsstörung mit Enthemmung diagnostizierten Kindern wurde später die Diagnose einer Persönlichkeitsstörung gestellt, auch wenn sie nach dem Ende der Heimunterbringung in entwicklungs- und bindungsförderliche Verhältnisse kamen. Dies hängt ebenso wie die nicht selten beobachtete Verminderung der Symptomatik auch von der Dauer der erlebten ungünstigen Institutionalisierung ab.

Die ausgeprägten Entwicklungsdefizite wirken sich auch bei positiven Beziehungs- und Erziehungsverhältnissen nach den Traumatisierungserfahrungen im Lebensverlauf aus. Sie zeigen sich in alterstypischen psychopathologischen Symptomen; im ungünstigen Fall auch mit einer bleibenden Entwicklungsbehinderung im sozio-emotionalen wie auch im intellektuellen Bereich. Häufig wandelt sich das Symptombild, insbesondere in ein Aufmerksamkeits-Defizit-Hyperaktivitäts-Syndroms (ADHS). Dessen Ausprägung korreliert dann oft mit dem Ausmaß der Bindungsstörung.

Im Schulalter finden sich häufiger hyperkinetische Störungen des Sozialverhaltens (F90.1), eine kombinierte Störung des Sozialverhaltens und der Emotionen (F92.8), später auch Substanzmissbrauch, selbstverletzendes Verhalten und affektive Störungen, nicht selten in eine diagnostizierbare Persönlichkeitsstörung mündend (Ziegenhain u. Fegert, 2022).

> Ein *Fallbeispiel* aus der stationsäquivalenten, ambulanten Behandlung Adoleszenter (StaeB):
> Der 19-jährige Matthias sieht sich als »nonbinär und schwul«. Er will mit dem Namen einer Fantasy-Heldin angesprochen werden, die gegen das Böse und für das Gute kämpft; nur in der Familie nicht; insbesondere sein Zwillingsbruder darf von alldem nichts wissen. Die Brüder wurden in der 27. Schwangerschaftswoche mit knapp über 1000 Gramm und schweren Gehirnblutungen geboren. Anschließend folgte eine pädiatrische Intensivbehandlung über drei Monate, mit schlechter Prognose. Bis dahin lebten die Eltern im emotionalen Ausnahmezustand. Der Vater berichtete von einer »Engelvision«: Die Kinder würden gesund überleben; das sei der Wendepunkt gewesen. Matthias sei als zweiter Zwilling noch mehr Sorgenkind gewesen als der erste; beide hatten Entwicklungsstörungen und früh psychiatrische Auffälligkeiten gezeigt. Trotz großer Symptomlast, unter anderem mit massiven Selbstverletzungen schaffte er die Realschule; ein anschließendes Freiwilligenjahr hielt er nicht durch, ebenso wenig wie eine technische Ausbildung. Im aktuellen, dritten Behandlungszyklus der systemisch-tiefenpsychologischen Therapie zeigt sich der Heranwachsende voller Angst, Selbsthass und Selbstkritik; gleichzeitig devot und konflikt-vermeidend. Ständig ringt er um seine Lebensberechtigung und seine Identität, sieht sich immer wieder seinen Affekten und Impulsen ausgeliefert, dabei oft hoffnungslos, depressiv. In der Familie fühlt er sich verloren, seinen Lebensort empfindet er als nicht gut. Beide Eltern formulieren extreme Erschöpfung und gleichzeitig hohe Ansprüche, dabei wirkt die Mutter emotional abgetrennt, während der dauerhaft krankgeschriebene Vater hochemotional gleichzeitig – an den Nöten seines Sohnes vorbei – pseudomentalisiert und ihn lückenlos

überwacht. Die erfahrenen Behandlerinnen haben Mühe, Ressourcen in dieser Familie zu mobilisieren, die als Ganze posttraumatische Dynamiken zeigt. Sie sehen sich Misstrauen und Abwehr seitens der Eltern ausgesetzt, wohingegen Matthias sich ersehnt, von diesen akzeptiert zu werden, wie er ist, mit seiner Queerheit und der nun diagnostizierten Persönlichkeitsstörung. Nach und nach entwickelte er etwas Vertrauen zu seinen Therapeuten und setzte kürzlich eine Familiensitzung zur psychoedukativen Aufklärung über »seine« Diagnosen durch. Wir verstanden dies als ziemlich kraftvollen Versuch, seine zentralen Fragen »Darf ich (so) sein?« und »Bin ich wirklich gewollt?« im Familienkontext zu besprechen und dabei ein eigenes Statement abzugeben. Mittlerweile, ein halbes Jahr später, wird die Behandlung ambulant fortgesetzt. Der Heranwachsende lebt in einer betreuten Einrichtung, hat weiterhin Psychotherapie, und steht immer besser auf eigenen Beinen.

Es kann auf der Basis etlicher Längsschnittstudien mittlerweile als gesichert gelten, dass die Prognose für reaktiv oder enthemmt/indiskriminativ bindungsgestörte Kinder umso besser ist, je früher sie eine responsive, verlässliche und emotional verfügbare Bindungsperson finden, und sich in einem entwicklungsanregenden Milieu entfalten können.

Nach Phänomenologie, Klassifikationsversuchen und Abgrenzung der Bindungsstörungen folgt nun ein Kapitel zu den diagnostischen Aspekten bei dieser Thematik.

5 Diagnostik der Bindungsstörungen

Angesichts der großen Bedeutung von Bindungsprozessen für die Persönlichkeitsentwicklung und die psychische Gesundheit ist es erstaunlich, dass Bindungsstörungen in der weltweit größten Studie zur globalen, regionalen und nationalen Last von psychischen Störungen in 204 Ländern über den Zeitraum von 1990 bis 2019 (GBD 2019 Mental Disorders Collaborators, 2022) keinerlei Erwähnung finden. Dies gilt auch für die letzte europaweite Studie (ECNP/EBC REPORT, Wittchen et al., 2011), bei der an relevanten Störungen für das Kinder- und Jugendalter lediglich genannt werden: ADHS (5 Prozent,) Verhaltensstörungen (3 Prozent) und schwere Entwicklungsstörungen aus dem Autismus-Spektrum (0,6 Prozent). Wie können wir uns nun diagnostisch diesem Konstrukt »Bindungsstörungen« nähern?

5.1 Eine systemische Haltung zu Diagnose und Diagnostik

Bei den bis zu diesem Punkt evidenten und breit diskutierten Schwierigkeiten der »Feststellung« einer validen Diagnose, ist es lohnend, die diagnostische Perspektive zu wechseln, um so zu (Be-)Handlungsoptionen zu kommen, die einen Unterschied machen. Im Zusammenhang psychiatrischer Erkrankungen wird die Diagnosefindung von unterschiedlichen Faktoren geprägt. Dazu gehören die folgenden, im Sinne einer *systemischen Haltung* zusammengestellten, Punkte:

(1) Unterscheidungen von Verhaltensphänomenen sind grundsätzlich abhängig von Wahrnehmungs- und Denkgewohnheiten eines bestimmten Kulturkreises, einer sozialen Gruppe, im wissenschaftlichen Kontext von viablen (gangbaren) Überprüfungs- und Forschungsmethoden, von religiösen/metaphysischen Glaubenssätzen und, im Einzelfall, nicht zuletzt von individuellen Gestimmtheiten und Dispositionen.

(2) Das im Gesundheitssystem verbindliche diagnostische Klassifikationssystem verpflichtet die professionellen Akteure zur Anwendung der ICD-10,

demnächst ICD-11. Solche Diagnosen sind, wie bereits erwähnt, zunächst einmal formal und rein deskriptiv; allerdings enthalten sie implizit, z. B. aufgrund der Gruppierung von Symptomen zu Diagnosen, weitergehende Annahmen. Die immer lauter werdende Kritik auch aus der psychiatrischen Community betont den Stigmatisierungseffekt psychiatrischer Diagnosen und deren Nutzlosigkeit für die Wahl und die Entwicklung von Behandlungsstrategien ebenso wie die Erkenntnis, dass wir damit anderen Kulturen »westliche« Vorstellungen von Gesundheit und Krankheit aufzwingen.

(3) In einem hypnotischen Sinn fokussiert eine solche Diagnose auf die Störung und schafft damit einen Kontext von Defizit und Versagen. Für eine mögliche Lösung in der Zukunft ist jedoch ein Kontext von Kompetenz und Zuversicht erforderlich.

(4) Diagnosen eröffnen Chancen und Risiken. Chancen wären beispielsweise das Gefühl der Entlastung von Unklarheit, die Entmachtung einer diffusen Gefahr durch Namensnennung (»Ach wie gut, dass niemand weiß, dass ich Rumpelstilzchen heiß!«; vgl. Rotthaus, 2021a), eine Komplexitätsreduzierung mit dem Ziel einer einheitlichen Kommunikation im Hinblick auf Behandlung und Prognose.

(5) Diagnosen gerinnen aber auch gern zu Persönlichkeitseigenschaften und verdinglichten Besitztümern. Ein dazu passender, von Fritz Simon gelegentlich erzählter Witz: »Ach, Herr Doktor, ich habe eine Psychose.« »Soso, haben Sie sie zufällig dabei ...?« »Ähm, heute gerade nicht!« Anders als z. B. eine bakterielle Erkrankung wie die Tuberkulose, deren Ursprung, Ausprägung und Verlauf von einem eindeutig zu identifizierenden Erreger bedingt ist, sind psychiatrische Diagnosen bis heute sozial konstruiert. Das heißt, Krankheitsbeschreibungen sind Ergebnisse von sinnstiftender Tätigkeit zwischen Betroffenen, professionellen Akteuren und der Gesellschaft, nicht etwa ein Ding, welches unabhängig von seiner Umgebung existiert (siehe auch Levold, 2021). Diese Erkenntnis schafft eine Außenperspektive, relativiert den »Wahrheitsgehalt« einer psychiatrischen Diagnose und kann so neue Freiheitsgrade bezüglich der Definition wie auch des Umgangs mit der Störung verschaffen.

(6) Eine psychiatrische, pädagogische oder systemische Diagnose folgt jeweils anderen Systematiken und Einteilungsgewohnheiten. Daraus resultieren oft Verständigungs- und Kooperationsprobleme in der so notwendigen interdisziplinären Zusammenarbeit. Diese gilt es wahrzunehmen und darüber zu kommunizieren.

(7) Eine systemische Diagnostik sucht nach dem, »was sein könnte, nach möglichen Lösungsszenarien und bislang ungenutzten Ressourcen« (Schweitzer u. von Schlippe, 2006, S. 27). In der neugierigen Erforschung familiärer

Kommunikationsabläufe entstehen lebendige Bilder der Dynamiken, mit der Chance, diese in einem Dialog umzudeuten, zu modifizieren, neu zu bewerten. Damit ist systemische Diagnostik immer auch bereits Intervention.

(8) Herrschende Paradigmata sind auch Ergebnis von und prägend für institutionelle, ökonomische und Machtstrukturen. Sie sind zugleich sowohl Ergebnis als auch Ursache rekursiver Weiterentwicklungen, einer bestimmten Art zu denken.

(9) Andere, neuere diagnostische Konzepte (wie im Folgenden dargestellt) sind ebenfalls Produkt der verschiedenen Erklärungsmodelle von (Bindungs-)Störung sowie Ausgangspunkt für weitere Erforschung dieser und anderer psychiatrischer Phänomene.

(10) Alternative Konzeptualisierungen von Störungen haben es naturgemäß zunächst schwer gegen eine etablierte Klassifikation, selbst wenn diese einen nur geringen Evidenzgrad aufweist.

Ein Beispiel aus der Praxis: Über drei Jahre nach der sozialrechtlichen Anerkennung der systemischen Therapie wurde am 18.01.2024 auch die systemische Therapie für Kinder und Jugendliche, neun Monate nach der Übersendung der Studienlage durch den gemeinsamen Bundesausschuss (G-BA), in die Psychotherapie-Richtlinie aufgenommen und somit als kassenfinanzierte ambulante Leistung fixiert. Allerdings war »die Studienlage […] etwas weniger gut als bei den Erwachsenen, was unter anderem an den etlichen Studien lag, die nicht berücksichtigt werden konnten, entweder weil keine ausreichende Diagnostik zu Studienbeginn gemacht, keine eindeutigen Diagnosen vergeben wurden oder nicht unmissverständlich geklärt werden konnte, ob es sich um eine im überwiegenden Systemische Therapie handelte. Insgesamt, so wurde deutlich, gibt es (Diagnose-)Bereiche, in denen es noch wenige RCT-Daten zur Systemischen Therapie für Kinder und Jugendliche gibt« (Baumann u. Hermans, 2024, S. 132). Beim Institut für Qualität und Wirtschaftlichkeit im Gesundheitswesen (IQWiG) tauchen bei den acht berücksichtigten Störungsgruppen auch die »Seelischen Krankheiten aufgrund frühkindlicher emotionaler Mangelzustände« auf, die allerdings in dem Beschluss des GB-A nicht mehr vorkommen (Gemeinsamer Bundesausschuss, 2024). Preisfrage: Warum ist das so? Die Bedeutsamkeit und die Häufigkeit dieser Störungen sind gegeben – kann es sein, dass die entsprechenden Diagnosen nicht getroffen werden konnten? Gibt es keine RCTs zu diesem Thema?

Ich glaube, beides trifft zu. Bindungsstörungen als Ausdruck frühkindlichen Mangelerlebens können sich hinter anderen Diagnosen maskieren, die aufgrund der komplexen und oft bunten Symptomatiken gestellt und deren Behandlung durchaus durch entsprechende Studien überprüft wurden. Sie werden nur selten, ihrer Ätiologie entsprechend, als Bindungsstörungen benannt. Darüber hinaus ist davon auszugehen, dass viele der betroffenen Menschen nicht im ambulanten Psychotherapiesystem ankommen, sondern in Einrichtungen der Jugendhilfe, der Kinder- und Jugendpsychiatrie, der kommunalen sozialen Arbeit oder auch gar nicht versorgt werden.

Nachstehend werden Alternativen eingehender besprochen und die Diagnosefindung für die ICD-10-Diagnosen erörtert, der aktuell dominanten Realitätskonstruktion folgend: Die Konzepte »Differenzialdiagnose« und »Komorbidität« folgen beide der Annahme, dass (a) psychische Störungen als Krankheitsentitäten in Entstehung, Epidemiologie und Verlauf abgrenzbar sind, und (b) eine solche Abgrenzung für eine rationale Diagnose und Therapie sinnvoll ist. Wir müssen uns ins Gedächtnis rufen, dass die Klassifikationssysteme jeweils Ergebnisse internationaler Bemühungen sind, eine gemeinsame Sprache zu finden, um Forschungsaktivitäten zu koordinieren und um Leitlinien zur Diagnostik und Behandlung formulieren zu können (ICD). Sie sind aber auch Ergebnisse von Aushandlungsprozessen im Interessensgefüge zwischen Akteuren der Wissenschaft und des Gesundheitswesens sowie von Pharmaindustrie und Patientenvereinigungen (DSM). Solche Verfahren laufen jeweils über viele Jahre und können demnach nicht den aktuellen Stand der exponentiell fortschreitenden Forschungen widerspiegeln. Sie sind zudem Reflexionen von Machtverhältnissen, die ebenfalls nicht statisch bleiben.

Allerdings wird die Gültigkeit der Annahmen (a) und (b) sowohl von Klinikerinnen als auch von unterschiedlichen Wissenschaftszweigen zunehmend infrage gestellt, vor allem, weil trotz der Reformbemühungen der letzten Dekade nach wie vor ein kategorialer Ansatz bei der Diagnosefindung vorherrscht. Kategorial heißt, es gibt klare Ja-Nein-, Entweder-oder-Einteilungen, Polaritäten. Das Beurteilungs- und Abrechnungssystem in der Versorgung und Rehabilitation kennt und verfestigt Gesundheit versus Krankheit als Antagonismen, als dichotome Diagnosen und Ausschlusskategorien, als Verkürzung feiner, kontinuierlicher Ausprägungen auf binäre Kategorien. Diese systemische Barriere gilt es, zu überwinden.

Derzeit vollzieht sich ein tiefgreifender Wandel in Bezug auf die Krankheitskonstruktionen, die mit der Einführung des stark interessengeleiteten DSM-5 partiell noch abstruser geworden sind und selbst vom renommierten US-National Institute for Mental Health (NIMH) nicht mehr als valide angesehen werden. DSM-5-basierte Forschungsvorhaben werden daher nicht mehr vom NIMH finanziert (Insel, 2013). Die Abkehr vom kategorialen Denken entspricht zudem einem zentralen Grundprinzip des systemischen Ansatzes: vom Entweder-oder zum Sowohl- als-auch kommen, dem Neu-Rahmen (Re-Framing) des Dramas, im Defizit die Ressourcen sehen, letztendlich dem Perspektivenwechsel zur Offenlegung neuer Möglichkeiten für die Betroffenen.

5.2 Neue Ansätze zur Erfassung und Klassifikation von Psychopathologie

Dem immer dringender werdenden Bedürfnis, die allem Anschein nach wenig valide Schiene der kategorialen Diagnosen zu verlassen, entspringen neue Ansätze zur Erfassung und Klassifikation von Psychopathologie. Die wichtigsten werden in den folgenden Abschnitten vorgestellt.

5.2.1 Research Domain Criteria

Ein neues Ordnungssystem für die Grundlagenwissenschaft, die Research Domain Criteria (RDoC), soll – ausgehend vom neuronalen System des gesunden Gehirns – andere basale diagnostische Kriterien liefern (Aderhold, 2017). Die Datenquelle hierzu ist primär neurobiologisch und biogenetisch. Die wesentlichen RDoC sind:

- ein negatives Valenzsystem, inklusive Angst, Verlust und aversive Motivation,
- ein positives Valenzsystem: Belohnungsreaktivität, Belohnungslernen und Belohnungsbewertung,
- ein kognitives System: Aufmerksamkeit, Wahrnehmung, Deklaratives und Arbeitsgedächtnis, kognitive Kontrolle,
- ein System für soziale Prozesse: Zugehörigkeit und Bindung, soziale Kommunikation, Wahrnehmung und Verstehen des Selbst und von Anderen,
- ein regulatorisches System für Arousal und Entspannung, zirkadiane Rhythmik und Schlaf-Wach-Rhythmus,
- ein sensomotorisches System: motorisches Verhalten, sensomotorische Gewohnheiten und angeborene motorische Muster.

Damit könnten Phänomene wie Störungen von Aufmerksamkeit oder Impulskontrolle, Angst oder Denkstörungen auf eine andere Weise erforscht werden als über den rein sozialen Konsens einer diagnostischen Konstruktion, wie der Schizophrenie, die sich über siebzig Forschungsjahre hin letztlich als nichtvalide herausgestellt hat. In diagnostischen Prozessen muss es immer um die Rekontextualisierung von Verhaltensweisen in einem sozialen und individualgeschichtlichen Bezug gehen.

5.2.2 HiTOP = Hierarchische Taxonomie der Psychopathologie

Angesichts der schlechten Trennschärfe der Diagnosekategorien hat ein globaler Forschungsverbund seit 2015 (Kotov et al., 2017) ein alternatives Modell der Psychopathologie entwickelt, das sich allein an den von Betroffenen berichteten Symptomen orientiert, also primär psychologisch daten- und statistikbasiert aufgebaut ist. Die Symptome wurden zunächst zu etwa 250 Symptomclustern subsumiert und dann drei Dimensionen zugeordnet:

1. Denkstörungen (z. B. Psychosen, Manie, Zwangssymptome),
2. Internalisieren (Ängste, Depression, Ärger, Aufmerksamkeitsprobleme) und
3. Externalisieren (Substanzmissbrauch, impulsives Verhalten).

Dieser Ansatz orientiert sich an Kontinua, eben nicht mehr an starren Kategorien wie »gesund« und »krank« und löst damit das häufig beklagte Problem willkürlicher Schwellenwerte und diagnostischer Instabilität innerhalb der traditionellen psychiatrischen Diagnostik zugunsten von Dimensionsprofilen auf. Für die HiTOP-Gruppe sind Komorbiditäten »eher das Signal als das Geräusch«, (Levin-Aspenson u. Greene, 2024, S. 2, übersetzt von A. T.), d. h., die »posttraumatische Belastungsstörung«, die ja eher ein Diagnosespektrum als eine einzige, wohldefinierte Störung umfasst, muss eher als »multidimensionaler und transdiagnostischer Risikofaktor« (Levin-Aspenson u. Greene, 2024, S. 8, übersetzt von A. T.) gesehen werden. Diese Erkenntnis passt gut zur Entwicklungsorientierung, also der Berücksichtigung der Zeitschiene in der Bindungstheorie, wie auch zu dem transgenerationalen Aspekt in der systemischen Familientherapie. Mittlerweile sind unzählige Forschungsarbeiten zu diesem Ansatz erschienen (siehe Conway, Krueger u. HiTOP Consortium Executive Board, 2021).

5.2.3 Der p-Faktor

Das aktuell am meisten diskutierte alternative Modell wurde aus einer mittlerweile gut vierzig Jahre währenden neuseeländischen Kohortenstudie entwickelt, der wahrscheinlich umfassendsten epidemiologischen Längsschnittstudie zu psychiatrischen Störungen. Auf der Basis der Dunedin Multidisciplinary Health and Development Study (Gesamtkohorte der in einem Jahr in Dunedin geborenen Menschen) untersuchte eine internationale Forschergruppe die Struktur der Psychopathologie unter Berücksichtigung von Dimensionalität, Persistenz, Koinzidenz und sequenzieller Komorbidität psychischer Störungen von der Frühkindheit an (Caspi et al., 2014). Psychiatrische Störungen konnten durch die im HiTOP-Ansatz benannten Dimensionen, besser aber noch durch eine einzige Dimension der allgemeinen Psychopathologie erklärt werden, genannt p-Faktor.

Je höher der p-Wert einer Person ist, desto schlechter schneidet sie bei den Indikatoren ab, die den Schweregrad, die Dauer der Störung, das Ausmaß der sequenziellen Komorbidität, die Beeinträchtigung im Erwachsenenalter, die Entwicklungsgeschichte in der Kindheit, die familiäre Anfälligkeit für psychiatrische Erkrankungen und die Hirnfunktion vom frühen Leben bis zur Lebensmitte abbilden. Personen mit hohen p-Werten haben Schwierigkeiten bei der Regulierung, Kontrolle im Umgang mit anderen, der Umwelt und dem Selbst.

Der p-Faktor erklärt, warum es schwierig ist, Ursachen, Folgen, Biomarker und Behandlungen zu finden, die spezifisch für einzelne psychische Störungen sind. (Caspi u. Moffitt, 2018). Gleichzeitig gibt das Konzept Hinweise, dass sich psychische Symptomatiken im Lebensverlauf oft wandeln; man spricht hier von *Entwicklungsprogression.* Die erwachsene Person von heute mit einer schizophrenen Psychose war der Junge von gestern mit Verhaltensproblemen, das Kleinkind mit affektiven Regulationsstörungen oder das Mädchen von gestern mit einer Sozialphobie und vorgestern mit einer Fütterstörung.

Misshandlung in der Kindheit scheint ein Risikofaktor in der Geschichte von Patienten zu sein, die viele verschiedene psychiatrische Symptomkonstellationen haben, einschließlich Stimmungsstörungen, Angststörungen, Verhaltensstörungen und Störungen des Substanzkonsums (Green et al., 2010) sowie psychotischen Erfahrungen (Varese et al., 2012). Es ist schwieriger, eine Störung zu identifizieren, mit der Misshandlung in der Kindheit nicht verbunden ist, als eine, mit der sie spezifisch verbunden ist. Darüber hinaus sagt Misshandlung in der Kindheit eine schwere Störung voraus: wiederkehrend, anhaltend und behandlungsresistent (Nanni, Uher u. Danese, 2012).

Der p-Faktor kann als ein Indikator für Beeinträchtigungen des epistemischen Vertrauens betrachtet werden: Ein Mensch mit einem hohen p-Faktor-Wert ist ein Mensch, der sich aufgrund von Entwicklungsschwierigkeiten (biologisch oder sozial) in einem Zustand epistemischer Hypervigilanz und epistemischen Misstrauens befindet. Massive Vernachlässigung oder Misshandlung dürfte somit die diagnoseübergreifende Ursache von psychischen Störungen sein, über die am meisten Einigkeit besteht. Sie kann ein Kind dazu bringen, seinen Instinkt für soziales Lernen »abzuschalten«. Zahlreiche Studien belegen dies: Schwere Vernachlässigung, Misshandlung oder Missbrauch bringen Anpassungsprobleme vor allem im Kontext des Lernens hervor (Romano, Babchishin, Marquis u. Frechette, 2015), denn eine solche Bezugsperson kann für ein Kind keine vertrauenswürdige Informationsquelle sein. Es verdichten sich Hinweise, dass nach belastenden Erfahrungen die Fähigkeit drastisch gemindert ist, die Aufmerksamkeit auf mentale Zustände anderer auszurichten: Wer mich bedroht, in den kann/will ich mich nicht einfühlen, dessen Perspektive mag ich nicht übernehmen! Damit stagniert die Mentalisierungsfähigkeit, denn das emotionale System ist so überlastet, dass das Kind seine kognitive Steuerungsfähigkeit partiell verliert. Ein neuerer systematischer Überblick über die Forschung zu den Auswirkungen von Traumata auf die Entwicklung sozial-kognitiver Fähigkeiten zeigt einen solchen Zusammenhang in über 250 Studien auf (Luyten, Campbell, Allison u. Fonagy, 2020).

5.2.4 Das Two Continua Model of Mental Health von Keyes

In der britischen und kanadischen »Mental Health Promotion and Protection«, einem Konzept zur Prävention und zum Schutz von psychischen Erkrankungen (Franzkowiak, 2022) sind Weiterentwicklungen des seinerzeit in den USA verbreiteten Illness-Wellness-Continuum von Travis (1972) erkennbar. Dort ist das – noch nicht ins Deutsche übertragene – »Dual Continua Model of Mental Health« (Keyes, 2014, S. 182; siehe Abbildung 2) seit mehreren Jahrzehnten eine weithin akzeptierte heuristische und praxisanleitende Richtschnur für Vorsorge und Behandlung.

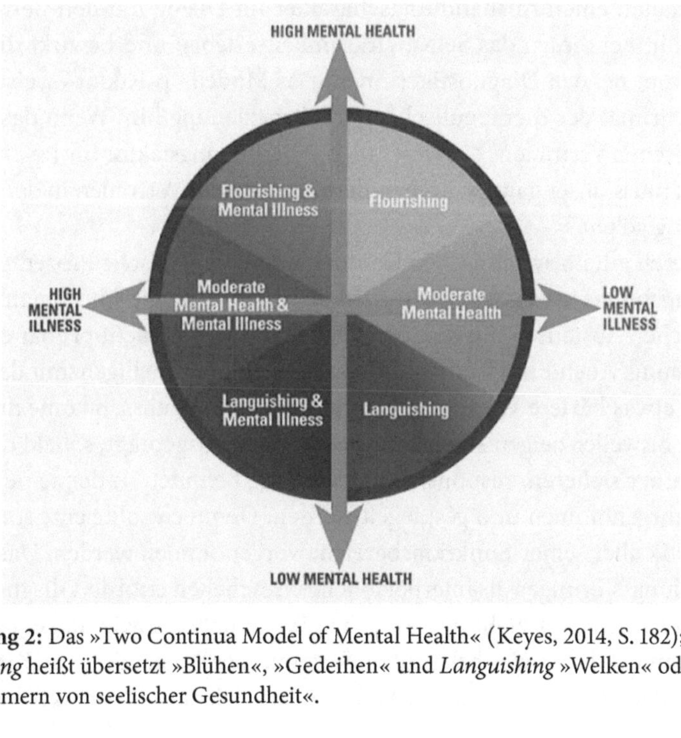

Abbildung 2: Das »Two Continua Model of Mental Health« (Keyes, 2014, S. 182); *Flourishing* heißt übersetzt »Blühen«, »Gedeihen« und *Languishing* »Welken« oder »Verkümmern von seelischer Gesundheit«.

Das orthogonale Modell ist besonders hilfreich wegen seiner Unterscheidung (und gleichzeitiger Verbindung) zwischen dem Kontinuum psychischer Krankheit/Gefährdung und dem Kontinuum psychischer Gesundheit. In den sechs Sektoren des Kreises lassen sich die vielfältigen Formen von Prozessen und Zuständen seelischer Gesundheit, Gefährdung, Risikoausprägung, Störung, akuter oder chronischer Krankheit abbilden. Veränderungen auf dem einen Kontinuum können einerseits verbunden mit, andererseits aber auch losgelöst von der Position auf dem anderen Kontinuum stattfinden. Modelle wie diese werden vorwiegend genutzt, um Positionen und Entwicklungsverläufe einzelner Individuen zu identifizieren, können aber auch auf Gruppen angewandt werden.

Zusammenfassung: Die aus dem Unbehagen gegenüber der letztlich nicht treffsicheren kategorialen Einteilung psychiatrischer Störungen resultierenden Forschungsanstrengungen haben spannende Ergebnisse erbracht, die den Zugang zu diesen Problemen, auch zu Bindungsthemen, sowohl auf Diagnostik als auch auf Behandlung im systemischen Sinne erweitern. Dabei wird das Augenmerk zunehmend auf eine dimensionale Betrachtung von Krankheits- und Gesundheitsfaktoren gelegt. Krankheiten werden kontextualisiert und damit systemischem Sowohl-als-auch-Denken zugänglich. Bewertungen von Psychopathologie werden somit nicht mehr ausschließlich Experten überlassen, sondern erhalten einen Aushandlungscharakter im Dialog mit den Betroffenen. Das erhöht bei diesen das Selbstwirksamkeitserleben und bewirkt diagnostische Demut bei den Diagnostikerinnen. Das Modell »p-Faktor« weist zudem auf den Primat der therapeutischen Arbeitsbeziehung hin. Wenn das Fehlen epistemischen Vertrauens ein wesentlicher Bedingungsfaktor für Psychopathologie ist, muss unser ganzes Streben dem Aufbau von Vertrauen in der Arbeitsbeziehung gelten.

Generell gilt im systemischen Kontext, dass diagnostische Prozeduren und deren Ergebnisse jeweils Anlässe für zirkuläre Hypothesenbildungen und einen dialogischen Austausch mit den Betroffenen darstellen, nicht primär eine Faktenerhebung. Auch Entwicklungsverzögerungen und Intelligenzminderungen, die eine etwas härtere Wirklichkeit abbilden können, müssen kontextualisiert werden; bisweilen zeigen sie sich schnell weniger ausgeprägt, sobald das Kind sich in einer sicheren, responsiven Umgebung befindet, in der seine Bedürfnisse wahrgenommen und gespiegelt werden. Dennoch sollte eine sorgfältige Diagnostik aller seiner Funktionsbereiche vorgenommen werden. Das Wesen der Bindungsstörungen als interpersonelles Geschehen erfordert diagnostische Methoden, die das Beziehungsgeschehen im aktuellen sowie im vergangenen Lebenskontext des Kindes beleuchten. Systemisches Verständnis von Kommunikation bedeutet außerdem, dass es keine isolierte Diagnostik versus Behandlung gibt: Jede Frage, jede Handlung setzt bereits eine Interpunktion, beinhaltet eine Aussage, die die Arbeitsbeziehung moduliert. Mit dieser Ausrichtung können und sollen alle Erhebungsmethoden, die die Symptome der Bindungsstörungen sowie Entwicklungs- und Lernprobleme erfassen können, angewandt werden. Eine Auswahl wird in den folgenden Abschnitten vorgestellt; überblickartige Zusammenstellungen finden sich unter anderem bei Borg-Laufs, Breithaupt-Peters und Jankowski (2021) oder Bolten, Schanz und Equit (2021b).

5.3 Interdisziplinär erhobene Anamnese und klinische Beobachtung

Der Entwicklungsverlauf des Kindes, sein Bindungsverhalten gegenüber den primären und sekundären Bezugspersonen und anderen Menschen sowie seine Betreuungsgeschichte sollten multiperspektivisch erhoben werden. Da Kinder mit einer Bindungsstörung oft nicht in einer kontinuierlichen Betreuung waren, sind Lücken in der Erhebung durch Wechsel von Betreuung, Amtszuständigkeiten und ärztlicher Versorgung die Regel. Auch Jugendamtsakten enthalten nur selten die vollständige Geschichte. Umso wichtiger ist es, dass möglichst alle relevanten beteiligten Menschen in die Anamneseerhebung einbezogen werden. Gerade bei Inobhutnahmen, die bei dem Thema häufig vorkommen, werden die mutmaßlichen »Täter« nicht hinreichend als Wissensquelle genutzt.

Bei einer eventuellen Bindungsstörung ist es besonders wichtig, zu fragen, ob das Kind bei Belastung Nähe und Kontakt bei einer Bindungsperson sucht, ob es sich im Kontakt mit fremden Menschen zurückhaltend und abwartend verhält, ob es bei Trennung von der Bindungsperson protestiert oder ob es wahllos und ohne angemessene Distanz auf andere Erwachsene zugeht. Borg-Laufs, Breithaupt-Peters und Jankowski (2021) haben die alternative Klassifikation der Bindungsstörungen nach Brisch (siehe Kapitel 4.2.6) in einen entsprechenden Beobachtungsbogen gekleidet, der als Orientierung für anamnestische Gespräche mit Bezugspersonen verwendet werden kann.

Der folgende Leitfaden der US-Vereinigung der Kinder- und Jugendpsychiaterinnen (AACAP) ist sowohl für die Befragung als auch für die direkte Interaktionsbeobachtung geeignet.

Kategorien aus den Praxisparametern zur Einschätzung von bindungsrelevanten (Fehl-)Verhaltensweisen (nach AACAP Official Action, 2005; dt. Übers. U. Ziegenhain, 2009):

- **Affektverhalten** (eingeschränkter Affektaustausch in unterschiedlichen sozialen Situationen oder distanzloser positiver Affekt gegenüber einer relativ unvertrauten Erwachsenen);
- **fehlende Trostsuche** (wenn verletzt, ängstlich oder krank bzw. ambivalentes Verhalten wie erhöhte Verstörung, aber keine Trostsuche);
- **Suche nach Hilfe** (klammert exzessiv oder unfähig, Hilfe der Bezugsperson zu suchen und zu nutzen);
- **mangelnde Kooperation** gegenüber der Bezugsperson (durchgängig ungehorsam bei Bitten oder Forderungen oder ängstlich überangepasst);
- **kontrollierendes Verhalten** gegenüber der Bezugsperson (übermäßig besorgt und/oder altersunangemessen fürsorglich oder extrem dominant oder bestrafend), Explorationsverhalten (keine Rückversicherung bei der Bezugsperson, wenn es in unvertrauten Situationen umherstreift oder sich beinahe gänzlich weigert, sich von der Bezugsperson zu lösen, um zu erkunden);
- **Verhalten nach kurzen Trennungen** von der Bezugsperson (kann keinen interaktiven Austausch (re-)etablieren, eingeschlossen aktiv ignorierendes/vermeidendes Verhalten, intensiver Ärger, offensichtlicher Mangel an positivem Affekt oder Unvermögen, Verstörung aufgrund der Trennung zu beenden, Hinweise auf desorganisiertes Bindungsverhalten);
- **distanzlose Reaktion** gegenüber fremden Menschen (engagiert sich unmittelbar ohne anfängliche Vorsicht, nimmt extensiv körperlichen Kontakt auf ohne Rückversicherung mit der Bezugsperson), ist bereit, die Bezugsperson ohne Protest zu verlassen (und mit der fremden Person mitzugehen).

Natürlich ist jegliches Verhalten auch adaptiv, indem das Kind versucht, seine Lebenssituation im Hinblick auf die erlebten Bedingungen möglichst stressarm und sozial gut zu gestalten; es führt aber in der Regel nicht dazu, dass es Sicherheit findet, emotionale Ausgeglichenheit spürt und sich in seiner Entwicklung gut begleitet und gefördert erfahren kann.

5.4 Standardisierte Bindungsdiagnostik

Über lange Zeit waren Forschungsinitiativen zur Erfassung und Dokumentation von Bindungsstörungen rar gesät. Dies hat sich seit den 2000er Jahren verbessert, auch wurde der Fokus auf ältere Kinder hin erweitert. Erst kürzlich hat eine internationale Forschergruppe auf Basis der DSM-5-Kategorien anhand einer größeren Kohorte ein Fragebogenverfahren für Bezugspersonen von potenziell von frühen Bindungstraumata betroffenen Kindern im Schulalter entwickelt und validiert (Monette et al., 2022). Für die standardisierte Diagnostik von Bindungsstörungen liegen auch für unseren Sprachraum mittlerweile einige Instrumente vor, deren Einsatz eine Orientierung bieten kann und insbesondere dann lohnend ist, wenn er für einen systemisch-mentalisierenden Dialog genutzt wird.

5.4.1 Säuglings- und Kleinkindalter

Der Einsatz des »Fremde-Situation-Tests« gilt als umstritten, da er methodisch auf der impliziten Annahme einer Bindungsbeziehung fußt, die im Falle von Bindungsstörungen ja nicht oder kaum existiert. Allerdings haben Zeanah, Chesher und Boris (2016) eine *modifizierte Version* eingeführt, die sich als orientierendes Verfahren im Erstkontakt mit Kind und Bezugsperson, ab circa neun Monaten bis drei Jahre, eignet. Dabei nimmt die Untersucherin die Rolle der fremden Person ein, die (natürlich mit dem Einverständnis der Mutter/Bindungsperson) zunächst mit dem Kind Kontakt aufnimmt, es später aufnimmt und Explorationsangebote macht und in der letzten Phase mit dem Kind kurz allein im Raum bleibt. Aus den Reaktionen des Kindes (und der Bezugsperson!) lassen sich so zumindest Hinweise auf eine mögliche Bindungsstörung erhalten.

Karl Heinz Brisch konzipierte 2002 für die klinische Anwendung einen leicht auswertbaren »Screening-Fragebogen zur Bindungsentwicklung des Kindes« (Zimmermann, 2015). Ein ökonomisch verwendbares Instrument ist auch das »Disturbances of Attachment Interview« (DAI; Smyke u. Zeanah, 1999), das übersetzt und mit Erfolg auf Validität und Reliabilität untersucht wurde (Kliewer-Neumann et al., 2015). Das circa 20-minütige Interview wird mit der aktuellen Hauptbezugsperson des Kindes durchgeführt und ist leicht auszuwerten. Es erfasst zuverlässig neben den reaktiven Bindungsstörungen mit beiden Subtypen auch die »Störungen der sicheren Basis« (siehe Tabelle 1).

Tabelle 1: Disturbances of Attachment Interview (Kliewer-Neumann et al., 2015, S. 765)

DAI-Item	Beschreibung
Umgang mit unterschiedlichen Personen	Hat das Kind eine bestimmte Bezugsperson, die es bevorzugt?
Verhalten bei Verletzungen	Sucht das Kind bevorzugt bei einer Bezugsperson Trost?
Reziproke Interaktion	Kommuniziert das Kind wechselseitig mit der Bezugsperson?
Reaktion auf Trost	Lässt sich das Kind trösten?
Emotionsregulation	Reguliert das Kind seine Emotionen gut mit angemessener Ausprägung von Traurigkeit?
Rückversicherung	Versichert sich das Kind in unbekannter Umgebung bei der Bezugsperson zurück?
Zurückhaltung gegenüber Fremden	Ist das Kind im Kontakt zu Fremden zunächst zurückhaltend?
Mitgehen mit Fremden	Würde das Kind mit einer fremden Person mitgehen?
Selbstgefährdendes Verhalten	Zeigt das Kind selbstgefährdendes Verhalten in Gegenwart von Bezugspersonen?
Exzessives Anklammern	Tendiert das Kind dazu, sich anzuklammern, insbesondere in Gegenwart von Fremden?
Ängstlichkeit, Gehemmtheit, Überwachung	Ist das Kind ängstlich oder wachsam gegenüber Bezugspersonen?
Unangemessen kontrollierendes Verhalten	Beschäftigt sich das Kind übermäßig mit dem Wohlergehen von Bezugspersonen?

Das modular aufgebaute »Strukturierte Interview für das (Säuglings- und) Vorschulalter«, SIVA:0–6 (Bolten, Equit, von Gontard, In-Albon, 2021a), hat eine hohe Akzeptanz, Reliabilität und Validität. Es eignet sich dafür, psychische Störungen bei Kindern zwischen drei Monaten und 6,11 Jahren zu erkunden. Mit Modul 5 werden die Bindungsstörungen nach ICD-10, DSM-5 und DC: 0–5 erfasst: Eine Übersicht zu weiteren gängigen Verfahren der Interaktionsdiagnostik im ersten Lebensjahr findet sich bei Trost (2018).

Video-Interaktionsdiagnostik: Im ersten Lebensjahr drücken Kinder ihr Befinden ausschließlich über vegetative Zeichen sowie motorische und Lautäußerungen aus. Seit dem Aufblühen der Bindungsforschung wurden dazu auch ressourcenorientierte, videogestützte Verfahren entwickelt wie die Münchener Kommunikationsdiagnostik der Gruppe um Mechthild Papoušek.

Papoušek (2004; siehe Abbildung 3) erläutert:

»Aufgabe und Ziel der Videodiagnostik ist es zunächst, über die momentane Interaktionsbereitschaft, Aufnahmefähigkeit und Reaktionsbereitschaft des Kindes Aufschluss zu gewinnen. Danach schätzen wir auf Seiten der Mutter die Ausprägung ihrer intuitiven Kompetenzen und die Abstimmung ihrer Kompetenzen auf die kindlichen Rückkoppelungssignale ein. Aus den wechselseitigen *Kontingenzbeziehungen* [Verknüpfungen/Wenn-dann-Beziehungen, A. T.] zwischen kindlichen und mütterlichen Signalen lässt sich ablesen, ob funktionale, also Engels- oder dysfunktionale Kommunikationsmuster, Teufelskreise, vorliegen. Wir richten unsere Aufmerksamkeit dabei in erster Linie auf Sequenzen positiver Gegenseitigkeit, um für die weitere Beratung und Behandlung die immanenten Ressourcen des Systems nutzen zu können.«

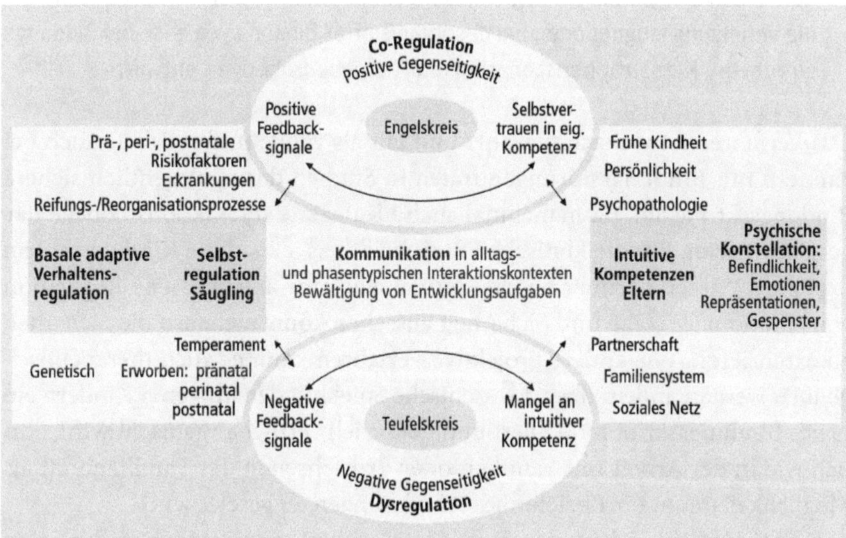

Abbildung 3: Beziehung und Regulation im Säuglingsalter (Papoušek, 2004, S. 101)

5.4.2 Vorschul- und Schulalter

Diagnostische Verfahren jenseits der Kleinkindzeit erfassen nicht mehr nur das Bindungsverhalten, sondern insbesondere die Repräsentationen im Sinne innerer Arbeitsmodelle. Das bestetablierte Verfahren für die mittlere Kindheit ist das »Geschichtenergänzungsverfahren zur Bindung« (GEV-B; Gloger-Tippelt u. König, 2009). In diesem projektiven Verfahren für Fünf- bis Achtjährige werden mit Familienfiguren fünf bindungsrelevante Situationen mit einem Problem für den Protagonisten angespielt, die dann von dem Kind auf der Basis seiner eigenen Gefühle, Gedanken, Wünsche und Bewertungen zu Ende gebracht werden.

> *Beispiel:* Die Familie geht im Wald spazieren, das Kind versucht, auf einem Baumstamm zu balancieren, fällt hin und verletzt sich das Knie. Die Untersuchungsperson ruft (aus der Identifizierung mit der Protagonistenpuppe heraus): »Aua, Aua, mein Knie tut weh, mein Knie blutet!«, und sagt dann zum Kind: »Nun spiel du die Geschichte weiter und zu Ende.« Aus der szenischen Ausgestaltung, dem Umgang mit dem angesprochenen Bindungsthema und dem Narrativ kann dann auf das innere Arbeitsmodell des Kindes geschlossen werden. Wenn das Kind sofortige Versorgung und tröstende Worte erhält, handelt es sich eher um ein sicheres Muster, als wenn keine Versorgung erfolgt, die Bezugsperson unwirsch oder extrem übertrieben reagiert oder das Kind sich Selbstvorwürfe macht, gar die Verletzung leugnet oder, bei desorganisierter Bindung wie auch bei Bindungsstörungen, Katastrophenszenarien und Todesbedrohungen entwirft.

Das Verfahren ist vielfach bewährt und gilt als valide und reliabel. Auch bei Kindern mit Bindungsstörungen traten in Studien dazu gelegentlich sichere Bindungsskripte auf, da manchmal auch idealisierte Interaktionsmodelle dargestellt wurden. Für die klinische Praxis heißt das, dass diese Kinder auch ein explizites Wissen darüber haben können, wie eine angemessene Regulation von emotionaler Nähe und Sicherheit aussehen könnte, ebenso die Sicherheit zu explorieren. Wie andere projektive Verfahren kann es auch therapeutisch genutzt werden, indem über das szenische Spiel mit den jüngeren Kindern ein neues Bindungsskript modelliert und potenziell verfügbar gemacht wird, ähnlich wie in der Arbeit mit Familien oder Erwachsenen das Familienbrett als Möglichkeitsraum für Beziehungsveränderungen eingesetzt wird.

Nicht immer sind testgeschulte Untersucherinnen verfügbar. Für informierte und »bindungswache« Untersuchende und Behandelnde enthüllen sich Bindungsthematiken auch aus szenischen Episoden im Sandspiel, in der Spieltherapie oder bei kindertherapeutischen Rollenspielen.

Für ältere Kinder steht das »Bindungsinterview für die späte Kindheit« (BISK) zur Verfügung. Dieses halbstrukturierte Interview dauert fünfzig bis neunzig Minuten und »orientiert sich in den Fragen an der Erlebniswelt von Kindern der Altersstufe zwischen 8 und 13 Jahren, spezifisch an Ereignissen in der Schule, der Freizeit, im Freundeskreis, zu Hause und in den Familienbeziehungen« (Zimmermann u. Scheuerer-Englisch, 2003, S. 246). In der Auswertung werden die wesentlichen Aspekte der Bindungsorganisation erfasst: die *aktuelle*

Bindungs*repräsentation* des Kindes, getrennt für jedes Elternteil, das berichtete Bindungs*verhalten* bei emotionaler Belastung sowie die *Qualität des Zugangs* zu bindungsrelevanten Gedanken und Gefühlen und deren mentaler Organisation. Diese betrifft einmal die logische oder sprachliche Kohärenz der Antworten, ein Weggehen vom Thema, ob die Frage überhaupt beantwortet wird, nur einsilbig oder im Extremfall durch unzusammenhängende, desorganisierte oder auch übermäßig kontrollierende Antworten des Kindes.

Es ist nicht ganz einfach, im höheren Kindesalter von Einzelsituationen auf das Bindungsmodell zu schließen, da die Bindungsrepräsentation eben eine Repräsentation ist, die oft nur bei aktiviertem Bindungssystem zutage tritt. Ein Familienerstgespräch im systemischen Kontext ist häufig eine solche Situation, in der die Bindungsrepräsentationen mehrerer Familienmitglieder zugleich wirksam werden, was die Diagnostik herausfordernder macht. Zwar wurde die Stimmigkeit zwischen gesprochenen Antworten und mimisch-gestischer Reaktion bei älteren Schulkindern wie bei Adoleszenten als bedeutsames Kriterium für sichere oder unsichere Bindungen erkannt (Spangler u. Zimmermann, 1999), ich empfehle aber im Zweifel die Durchführung eines der genannten Verfahren.

Als Screeningverfahren bietet sich für Vier- bis 18-Jährige das gut validierte und genormte »Diagnostiksystem DISYPS« für psychische Störungen nach ICD-10 und DSM-5 an (Döpfner u. Görtz-Dorten, 2017). Beim entsprechenden Verdacht kann der Fremdbeurteilungsbogen »Bindungsstörungen FBB-BIST« verwendet werden. Das Diagnostiksystem ist leicht anzuwenden und auszuwerten, auch digital.

Die Erfassung spezifischer Symptome von Bindungsstörungen jenseits des Kleinkindalters basiert häufig allein auf Einschätzungen von Betreuungspersonen. Für eine standardisierte, wissenschaftlich fundierte Verhaltensbeobachtung von Kindern mit einer vermuteten Bindungsstörung entwickelten Iwanski und Zimmermann (2018) einen manualisierten Beobachtungsansatz, der Bindungsstörungssymptome auf mehreren Eben erhebt: Neben Fragebogenverfahren (BPF) und Interviews mit der Bezugsperson (BSI) werden Interaktionssequenzen zwischen dem Kind und seiner Hauptbezugsperson mit dem CADBC (Coding of Attachment Disorder Behavior in Children; Iwanski u. Zimmermann, 2013) durchgeführt, sowie das Selbstkonzept des Kindes, sein inneres Arbeitsmodell, mit den Harter Skalen (Asendorpf u. van Aken, 1993) erfasst. Aus den vorliegenden Anwendungsstudien dazu ziehen sie das folgende Fazit: »Die Nutzung von Verhaltensbeobachtung bei der Diagnose von Bindungsstörungen als Ergänzung von Beschreibungen durch Betreuungspersonen ohne klinisches Vorwissen kann die Diagnose valider machen. Das hier neu entwickelte Beobachtungsinstrument stellt hierbei eine Möglichkeit zur multi-methodalen Erfassung von Bindungsstörungssymptomen dar. Berücksichtigt man das negative Selbstkonzept der Kinder mit Risiko für die Entwicklung einer Bindungsstörung und ihre früheren Beziehungserfahrungen, können ihre Unvorhersehbarkeit und die Herausforderungen in der auftretenden Beziehungsdynamik besser eingeordnet werden« (Iwanski u. Zimmermann, 2018, S. 347).

Zur Diagnostik der häufigen komorbiden Störungen bieten sich neben den systemischen Gesprächen auch die gängigen Screeningverfahren wie die »CBCL« (Child Behaviour Check List) oder der »SDQ-D« (Strenghts and Difficulties Questionnaire – deutsch) an. Im Unterschied zu anderen Fragebögen erfasst der SDQ nicht nur Probleme und Beschwerden, sondern verfügt über einen ausgewogenen Anteil an positiv formulierten Verhaltensaspekten und geht damit auch auf Stärken des Kindes ein. Neben der Erfassung psychosozialer Probleme wird auch deren Einfluss auf das Umfeld und das alltägliche Funktionieren beleuchtet. Er liegt in Versionen für verschiedene Altersklassen zwischen zwei und 17 Jahren vor, sowohl als Fremdbeurteilungs- (Eltern, Lehrer) als auch als Selbstbeurteilungsbogen für Elf- bis 17-Jährige. Die Auswertung ist einfach.

Darüber hinaus stehen spezifische diagnosenbezogene Erhebungsinstrumente für z. B. ADHS, Angststörungen, affektive Störungen und Persönlichkeitsstörungen zur Verfügung. Zum oft sinnvollen Screening auf PTBS und kPTBS kann in unserem Sprachraum der »Internationale Trauma Questionnaire« (ITQ; Cloitre et al., 2018; Haselgruber, Sölva u. Lueger-Schuster, 2020) genutzt werden.

Bei allen Fragebogen-, Interview- und Beobachtungsverfahren ist zu beachten, dass der diagnostische Prozess nicht rein instrumentell, sondern dialogisch durchgeführt und im systemischen Sinne gut gerahmt ist. Ähnliches gilt für die in der Diagnostik von frühen Beziehungsproblemen und Bindungsmustern besonders hilfreichen videounterstützen Verfahren. Hier kann sowohl die elterliche Feinfühligkeit eingeschätzt als auch über einen dialogischen Feedbackprozess mit den beteiligten Eltern(-teilen) ein ressourcengeleiteter Weg zur Verbesserung der Interaktion angeleitet werden. Dazu stehen verschiedene Verfahren zur Verfügung, die in Kapitel 6 vorgestellt werden.

Auch die Bindungsdiagnostik läuft Gefahr, zu pathologisieren und »Gegenstände« wie die »Bindungsstörung« zu erschaffen. Ich hoffe aber, verdeutlicht zu haben, dass die bindungsdiagnostischen Kategorien zum einen in einen rekursiven Zusammenhang mit frühen biologisch-sozialen Prozessen gebracht werden müssen und zum anderen für Entwicklungsprozesse in Beziehungen genutzt werden sollten.

In der systemischen Arbeit wird nicht scharf zwischen Diagnostik und Therapie getrennt: Jede Interaktion zwischen Therapeut und Kind/Elternteil hat auch eine hypnotische, d. h. bewusstseinslenkende, Wirkung; jeder nonverbale oder sprachliche Kommentar zu einem Untersuchungsergebnis stärkt oder schwächt die therapeutische Allianz und die Kooperationsbereitschaft im Behandlungssystem, vergrößert oder verkleinert Selbstwirksamkeitserfahrungen beim Kind oder seinen Angehörigen.

5.5 Mentalisierungskompetenzen

Wir haben in Kapitel 3.4 erfahren, wie wichtig gelingendes Mentalisieren für die psychische Entwicklung und die Aufrechterhaltung psychischer Gesundheit ist. Wir lernen Mentalisieren, d. h. die Fähigkeit, uns selbst und andere zu reflektieren, durch die mentalisierenden Interaktionen mit Bindungspersonen. Daher ist es – ab dem Schulalter – bedeutsam, nicht nur einen Wahrnehmungsfokus auf die Mentalisierungskompetenzen des betroffenen Kindes, sondern auch auf die der Bezugspersonen zu richten. Im Rahmen systemischer Konsultation und Behandlung wird die Einschätzung (am häufigsten klinisch) im laufenden Gespräch erfolgen, dazu bedarf es aber einiger Übung.

Ein praktisches Werkzeug, das »Brief Reflective Functioning Interview« (BRFI; Rudden, Milrod u. Target, 2005) richtet sich an erwachsene Bezugspersonen sowie an betroffene Jugendliche. Es ist ein semistrukturiertes Interview zur Erfassung der Mentalisierungsfähigkeit, bestehend aus elf offenen Fragen, die den Interviewten zur Reflexion über Bindungsbeziehungen anregen. Der Interviewte (hier beispielhaft ein Jugendlicher) wird aufgefordert, die Beziehung zu einem Elternteil in der Kindheit zu beschreiben und darüber zu reflektieren, wie Eltern und der elterliche Erziehungsstil die eigene Entwicklung beeinflusst haben. Ähnliche Fragen, dann auch in Bezug auf die Repräsentationen der eigenen Kinder, sind bei Eltern sinnvoll.

Mit einer geringen Durchführungsdauer stellt es ein kosten- und zeiteffektives Verfahren zur Erfassung des Mentalisierens anhand der »Reflective Functioning Scale« (RFS) dar. Diese RFS (Fonagy, Target, Steele u. Steele, 1998) ist eine Ratingskala zur dimensionalen und kategorialen Erfassung der Mentalisierungsfähigkeit. Die RFS ermöglicht ein strukturiertes Assessment der Reflexionsfunktion, wobei die Qualität des Mentalisierens auf einer elfstufigen Skala bewertet wird. Die RFS beurteilt dabei »das Ausmaß, mit dem ein Teilnehmer seine bindungsbezogenen Erfahrungen auf der Grundlage mentaler Befindlichkeiten versteht« (Taubner, 2015, S. 33). Die Skala zur Bewertung der Reflexionsfunktion reicht von -1 (negativ) bis hin zu 9 (außergewöhnlich). Die Einschätzung des Mentalisierens erfolgt in Bezug auf

(1) das Bewusstsein einer Person für die Natur von mentalen Zuständen,

(2) die ausdrückliche Anstrengung, mentale Zustände, die einem bestimmten Verhalten zugrunde liegen, zu ergründen,

(3) die Anerkennung von Entwicklungsaspekten von mentalen Zuständen und von

(4) mentalen Zuständen in Bezug auf den Interviewer (Fonagy et al., 1998).

Die Entwicklung von diagnostischen Instrumenten zur Erfassung der Mentalisierungsfähigkeit ist erst am Anfang und in klinischen Kontexten noch wenig gebräuchlich. Es steht zu erwarten, dass die nächsten Jahre auch für die Mentalisierungsdiagnostik bei schwereren psychischen Störungen, wie den Bindungsstörungen, erhebliche Fortschritte im Hinblick auf leicht handhabbare Verfahren bringen wird. Einstweilen ist solides Wissen zur Entwicklung und zum Erkennen der aktuellen Mentalisierungskapazität, insbesondere zu den prämentalisierenden Modi (siehe Kapitel 3.5.1) bedeutsam und hilfreich.

Jenseits standardisierter Verfahren bietet das Einführungsbuch zum Mentalisieren von Hutsebout, Nijssens und van Vessem (2024) eine praktische Handreichung für einen selbstreflexiven qualitativen Zugang zu den Mentalisierungskompetenzen von Kindern, Jugendlichen und Erwachsenen.

5.6 Entwicklungsdiagnostik

Angesichts der bei bindungsgestörten Kindern regelmäßig auftretenden gravierenden Entwicklungsprobleme ist eine sorgfältige Untersuchung der verschiedenen Dimensionen von Entwicklung mit altersangemessenen Instrumenten notwendig. Oft wurden die Kinder bereits in Sozialpädiatrischen Zentren (SPZ) untersucht; dazu liegen unterschiedliche Verfahren vor.

In meinem Arbeitskontext hat sich der »ET 6–6 R« (Entwicklungstest für Kinder von 6 Monaten bis 6 Jahren; Petermann u. Macha, 2013; aktuell in der zweiten Auflage der Revision) besonders bewährt. Dieses komplexe Verfahren bildet sechs Entwicklungsbereiche in einem Entwicklungsprofil ab: Körper- und Handmotorik, kognitive Entwicklung und Sprachentwicklung sowie über die Elternauskunft Sozialentwicklung und emotionale Entwicklung. Für jede Altersgruppe kommen altersspezifische Testaufgaben zum Einsatz. Als Ergebnis erhält man ein Entwicklungsprofil mit bereichsspezifischen Entwicklungsquotienten. Zusätzlich können anhand der gelösten Aufgaben absolvierte Grenzsteine der Entwicklung überprüft werden. Der »Mann-Zeichen-Test« (Brosat u. Tötemeyer, 2019) ermöglicht eine Aussage über die Entwicklung der visuellen Wahrnehmung und der visuomotorischen Koordination sowie der räumlichen Wahrnehmungsorganisation, aber auch ein Gespräch zum Selbstbild des Kindes.

5.7 Systemisch-tiefenpsychologische Verfahren im Familienkontext

Das »Genogramm« gilt als systemisches Basisdiagnostikum bei allen familienbezogenen Themen. Dieses grafische Instrument visualisiert die Familienfakten über mindestens drei Generationen. Neben konkreten Informationen über Verbindungen, Trennungen, Verluste, Migration und zeitgeschichtlicher Verortung der Familiendynamiken bieten sie auch systemische, mentalisierende Fragemöglichkeiten z. B. bezüglich Ressourcen, Sichtweisen, Verstrickungen, Konflikten, Aufträgen und Delegationen (Reich, Massing u. Cierpka, 1996) und sind somit gleichzeitig Interventionsinstrument. Im Behandlungsteil (Kapitel 7.4) werden exemplarisch mehrere Familien anhand von Genogrammen vorgestellt.

Projektive Verfahren, die sich seit vielen Jahrzehnten in der Kinderpsychotherapie bewährt haben, erbringen mit einem Bindungsblick auch im systemischen Kontext neue Erkenntnisse (Wienand, 2016). Beispielhaft sollen hier drei Verfahren kurz vorgestellt werden.«

Die »Familie in Tieren« (Brem-Gräser, 2023) ist ein projektives Verfahren, das Anhaltspunkte für das Erleben des Kindes in seiner Familie geben kann.

Der »Szeno 2« ist die überarbeitete, modernisierte Version des altbewährten Scenotests (Lehmkuhl, Meyer-Enders, Breuer, Tschuschke u. Wienand, 2022; Meyer-Enders u. Lehmkuhl, 2024). Dabei handelt es sich um ein materialintensives psychodynamisches Verfahren zur Erfassung von unbewussten Konflikten, insbesondere bei Kindern und Jugendlichen. Er kann im diagnostischen und im therapeutischen Setting angewendet werden und dient als hypothesengenerierendes Verfahren. Hauptsächlich wird er bei Kindern und Jugendlichen eingesetzt, kann aber auch bei Erwachsenen Anwendung finden. Der Scenotest gibt dem Kind die Möglichkeit, anhand einer Spielwelt die eigene Welt, wie es sie erlebt, darzustellen und diese im Austausch mit der Therapeutin in sinnstiftende Narrative zu betten und für Mentalisierungsprozesse zu nutzen. Dabei wird auch die Bindungsdimension verdeutlicht.

Das »Familienbrett« ist ein seit vierzig Jahren bewährtes Verfahren der systemischen Therapie und Beratung. Mithilfe der in Form, Größe und Farbe unterschiedlichen Figuren werden auf dem Brett die Familienmitglieder und ihre Beziehung zueinander dargestellt. Die Einfachheit und Übersichtlichkeit des Werkzeugs üben eine große Faszination auf Kinder wie Erwachsene aus, sodass mögliche Widerstände, etwas von sich preiszugeben, minimiert werden. Jedes Familienmitglied kann seine eigene Version einbringen; so wird es möglich, sich die Familie und die Beziehungen untereinander aus verschiedenen Perspektiven und »von oben« anzusehen. Die Verteilung auf dem Brett, der Abstand der einzelnen Figuren zueinander als Ausdruck von Nähe und Distanz und die Blickrichtung geben Raum sowohl für diagnostische Hinweise als auch für therapeutische Interventionen. Bindungs- und Trennungsdynamiken können ebenso wie Streitkonstellationen aus unterschiedlichen Perspektiven beleuchtet werden. Durch diese »dissoziierte Familienaufstellung« wird das Bindungssystem weniger aktiviert als bei Aufstellungsarbeit mit realen Menschen *(Lebendskulptur)*. Damit können emotionale Prozesse so weit eingehegt werden, dass mentalisierende Diskussionen möglich werden bzw. bleiben. Gleichzeitig entstehen Gelegenheiten zu systemischer Hypothesenbildung, Intervention und Neumodellierung der Beziehungen auf symbolischer Ebene.

5.8 Ressourcendiagnostik

Alle diagnostischen Verfahren können und sollten im systemischen Sinne auch für das Erkunden von Stärken, Kompetenzen und Unterstützungserfahrungen eingesetzt werden. Gerade dieser bereits therapeutisch wirkende regelmäßige Perspektivwechsel fördert Ankerpunkte für neue Schritte, Zugänge zu mehr Selbstwirksamkeitserfahrungen zutage. Für eine systematische Ressourcensuche bei Kindern hat Klemenz (2000) eine praktische Übersicht vorgelegt. Zu der Frage nach Positiven Kindheitserlebnissen (PCE, Positive Child Experiences) oder BCE (benevolent= wohlmeinend) als Gegenstück zu den negativen Kindheitserlebnissen (ACE, siehe Kapitel 6.3.4) finden sich Checklisten bei Borg-Laufs und Kollegen (2021, S. 257). Zentrale Aspekte sind auch hier ein Erleben von Sicherheit und Schutz trotz widriger Umstände, die Möglichkeit, sich emotional äußern zu können gegenüber Personen, die Interesse an mir als Person haben und nicht als Eltern verstrickt sind, einen Perspektivwechsel ermöglichen.

5.9 Interaktive systemische Fallanalyse im Rahmen stationärer Jugendhilfe

Kinder mit einer Bindungsstörung finden sich häufig in stationärer Jugendhilfe wieder, wo sie, nach einer Eingewöhnungszeit, die erlebte Bindungstraumatisierung – nicht selten unter Beteiligung ihrer Angehörigen und anderer

Institutionen – reinszenieren und damit ihre Gruppe und die Einrichtung an die Grenzen ihrer Möglichkeiten bringen. Aus diesem Grund haben wir über viele Jahre Fallworkshops durchgeführt, bei denen circa 35 Mitarbeitende aus Kinderdorffamilien, Schichtdienstgruppen und Erziehungsstellen und aus dem pädagogischen Fachdienst, Erziehungsleitungen und Therapeutinnen teilnahmen. Wie generell bei einer systemischen Herangehensweise haben diese Formate gleichzeitig diagnostische wie auch pädagogisch-therapeutische Qualitäten.

Folgende Struktur hat sich bewährt: Jeweils eine Gruppe bereitet einen »Sorgenfall« vor, mit der Vorstellung des Kindes/der Familie, auch anhand von Zeitleiste und Genogramm; eine typische Alltagssituation wird szenisch dargestellt und in eine konkrete Fragestellung eingebracht. Dies kann dann im Plenum und in kleinen Gruppen mit dem Ziel der Entwirrung, der Ressourcen- und Lösungssuche bearbeitet werden. Nicht selten setzen wir auch Aufstellungsarbeit ein, zur Klärung von Zuständigkeiten, affektiven Verwicklungen und zum Finden einer passenden Position für das Kind und seine Bezugspersonen.

Dieses Vorgehen führt regelmäßig zu einer diagnostischen Klärung, zu größerer pädagogischer Sicherheit im Umgang mit dem Kind und seinen Angehörigen, aber auch mit dem Vormund und anderen beteiligten Institutionen wie Schulen, die wir gelegentlich zu den Fallworkshops einladen. Zudem hinterlässt diese containende und mentalisierende Arbeit über jeweils zweieinhalb Stunden ein Gefühl von Verständigung, Empathie und Solidarität bei den Workshopteilnehmenden, das sich letztlich auf die ganze Arbeit und Atmosphäre in der Einrichtung auswirkt.

6 Auf dem Weg zur (Be-)Handlung: Erklärungsmodelle

»Die Theorie bestimmt, was wir beobachten können«
Albert Einstein (zit. n. Watzlawick, 1976/2003, S. 61).

Entstehung und Entwicklungsverlauf von Bindungsstörungen galten über lange Zeit als empirisch nicht gut abgesichert. Mittlerweile liegen etliche hochqualitative Studien vor, die die Ätiologie und Pathogenese dieser kinder- und jugendpsychiatrischen Störungen beforscht haben. Wie erwähnt, treten Bindungsstörungen *nicht ohne gravierende Fürsorgemängel* auf. Fast immer ist es ein langer Weg dorthin, oft über Generationen. Auf der Basis dieser Grundlagenvariable mündet dieser über unzählige Interaktionssequenzen ausgestaltete *Entwicklungspfad,* je nach neurochemischen, psychologischen und sozialen Kontextbedingungen für das betroffene Kind, in ein individuelles Störungsbild.

Erklärungsmodelle sind zunächst akademisch, entfalten erst dann Nutzen und Wirkung, wenn sie für Behandlung, Begleitung und Erziehung eingesetzt werden können. Es lohnt sich daher, den Weg dieser besonders gravierenden Störungen von ihren Vorstufen bis ins Erwachsenenalter nachzuzeichnen. Wahrnehmungsraster und Sichtweisen aus der epidemiologischen Forschung, der Genetik/Epigenetik und Neurobiologie, Bindungsforschung, Psychodynamik und Verhaltenstheorie tragen so zu einem ganzheitlich-systemischen Zugang bei; sie können helfen, entwicklungsförderliche Lebenswege zu bahnen. Da die genannten Perspektiven letztendlich wieder in den Gesetzmäßigkeiten und Vorlieben des menschlichen Organismus zusammenhängen, lassen sie sich nicht immer genau voneinander trennen.

Bis zur Behandlungsaufnahme wurden viele Weichenstellungen vollzogen, deren Ergebnisse eine individuell unterschiedliche Matrix für Lösungsmöglichkeiten bereitstellen. Epidemiologische Forschung beschreibt erst einmal solche Wege. Für die Frage, wie genau die Übertragung von Anfälligkeiten für Bindungsschwierigkeiten bis hin zu Bindungsstörungen abläuft, liefern die anderen genannten Disziplinen Hypothesen und (vorläufig) plausible Antworten.

6.1 Soziokulturelle Einflüsse

Beginnen wir mit den soziokulturellen Einflüssen auf die Art und Weise, wie Menschen auf ihre Kinder, auf sich selbst und die Gesellschaft schauen. Im Kapitel 2 habe ich diese Aspekte ausführlich behandelt, daher hier nur einige Stichworte.

- *Krieg, Migration, Armut* und andere Formen gesellschaftlicher Instabilität erhöhen häufig das Stresserleben; sie vermindern die affektive Regulationsbreite in Familien und können so die Fähigkeit der Eltern beeinträchtigen, stabile Bindungen aufzubauen.
- *Kulturelle Erwartungen* und gesellschaftliche Normen beeinflussen die Art und Weise, wie Bindungen gebildet werden. In Kulturen, in denen Autonomie früh gefördert wird, oder in solchen, in denen der Überlebenskampf alles dominiert, wird vielleicht geringere emotionale Nähe und responsives Verhalten von den Eltern angeboten, was für Kinder problematisch sein kann. Kulturen, die systematisch Frauen in ihrem Dasein und ihrer Entfaltung unterdrücken, setzen diese vermehrt unter Distress, was zu einer depressiven Haltung und mangelnder Fürsorgebereitschaft führen kann. In Gesellschaften, bei denen Leistung alles ist, hat responsive Fürsorge eher einen geringeren Stellwert.
- *Isolation:* Familien, die isoliert sind und wenig soziale Unterstützung haben, fällt es womöglich schwerer, eine stabile und sichere Bindung zu fördern. Soziale Isolation der Bezugspersonen kann deren Fähigkeit zur Fürsorge beeinträchtigen.
- *Kinder von sehr jungen Eltern,* die erleben, dass die Unterstützung durch die eigene soziale Gruppe schwach ist, sind den Persönlichkeits- und Verhaltensrisiken ihrer primären Bezugspersonen stärker ausgeliefert, als wenn nahestehende Andere kompensieren können.
- Ein »wissender Zeuge« (Trost, 2016, S. 80) hingegen wirkt resilienzfördernd – ein Mensch, der nicht direkt in die problematischen Umstände verwickelt ist, der dem Kleinstkind eine positive Resonanzerfahrung gibt, dem das sprachfähige Kind als Vertrautem etwas davon erzählen kann (Großeltern, Lehrer, ältere Geschwister etc.), der dem Kind das Gefühl vermittelt: »Hier ist jemand, der zu mir steht, mir ein Stück Wert gibt und der mir eine Reflexion über das Erlebte ermöglicht.«
- *Aktuelle gesellschaftliche Themen* wie der Blick auf den Smartphone-Gebrauch in Anwesenheit von kleinen Kindern, die Priorisierung mütterlicher Berufstätigkeit gegenüber der Care-Arbeit bei unzureichenden Versorgungsstrukturen, der paritätischen Versorgung eines Kleinkindes durch beide Eltern, haben für Bindungsthemen auch eine Bedeutung.

- Das Gleiche gilt für den zunehmenden Vertrauensverlust in die Tragfähigkeit der gesellschaftlichen Institutionen und den Zusammenhalt. Sie tragen wohl eher mittelbar zur Entstehung von Bindungsstörungen im engeren Sinne bei.

6.2 Intergenerationale traumatische Erlebnisse

Intergenerational weitergebene Traumatisierung ist seit Langem ein Thema in der Aufarbeitung des Dritten Reiches und des Holocaust. Die Auswirkungen können bis in die dritte Nachkriegsgeneration wirken. Auch wenn die durch fortgesetzte Kriegstraumatisierung und gravierende staatliche und gesellschaftliche Umbrüche erworbenen Haltungen der eigenen Großeltern(-generation) zu Bindung und Erziehung sicher nicht das erste Thema in der Behandlung von Menschen mit Bindungsproblematiken sein wird, können sie doch für das Verständnis und die Sinnsuche in der Behandlung eine Rolle spielen. Insbesondere migrantische Kriegsflüchtlinge aus Gebieten, in denen seit Langem Krieg herrscht, tragen heute oft eine hohe traumatische Last; sie haben zudem schlechtere Zugänge zu Beratung und psychiatrischer Hilfe.

Missbrauch oder Gewalt in der Elterngeneration: Traumatische Erlebnisse, wie körperlicher, emotionaler oder sexueller Missbrauch, führen meist zu einer tiefen Erschütterung des Vertrauens des Kindes in seine Bezugspersonen und beeinträchtigen die Fähigkeit, sichere Bindungen aufzubauen und später weiterzugeben. Eltern, die in ihrer Kindheit selbst keine sicheren Bindungen erlebt haben, neigen eher dazu, diese Muster unbewusst an ihre eigenen Kinder weiterzugeben. Dies kann eine Kette unsicherer Bindungserfahrungen über Generationen hinweg fortsetzen.

Erst kürzlich untersuchten Nora K. Moog und Kollegen (2023), insgesamt 30 Autorinnen, in einer großen multizentrischen Kohortenstudie Zusammenhänge zwischen negativen Kindheitserfahrungen, insbesondere die verschiedenen Formen von Misshandlung der Mütter und den gesundheitlichen Folgen für ihre Nachkommen, vor allem im Hinblick auf psychische Erkrankungen. Eine besondere Stärke dieser Studie war ihr breiter Fokus auf neuropsychiatrische Entwicklungsstörungen wie ADHS, Autismus-Spektrum-Störungen sowie psychische, aber auch somatische Erkrankungen wie Asthma und Allergien. Es zeigte sich, dass die mütterliche Belastung in der Kindheit in einer Dosis-Wirkungs-Beziehung zu den Risiken für die Kinder stand. Diese Kindheitsbelastungen vergrößerten die Wahrscheinlichkeit für die genannten Störungen um 54 bis 170 Prozent, oft als multimorbides Risiko. Dazu gibt es mehrere hypothetische Erklärungen:

- *Emotionale Verfügbarkeit der primären Bindungsperson*
  - Eine vielfach belegte Annahme ist, dass die Mütter aufgrund ihrer eigenen, meist unverarbeiteten Belastung, die ja immer psychische wie auch somatische Auswirkungen hat, für die Kinder keine gute Entwicklungsumgebung schaffen können und auch emotional nicht genug verfügbar sind. Den Kindern fehlen dann Koregulationshilfen, Entwicklungsanregungen und eine günstige atmosphärische Einbettung.
  - Wenn die Grundbedürfnisse eines Kindes nach Nähe, Schutz und emotionaler Unterstützung nicht konsequent erfüllt werden, kann das Kind auch kein epistemisches Vertrauen aufbauen und somit nicht gut lernen.
- *Psychische oder physische Erkrankungen der Eltern*
  - Unsicher gebundene Erwachsene reagieren auf das Schreien ihres Säuglings mit einer stärkeren Stressreaktion und gleichzeitig verminderter Reaktionsbereitschaft als sicher gebundene (Schoenmaker et al., 2015). Mit dieser und anderen Studien konnte gezeigt werden, dass die eigenen Bindungserfahrungen Einfluss darauf haben, wie mit Stressreaktionen des eigenen Kindes umgegangen wird. Eltern, die an Depressionen, Angststörungen oder anderen psychischen Erkrankungen leiden, sind typischerweise (hoch-)unsicher gebunden und erleben beim Anblick ihres Babys eine vergleichsweise geringe Aktivierung ihres Belohnungssystems und der zugehörigen neuronalen Beziehungsrepräsentation. Auch die Oxytocin-Ausschüttung steigt kaum an; diese Eltern erleben weniger Freude an ihren Kindern und sind so emotional und physisch oft weniger für ihr Baby verfügbar. Sie sind phasenweise nicht in der Lage, auf die emotionalen Bedürfnisse ihres Kindes angemessen zu reagieren, was die Bindung beeinträchtigen kann. Insbesondere die große Anzahl an postpartalen Depressionen (mehr als 15 Prozent) gibt Anlass zur Sorge, da dadurch das Bonding und die frühe Interaktion zwischen Mutter und Säugling beeinträchtigt wird.
  - Ähnliches gilt für *Suchterkrankungen,* mit einer Besonderheit: Während die Elternteile im intoxikierten Zustand kaum auf die Signale des Kindes reagieren, verhalten sie sich während des Entzuges bzw. im cleanen, nüchternen Zustand oft intrusiv, übergriffig und übergehen so ebenfalls die kindlichen Kommunikationssignale, was diese nachhaltig verwirren und stressen kann (Trost, 2013).
  - *Unberechenbares Verhalten der Bezugsperson:* Die meisten psychischen Erkrankungen sind mit unsicheren Bindungsstilen assoziiert. Wenn Eltern oder Bezugspersonen in ihrem Verhalten abweisend oder inkonsistent sind – wechselnd liebevoll und fürsorglich bzw. distanziert

oder abweisend –, wird auch das Kind mit hoher Wahrscheinlichkeit ein unsicheres Bindungsmuster entwickeln.

- *Frühe Trennungserfahrungen der Eltern:* Wenn ein Elternteil in seinen ersten Lebensjahren von einer primären Bezugsperson getrennt wird, sei es durch Tod, Krankheit oder andere Gründe, kann dies zu erheblicher Beeinträchtigung des Bindungsaufbaus zu den eigenen Eltern führen, im Extremfall sogar zu einer Bindungsstörung. Auch dies wird die Fürsorgebereitschaft für die Nachkommen meist negativ beeinflussen.
- Auch *chronische somatische Erkrankungen* wie Multiple Sklerose oder eine chronische Krebserkrankung stellen ein Risiko dar, sofern nicht Unterstützungsnetzwerke verfügbar sind. Sie fordern immer wieder Aufmerksamkeit für das Überleben und lassen den Betroffenen dann weniger Kapazitäten für eine angemessene Beelterung.

6.3 Neurobiologische und (epi-)genetische Aspekte

Wie bereits in Kapitel 3.2 ausgeführt, besteht eine untrennbare rekursive Dynamik zwischen Körper und Psyche, zwischen traumatischer Belastung der Mutter und dem Stoffwechsel des Kindes, zwischen einer somatischen Einschränkung des Kindes und der Belastungssensibilität der primären Bezugspersonen. Auf diese Aspekte soll nun etwas näher eingegangen werden.

6.3.1 Genetik, Temperament, Gifte

Gene treten in unterschiedlichen Varianten (Polymorphismen) auf, z. B. beim Dopaminrezeptor-Gen, Serotonintransporter-Gen oder auch Oxytocinrezeptor-Gen. Diese Varianten bewirken, dass der Überträgerstoff bei der einen Person intensiver und bei der anderen weniger intensiv wirkt. Dadurch entstehen unterschiedliche Persönlichkeitsdispositionen, die von außen nicht beeinflusst werden können, diese Menschen aber empfindlicher oder robuster gegenüber z. B. Fremdbetreuung im frühen Kindesalter, Fürsorgemängeln oder Reizüberflutung machen (Strüber, 2016). Ein konkretes Beispiel für diese Gen-Umwelt-Interaktion ist die Erkenntnis, dass eine effektive mütterliche Regulation von Disstress ihres Säuglings die bekannten Risiken eines Dopaminpolymorphismus für psychische Störungen in der mittleren Kindheit und Adoleszenz erheblich mindert (Zimmermann u. Spangler, 2022).

Weiterhin ist seit Langem sehr gut belegt, dass sich massive Fürsorgemängel epigenetisch niederschlagen können und so eine physiologische Vulnerabilität weitergegeben wird. Mittels der epigenetischen Mechanismen wird über eine Gen-Umwelt-Interaktion die Aktivität der Genbausteine reguliert, d. h., Gene können lebenslang über Umwelteinflüsse an- oder abgeschaltet werden. Bereits die Metamorphose von der Raupe zum Schmetterling wird über epigenetische Programme gesteuert. Während eine evolutionäre Anpassung des strukturellen Genoms an veränderte Umweltbedingungen Generationen braucht, erlauben die epigenetischen Veränderungen, die von der Befruchtung an geschehen, eine flexible Antwort auf Umweltherausforderungen und Veränderungen während der Lebensspanne (van IJzendoorn, Caspers, Bakermans-Kranenburg, Beach u. Philibert, 2010; siehe auch Trost, 2018).

Kinder mit einem schwierigen oder unruhigen Temperament können gerade für belastete Eltern eine große Herausforderung darstellen, was den Bindungsaufbau erschweren kann. Nach Roth und Strüber (2014) bildet die *untere limbische Ebene des Gehirns,* die den *Hypothalamus* mit der *Hypophyse,* die zentralen Anteile der Mandelkerne (Amygdalae) sowie vegetative Zentren des Hirnstamms umfasst, die Grundlage für unser Temperament, für Stresstoleranz und die Fähigkeit zur Selbstberuhigung; sie prägt aber auch Merkmale wie Impulshemmung, Verschlossenheit und Offenheit und löst Primäraffekte wie Wut und Freude aus. Das System bildet sich unter dem Einfluss von Genen, epigenetischen Prozessen und vorgeburtlichen Erfahrungen. Temperament ist somit nicht vorwiegend genetisch fixiert, wie früher angenommen, sondern auch bereits Ausdruck von frühen Adaptations- und Regulationsprozessen.

Anhaltender Distress wirkt sich auch auf unser Mikrobiom aus, das wiederum über die Darm-Hirnachse das Immunsystem beeinflusst und so zur Entstehung niedrigschwelliger Inflammation mit der Folge psychischer und physischer Erkrankungen beiträgt. Weitere somatotraumatische Einflussgrößen sind pränatale Exposition von Nikotin, Alkohol und Drogen, die ebenfalls die Entwicklungs- und Anpassungsfähigkeit des jungen Organismus beeinträchtigen, weil sie sowohl die Gehirnentwicklung als auch die Funktion des Immunsystems beeinträchtigen.

6.3.2 Pränatale Stressverarbeitung

Menschenkinder, die über mütterliche Traumabelastung während der Schwangerschaft erhöhten Stress erlebten, haben oft ein geringeres Geburtsgewicht, mehr Frühgeburtlichkeit, einen geringeren Kopfumfang, dadurch auch ein erhöhtes Risiko, als Neugeborene zu sterben. Pränataler Stress prädisponiert für verschiedenste Krankheiten bei Säuglingen und Kleinkindern sowie für Entwicklungsprobleme und Verhaltensstörungen bei älteren Kindern. Zahlreiche Untersuchungen im Tiermodell belegen, dass bereits vorgeburtlicher Stress Veränderungen in der HPA-Achse bewirkt und so an der möglichen Entwicklung späterer emotionaler, motorischer und Verhaltensprobleme beteiligt ist (Huizink, 2008). Daraus resultiert häufig ein verändertes Explorationsverhalten, eine vermehrte, schlecht steuerbare Affektivität und Anpassungsschwierigkeiten an neue Situationen. Auch andere Primatenarten zeigten mehr Störverhalten und Probleme der Aufmerksamkeitsregulation (Coe, Lulbach u. Schneider, 2002).

Roth und Strüber (2014) betonen, dass für die Entwicklung der Persönlichkeit, insbesondere aber bei der Entstehung von Krankheiten, frühe Störungen des Stressverarbeitungssystems (CRF, Cortisol) und des Selbstberuhigungssystems (Serotonin) geradezu schicksalhaft sind. Diese Störungen können bereits pränatal über das Gehirn der werdenden Mutter aufgrund traumatisierender Erfahrungen vermittelt werden. Die sogenannte »fetale Programmierung« wurde zunächst auf die mütterliche Ernährung während der Schwangerschaft bezogen und wird heute auf belastende Lebensereignisse in der Schwangerschaft ausgeweitet. Diese werden damit spezifisch bestätigt: Erwachsene Kinder von in der Schwangerschaft traumatisierten Müttern zeigen als Folge langfristiger Cortisol-Imbalancen eine erhöhte Insulinresistenz, erhöhte Körperfettwerte sowie immunologische Veränderungen (Entringer, Kumstra, Hellhammer, Wadhwa u. Wust, 2009) und sind damit anfällig für viele Erkrankungen.

Je früher die Stressbelastung auf den fetalen Organismus wirkt, umso stärker sind seine Auswirkungen auf das Immunsystem mit den entsprechenden Folgen für die somatische und psychische Gesundheit. Mütterliche Angststörungen, Depressivität und Erlebnisse schwerer Traumatisierung in der Schwangerschaft bahnen eine solche Entwicklung an (Entringer, 2022).

6.3.3 Chronischer Stress der ersten Lebensjahre

Bei anhaltender Stresseinwirkung und entsprechend langer Cortisolausschüttung betrifft die Wirkung dieses Hormons auch das Immunsystem, die Knochen sowie Wachstum und Vernetzung in sensiblen Hirnstrukturen in ungünstiger Weise. Da der zirkadiane Cortisolrhythmus durch die langfristig hohe Sekretion beeinträchtigt wird, treten auch Schlafstörungen, Energielosigkeit und andere sogenannte Burn-out-Symptome auf. Dazu kommt, dass die Cortisolrezeptoren im Gehirn vor allem diejenigen Hirnzentren aktivieren, die uns dazu bringen, Belastung und Bedrohung zu beenden. Im Normalzustand wird durch die Rückkopplungsschleife von Cortisol zu CRH und ACTH die Produktion dieser Vorhormone zurückgefahren, anders verhält es sich jedoch bei chronifiziertem

Stress. Hier versagt die Rückkopplungsschleife und es kommt zu einer andauernden Überproduktion der Substanzen. Bei hochgestressten, chronisch traumatisierten Kindern, auch bei langzeitdepressiven Erwachsenen, steuert der Körper langfristig gegen das hohe Cortisollevel und desensibilisiert die HPA-Ache. In der Folge werden weniger reaktive und dauerhaft erniedrigte Cortisolspiegel gemessen, gerade auch bei Kindern mit einer Bindungsstörung (Kočovská et al., 2013; Kidd, Hamer u. Steptoe, 2013; Geist, 2018).

Der Hypercortisolismus schädigt insbesondere den Hippocampus, die wichtigste limbische »Gedächtnissortiermaschine«. Erste Untersuchungen dazu gab es während des Vietnamkrieges, als Soldaten vor und nach einem halbjährigen Fronteinsatz mittels Schädel-Computertomografie untersucht wurden. Bei vielen fanden sich Abbauprozesse bis hin zum Zelltod von vielen Millionen Pyramidenneuronen im Hippocampus (wichtiger Gedächtniszwischenspeicher) und zu Vernetzungsstörungen, die das supervidierende präfrontale System und die Vernetzung der Hirnhälften betreffen. Die Verdrahtungsprobleme von frontolimbischen Strukturen haben einen negativen Einfluss auf die Aufmerksamkeits- und Gedächtnisfunktionen, dazu auch die exekutiven Funktionen, also die Mentalisierungsfähigkeiten ebenso wie die Emotionsregulierung. Temperamentsprobleme, soziale Auffälligkeiten und schlechte Anpassungsfähigkeit sind eine häufige Folge.

Bei ausgereiften Gehirnen kann diese Traumafolge, allerdings mit großem Aufwand, unter optimalen sozialen und therapeutischen Bedingungen häufig rückgängig gemacht werden. Bei jungen Menschen ist dies schwieriger.

Vergleichbare Schädigungen wurden auch bei Mädchen nach länger dauerndem sexuellem Missbrauch gefunden, insbesondere in den kritischen Perioden drei bis fünf Jahre und elf bis 13 Jahre. Der Balken (Corpus callosum), das die Hemisphären verbindende Faserbündel, wurde dagegen besonders bei Missbrauch zwischen neun und zehn Jahren angegriffen, die frontale Hirnrinde bei sexueller Gewalt zwischen 14 und 16 Jahren (Teicher, 2011). Biologische Entwicklungsfenster und stressbedingte Hormonausschüttung modulieren somit, in Verbindung mit (epi-)genetischen Polymorphismen Art und Ausmaß stressbedingter Schädigungen. Durch die sich immer wiederholenden Interaktionszyklen zwischen dem so vorbelasteten Kind und seinen meist ebenfalls stressbedingt weniger feinfühligen Bezugspersonen können ernsthafte Bindungsschwierigkeiten bis hin zu psychopathologischen Auffälligkeiten resultieren. *Early Life Stress* führt so zu langanhaltenden negativen Veränderungen der sozialen, kognitiven und motorischen Entwicklung (Möhler u. Resch, 2019).

6.3.4 ACE-Studie und Psychoneuroimmunologie

Eine groß angelegte Studie, die »Adverse Childhood Experiences Study« (ACE; Felitti, 2002; Anda et al., 2009) untersuchte mehr als 17.000 Mitglieder einer US-Krankenversicherung bezüglich negativer Kindheitserfahrungen und ihrer Auswirkungen im späteren Leben. Das überraschende Ergebnis war eine gesicherte Dosis-Wirkungs-Relation von belastenden Lebenserfahrungen – durch Vernachlässigung, Misshandlung, sexuellen Missbrauch, aber auch durch psychisch kranke oder inhaftierte Elternteile – mit allen sozialmedizinisch bedeutsamen körperlichen und psychischen Erkrankungen in späteren Lebensaltern.

Die weltweit anerkannte und in ihren Konsequenzen noch nicht ansatzweise umgesetzte ACE-Studie weist eindrücklich auf die ausschlaggebende Bedeutung der frühesten Kindheit für körperliche und seelische Gesundheit im gesamten Lebensverlauf hin (siehe auch Trost, 2013). Ronald Grossarth-Maticek, ein systemisch forschender Medizinsoziologe, hatte übrigens bereits 1973 mit einer komplexen Langzeitstudie über die psycho-physischen Wechselwirkungen bei der Krankheitsentstehung in einer repräsentativen Stichprobe von 29.000 Heidelberger Bürgerinnen begonnen. Als ein wesentliches Ergebnis konnte er die Aussagen der ACE-Studie vorwegnehmen, einschließlich einer differenziellen Vorhersage von chronischen Erkrankungen und Gesundheit bis ins hohe Alter (Grossarth-Maticek, 2003, 2008). In der aktuellen, mit über 156.000 Teilnehmenden groß angelegten, NAKO-Gesundheitsstudie (Nationale Kohorte in Deutschland) zur Epidemiologie und Prävention von Volkskrankheiten waren Kindheitstraumata ebenfalls mit einer erheblich höheren Wahrscheinlichkeit für die Entwicklung psychischer wie somatischer Erkrankungen im Erwachsenenalter assoziiert (Klinger-König et al., 2024).

Je höher die (traumatische) Stresslast, desto stärker die Effekte im jeweiligen System und umso höher ist das Risiko für psychische und physische altersassoziierte Erkrankungen. Je früher, mehr und intensiver Belastungsfaktoren auf die jungen Menschen einwirkten, umso wahrscheinlicher war eine soziale, emotionale oder kognitive Beeinträchtigung bis hin zu psychosozialer Behinderung, chronischer körperlicher Erkrankung und einem früheren Tod.

Psychoneuroimmunologische Studien lassen vermuten, dass das Bindungssystem ein Bindeglied darstellt zwischen den negativen Kindheitserfahrungen und Entzündungsprozessen, die für die zur Krankheit führenden Gewebeveränderungen verantwortlich sind (Ehrlich, Miller, Jones u. Cassidy, 2016). Die chronisch erhöhte Inflammation und mehr »Reaktive Sauerstoffspezies« (ROS) führen zu einer Schädigung der Zellen. Sehr langlebige Zellen sind dabei besonders betroffen und gefährdet, Schaden zu nehmen, im schlimmsten Falle sogar abzusterben. Das betrifft unter anderem Gedächtniszellen des Immunsystems sowie Nervenzellen. Genetische Faktoren können den Abbau oxidativer Schäden beim einen besser, beim anderen schlechter kompensieren und beeinflussen das Abschalten der Stressachse sowie die Regulation von Entzündungsprozessen.

Allerdings gilt auch: Je höher der Einfluss des Umweltfaktors Stress, desto geringer der Einfluss genetischer Faktoren (Gen × Umweltinteraktion). Kolassa (2022) subsumiert, dass chronischer, traumatischer Stress Spuren in allen Zellen unseres Körpers hinterlässt. Dazu gehören Lipidoxidation und DNA-Schäden. Die Zellalterung, ablesbar an der zunehmenden Verkürzung der Telomere, ist nach intrauterinen und frühkindlichen Belastungen beschleunigt. Telomere sind die Endstücke unserer Chromosomen, die sich bei jeder Zellteilung etwas verkürzen, bis die Zelle schließlich ihre Teilungsfähigkeit und damit ihre Funktion verliert, abstirbt (Shalev et al., 2013). Forschende betonen dazu, dass dauerhafter psychischer Stress zu Veränderungen im mitochondrialen Stoffwechsel aufgrund von chronisch latenter Entzündung und erhöhtem oxidativen Stress mit Zellschäden als Folge führt (Varadarajan, Gummp u. Kolassa, 2022). Traumafolgestörungen gehen mit einer vorzeitigen Alterung des Immunsystems um 15 bis 30 Jahre einher und führen somit zu einem früheren Einsetzen aller altersbedingten Krankheiten (Kolassa, 2022).

Bei akuter und insbesondere bei chronischer oder gar bindungsbezogener Traumatisierung als Maximalform der Stressbelastung kann es – als Schutz des Organismus vor der Überflutung mit Stresshormonen – zu einer »Notfallreaktion« des Gehirns mit Abkoppelung der traumatischen Erfahrungen aus dem Bewusstsein kommen. Der Preis dafür liegt in einer zwar lebenserhaltenden, aber auch Wahrnehmung und Erleben verzerrenden Neuorganisation von Denken, Fühlen und Handeln. Diese individuellen Lösungen werden als Störung der Affektregulation, der Impulskontrolle, der Aufmerksamkeit, der Motivation und als Dissoziation wahrgenommen. Sie führen häufig zu Lern- und Kontaktstörungen mit niedrigem Selbstwertempfinden, also typischen kindlichen Verhaltensauffälligkeiten, oder aber auch zu psychosomatischen oder motorischen Störungen.

Rutter (2006) zeigte anhand seiner Studie zu adoptierten rumänischen Heimkindern, dass frühe und länger anhaltende Deprivation zu Entwicklungsstörungen im Ausmaß geistiger Behinderung mit erheblicher Verhaltensauffälligkeit führen, die auch durch Adoption in ressourcenstarke Familien nicht mehr kompensiert werden kann. Eine aktuelle Längsschnittstudie (Sonuga-Barke et al., 2017; Mackes et al., 2020) verweist darauf, dass sich diese Waisenkinder nur dann normal entwickelten, wenn sie vor dem sechsten Lebensmonat adoptiert wurden. Die Stoffwechselaktivität im Gehirn war dann höher, ebenso das

Größenwachstum. Mittlerweile ist nachgewiesen, dass emotional belastende Erfahrungen der Kindheit das Risiko für epidemiologisch bedeutsame somatische Störungen wie Herz-Kreislauf-Erkrankungen, Krebs und Diabetes erheblich erhöhen (Egle, Hardt, Nickel, Kappis u. Hoffmann, 2002; Felitti, 2002).

Emotionale Verunsicherung führt also zur Aktivierung limbischer und anderer stress-sensitiver neuro-endokriner Regelkreise und zwingt das Kind, nach geeigneten Strategien zur Wiederherstellung seines emotionalen Gleichgewichts zu suchen. Umgekehrt sind sichere emotionale Bindungen für Kinder die wichtigste Ressource zur Bewältigung von Unsicherheit, Angst und Stress.

6.3.5 Fazit: Somatische Folgen früher Stressbelastung

Die nutzungsabhängige Strukturierung der entwicklungsgeschichtlich jüngeren Anteile unseres Gehirns wird entscheidend durch emotionale und soziale Umfeldbedingungen bestimmt, insbesondere durch den Bindungsaufbau im ersten Lebensjahr. Hier wird eine nichtangemessene oder gar (weiter) traumatisierende Kommunikation im ungünstigen Fall zu einer hochunsicheren, desorganisierten Bindung oder gar Bindungsstörung führen. Vor und/oder nachgeburtliche Traumatisierung von und durch Mutter – und Vater – bewirkt in den meisten Fällen eine Selbstorganisation des kindlichen Gehirns, die auf primäres Überleben und nicht auf exploratives und integrierendes Lernen ausgerichtet ist.

In der Folge kommt es durch funktionelle bis hin zu strukturellen Störungen des präfrontalen Kortex zu Beeinträchtigungen im Aufbau der exekutiven Funktionen wie Impulskontrolle und Affektregulation, geringere Ich-Flexibilität, verzerrten Wahrnehmungen von sich selbst und anderen, Mentalisierungsdefiziten, Bewusstseinsveränderungen, Dissoziationen, Lern- und Kontaktstörungen sowie brüchigen Normen- und Wertsystemen (siehe Abbildung 4). Das begünstigt eine Disposition zu eher binären als ambiguitätstoleranten Lösungen. Diese individuell adaptiven Denk-, Fühl- und Verhaltensmuster werden nicht selten als persönlichkeitsgestört diagnostiziert und bringen der betroffenen Person in der Regel großes psychisches wie auch soziales Leid. Unsere »schwierigen Klientinnen« sind oft gerade diese bindungstraumatisierten, desorganisiert gebundenen bindungsgestörten Menschen, die auch uns hilflos machen und Zweifel an der eigenen Qualifikation auslösen.

Aus der Summe der neurobiologischen Erkenntnisse folgt somit, dass, auf dem Boden (epi-)genetischer Präformierung, die nur circa zwanzig Prozent der Varianz erklärt, und der pränatalen Erfahrungen, den ersten ein bis zwei postnatalen Jahren, die entscheidende Bedeutung für die adaptive Funktionalität der psychoneuronalen Systeme Impuls- und Emotionsregulierung, Stressver-

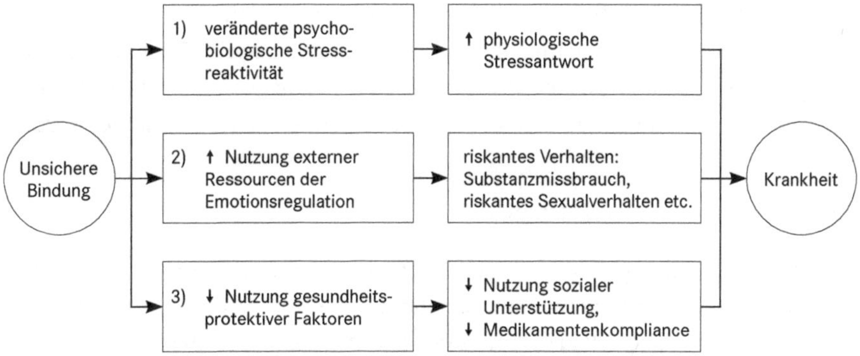

Abbildung 4: Bindungsunsicherheit und Krankheit (Ditzen u. Heinrichs, 2016, S. 129).

arbeitung, Selbstberuhigung, Bindung und Exploration zukommt. Die Erlebnisse des Kindes während der Entwicklung einer Bindung zu einer primären Bezugsperson haben damit weitreichendste Konsequenzen für den gesamten Lebensverlauf (siehe Abbildung 4). All diese Erkenntnisse revolutionieren unsere Vorstellung von der Entstehung psychischer Störungen einschließlich der Persönlichkeitsstörungen wie auch vieler somatischer Erkrankungen nachhaltig und lenken unsere Aufmerksamkeit zu den Themen »Prävention« und »bindungskorrigierende Erfahrungen«.

6.4 Bindungswissenschaftliches Krankheitsverständnis: Entwicklungs- und Bindungstraumatisierung

Die Bindungswissenschaft hat sich bereits seit Bowlby mit den Folgen traumatischer Erlebnisse auf Eltern und Kinder auseinandergesetzt. Zu diesen zählen körperliche, sexuelle oder emotionale Gewalterfahrungen des Kindes. Häufig gehen diese von nahen Bezugspersonen aus. Entsprechend der Logik der Gehirnentwicklung wirken traumatische Ereignisse umso stärker auf das Kind ein,

1. je jünger es ist: Pränatale und Einflüsse im ersten Lebensjahr haben die intensivste Wirkung und bahnen am ehesten eine Bindungsstörung;
2. je existenzieller das Kind auf die Person angewiesen ist, von der das Trauma ausgeht bzw. die durch eigene Traumatisierung in ihrer Schutzfunktion für das Kind beeinträchtigt ist;
3. je ausgeprägter – im Sinne direkter Gewalt, extremer Vernachlässigung, häufiger Wechsel der Pflegeperson – sie erfahren werden;
4. je länger die Traumatisierung andauert.

Bindungsstörungen haben immer eine lange Vorgeschichte. Warnzeichen für eine mögliche Gefährdung finden sich in ausgeprägten, meist nicht korrigierten Missverständnissen zwischen Mutter/primärer Bezugsperson und Kind. Diese Vorboten von Bindungsstörungen sollen im Folgenden näher beleuchtet werden.

6.4.1 Misslingende Koregulation

Maßgeblich für eine gute Passung (FIT-Prinzip; Largo, 2022) zwischen Mutter und Säugling ist der angemessene Umgang mit Zeit: Prompte Beantwortung, das vierte Feinfühligkeitskriterium (siehe Kapitel 3.3.1), ist die Voraussetzung dafür, dass der kindliche Organismus seine Äußerung (Weinen, Lachen, Gurren) mit der Antwort der Bezugsperson in einen relevanten Zusammenhang bringen kann, in Mentalisierungsbegriffen: als markierte Spiegelung seiner selbst erleben kann. In gestörten frühen Beziehungen gelingt dies oft nicht, sodass letztlich beide kaum noch Freude an der Interaktion empfinden und das Kind sein Bemühen um Resonanz aufgibt oder übersteigert. Intrusives Überrennen der kindlichen Signale stellt gleichzeitig ein räumliches Mismatch wie auch ein zeitliches dar. Beobachterinnen einer solchen Interaktion erleben in aller Regel ein Unwohlsein oder abwehrendes Gefühl dazu, noch bevor eine kognitive Reaktion einsetzt.

Passendes Timing ist ein wesentliches Element allen Beziehungs- und Bindungsgeschehens: Wenn Sie jemanden grüßen, der Ihnen etwas bedeutet, und diese Person reagiert nicht innerhalb einer kurzen Zeitspanne, fühlen Sie sich möglicherweise missachtet, exkommuniziert, erleben Ärger auf diesen Menschen, fühlen sich schlecht usw. Ein Säugling hat noch viel weniger Möglichkeiten als Sie, diesen Affekt nicht nur zu spüren, sondern zu reflektieren und in einen größeren Zusammenhang zu stellen (Reframing). Das Baby inkorporiert das Mismatch-Erleben in sein implizites Gedächtnis.

Längsschnittstudien (Lyons-Ruth et al., 2002) zeigen, dass hochauffällige frühe Interaktionsstörungen Vorläufer von Bindungsstörungen sein können. Daher ist es bedeutsam, in Risikokonstellationen so früh wie möglich die elterliche Feinfühligkeit im Umgang mit dem Säugling zu erfassen und gegebenenfalls sofort mit einer passenden Hilfemaßnahme zu beginnen.

Während der Säugling seine interaktionellen Erfahrungen im prozeduralen Gedächtnis speichert und zur – präverbalen – Grundlage seines »Arbeitsmodells« der Bindungserfahrungen macht, bezieht die Mutter ihre eigenen Bindungserfahrungen unbewusst, aber wirksam strukturierend in den Kommunikationsprozess ein. Hier kann es vor allem bei traumatischem, unverarbeitetem Erlebenshintergrund der Mutter (z. B. nach erlebter Ablehnung in der eigenen Ursprungsfamilie, sexuellem Missbrauch etc.) zu störenden Reinszenierungen dysfunktionaler Beziehungsmuster kommen, die von beiden Interaktionspartnern als stressvoll erlebt werden. Das führt häufig dazu, dass kindliche Signale ignoriert oder verzerrt wahrgenommen werden. Selma Fraiberg nannte dies die Wirkung der »Gespenster im Kinderzimmer«, die nur schwer bewusst kontrolliert werden und die genuinen elterlichen Kompetenzen überlagern oder abschwächen können (Fraiberg, Adelson u. Shapiro, 1975). Dies gilt z. B. für drogenkonsumierende Mütter umso mehr, da sie bereits durch den Suchtstoff selbst in ihrer Aufmerksamkeit und Zuwendungsfähigkeit beeinträchtigt werden. Nicht selten werden Opiate mit ihrer euphorisierenden, sedierenden und angstlösenden Wirkung von Frauen ja auch zur »Selbstmedikation« unerträglicher psychischer Belastungen und Verletzungen aus der eigenen Kindheit benutzt. Diese können durch die ambivalente Identifikation mit dem eigenen Säugling auf fatale Weise wiederbelebt werden.

Bei stärkeren Regulationsproblemen aufseiten des Kindes, z. B. in Bezug auf die Nahrungsaufnahme, den Schlaf-Wach-Rhythmus, die Reizverarbeitung oder bei manifesten somatischen, neurologischen oder seelischen Störungen, misslingt die Kommunikation häufiger. Dies wird im Normalfall durch die primäre Bezugsperson mittels »Reparaturepisoden« (*interactive repair*, siehe Kapitel 3.3.1) im Kontakt mit dem Kind kompensiert. Bei stärker beeinträchtigten, neurologisch oder sensorisch behinderten Kindern helfen vermittelnde Institutionen wie Schreiambulanzen oder integrative Familienzentren bei der Übersetzungsarbeit der für die Mütter manchmal schwachen oder uneindeutigen kindlichen Signale.

Wenn die Mutter aber selbst durch Armut, psychosoziale Probleme, Gewalt oder eigene, chronisch somatische und vor allem psychische Störungen belastet ist, kann sie sich dem Kind nicht wirkungsvoll zuwenden. Häufig kann sie auch keine externe Hilfe in Anspruch nehmen. Dann kommt es immer wieder zu Missverständnissen und Konflikten zwischen ihr und dem Säugling, mit der Gefahr einer negativen Tönung der Beziehung bis hin zu Misshandlung oder Vernachlässigung. Die Anzahl der Reparaturepisoden sinkt drastisch und die Interaktionspartner zeigen mehr depressiv-resignatives oder ärgerlich-reizbares Verhalten mit den entsprechenden Auswirkungen auf das eigene Selbstbild und ihr Vertrauen darauf, in Beziehungen etwas bewirken zu können. Bei massiv traumatisierten Müttern, solchen mit einer Suchterkrankung oder an einer postpartalen Depression leidenden, finden wir oft problematische Interaktionen, die entweder passiv-apathisch den Kindern zu wenig Stimulation und Resonanz bieten oder aber in der agitierten Variante ihren Säugling grenzüberschreitend überstimulieren. Bei opiatabhängigen Müttern ist immer wieder, entsprechend dem Konsumstatus mit/ohne Drogen, mal das apathische und mal das intrusive Muster zu beobachten (Trost, 2013). Beide Formen verhindern beim Kind das Maß an Sicherheit, das zur Ausbildung von Neugier und Interesse notwendig ist. Dies sind aber wesentliche Ressourcen, um sich auf sich ändernde Umwelten einzustellen und die eigene Entwicklung aktiv zu gestalten.

Fallbeispiel: Die mit Methadon substituierte 23-jährige Mutter hat eine langjährige traumatische Vorgeschichte mit Misshandlung, Missbrauch, Suizidversuchen und häufigen Klinikaufenthalten hinter sich. In der Spielsituation mit ihrer fünf Monate alten Tochter präsentiert sie diese mit großem Stolz als ihr Ein und Alles. Jede Regung des Kindes wird kommentiert und im Sinne der Selbstbestätigung für die Mutter interpretiert. Sie spielt mit dem Kind wie mit einer Puppe, indem sie es beispielsweise auf die noch nicht tragfähigen Beinchen stellt und es zu Schritten animiert, um dem Untersucher zu imponieren. Dann steckt sie dem Kind »zum Spaß« seinen großen Zeh in den Mund und lacht darüber. Als ihre Tochter beginnt, ungehalten zu reagieren, versucht sie, durch hektische Aktivität zu animieren, und bemerkt dabei nicht den furchtsamen Ausdruck im Gesicht ihres Kindes. Trotz einer im Grunde liebevollen Haltung zu dem Kind gelingt es der Mutter nicht, eine überwiegend an den Möglichkeiten und Bedürfnissen des Kindes ausgerichtete responsive Interaktion aufrechtzuerhalten. Immer wieder drängen sich ihre eigenen Bedürfnisse und Sehnsüchte in den Vordergrund.

Folgende Warnzeichen für die Früherkennung von Störungen der vorsprachlichen Kommunikation sollten beachtet werden:

Im kindlichen Verhalten:

- abnorme Passivität,
- (Blick-)Kontaktvermeidung,
- häufig auftretende Irritabilität und Schreien,
- mangelnde Entwicklung differenzierter Kommunikationsformen,
- nichtorganisch bedingte Nahrungsverweigerung oder Schlafstörungen,
- ängstliche Abwehr neuer Situationen und Personen.

Im elterlichen Verhalten:

- Vermeiden von entspannten Zwiegesprächen mit dem Säugling zu Zeiten seiner Interaktionsbereitschaft,
- Mangel an spielerischen Elementen,
- Ignorieren oder zögerndes Beantworten von kindlichen Signalen,
- inadäquate Dosierung der Anregungen,

- Über- oder Unterstimulation als stereotypes Interaktionsmuster,
- überwiegend rationale bzw. dirigistische Interventionen,
- mangelndes Eingehen auf Versuche des Kindes, Aufmerksamkeit, Dialog oder Spiel aufrechtzuerhalten.

Zwischen 55 und 85 Prozent aller Menschen haben mindestens einmal im Leben interpersonale Gewalt erfahren. In einer 93 Forschungsarbeiten einschließenden Review-Arbeit haben Graf und Schechter (2024) herausgearbeitet, dass interpersonale Gewalterfahrungen multiple negative Auswirkungen auf die Entwicklung der eigenen Kinder haben, insbesondere, wenn die Traumatisierungen der Mutter schon früh erlebt wurden, länger andauernd waren und psychopathologische Folgestörungen zeitigten. Die Mütter verhielten sich dann untypisch und unfeinfühlig, ihrem Säugling gegenüber intrusiv, zurückgezogen, dissoziiert und mit inadäquaten Affekten bis hin zur Rollenumkehr.

Die Übertragungswege für die intergenerationalen Traumatisierungen sind wie bereits besprochen: genetische Polymorphismen, epigenetische Veränderungen von stressbezogenen Genen, veränderte Stressphysiologie der Mutter, Entzündungsprozesse, die pränatal auf den Fötus einwirken. Die mütterliche Vermeidungshaltung und Dissoziation kann auch dazu führen, dass die Mutter das Kind nicht mehr angemessen schützt oder aber die Intrusivität (Übergriffigkeit) bis hin zur Misshandlung der eigenen Kinder geht.

Diese Veränderungen der eigentlich schutzgebenden Umgebung des Kindes kann im besten Fall als Adaptation angesehen werden, wenn man eine evolutionäre Perspektive einnimmt – um die nächste Generation für eine unsensible, potenziell gefährliche Umgebung vorzubereiten. Im schlimmsten Fall repräsentiert sie eine Fehladaptation, die das Kind dauerhaft darin benachteiligt, mit hinreichender Flexibilität in einer komplexen sozialen Welt zu gedeihen. Auch die bereits besprochene *desorganisierte Bindung* (siehe Kapitel 4.1) gilt als potenzielle Vorläuferin einer Bindungsstörung. Sie ist oft Resultat von unbehandeltem Scheitern der Koregulation in der frühkindlichen Interaktion und so bereits Folge von Entwicklungstraumatisierung.

6.4.2 Entwicklungs- und Bindungstraumatisierung

Unter »Entwicklungstraumatisierung« versteht man jede länger anhaltende oder wiederholte psychotraumatische Einwirkung während der Entwicklung bis in die Adoleszenz. Dazu gehören Vernachlässigung, psychische, körperliche und sexuelle Gewalt, Bindungsabbrüche und frühe Fluchterfahrungen (Garbe, 2015). Aber auch bereits Armut, als ein Gefüge von ökonomischer und sozialer

Deprivation, kann ein wesentlicher Bedingungsfaktor dafür sein. Je früher eine Entwicklungstraumatisierung stattfindet, umso nachhaltiger moduliert sie auch die nächsten Schritte auf dem eigenen Entwicklungspfad.

Der Begriff »Bindungstraumatisierung« (Brisch, Hilmer, Oberschneider u. Ebeling, 2018) kennzeichnet die anhaltende oder intermittierende Traumatisierung durch Personen, von denen das Kind oder auch der erwachsene Mensch Schutz und Sicherheit erwartet. Häufig überschneiden sich Entwicklungs- und Bindungstraumatisierung. Eine Bindungstraumatisierung kann jedoch z. B. auch stattfinden, wenn ein Vater sein primär sicher gebundenes Kind über längere Zeit misshandelt, während eine Entwicklungstraumatisierung auch dann gegeben sein kann, wenn vor allem äußere Aspekte von Gefahr und Angst, z. B. Flucht oder schwere Naturkatastrophen, sowie vergangene Traumaerlebnisse bei den Bindungspersonen das Kind sekundär betreffen, weil das Kind dadurch nicht hinreichend Schutz, Sicherheit und Antwort bekommt. Desorganisierte Bindung bzw. Bindungsstörungen sind als Folge im frühen Kindesalter wahrscheinlich. Ähnliches gilt bei massivem Mobbing unter Schulkindern ohne Beteiligung von Bindungspersonen.

Traumatisierende Entwicklungsbedingungen lassen sich von außen jedoch nicht immer leicht erkennen. Der »Elternwille« hat in Deutschland gesetzlich einen hohen Stellenwert, wohingegen in anderen Ländern, z. B. in Finnland, das Aufsichts- und Eingriffsrecht des Staates ausgeprägter und öffentlich anerkannter ist. Dies hat zur Folge, dass – solange ein Kind noch nicht in öffentlicher Betreuung ist – hierzulande auch Jugendämter Schwierigkeiten haben, frühe Verwahrlosung, geschweige denn Gewalt gegen Kinder oder die Traumatisierung des Kindes als Zeuge familiärer Gewalt, zu erkennen. Entsprechend den Erkenntnissen zur Bindungstransmission (siehe Kapitel 8, S. 273) verfügen die meist selbst traumatisierten Eltern der betroffenen Kinder nur über unzureichende Modelle von Entwicklungsförderung und Beziehungsaufbau.

Im Kindergarten- und Schulalter zeigen die entwicklungstraumatisierten Kinder oft ausgeprägte, aber unspezifische Symptomatiken, deren Ursprung bisweilen nur von besonders couragierten Erzieherinnen oder Lehrern aufgedeckt wird. Streeck-Fischer (2012) benennt Kriterien, die auf traumatisierende Entwicklungsbedingungen hinweisen können. Dazu gehören nahezu alle Symptome, die bei Kindern als Verhaltensauffälligkeit, Regulationsstörung der Impulse, der Aufmerksamkeit, der Körperfunktionen sowie der Mentalisierungsfähigkeit auffallen. Das Kind zeigt posttraumatische Symptome im engeren Sinne, z. B. Übererregung, Intrusionen oder Vermeidung. Die Symptome treten über einen Zeitraum von mindestens sechs Monaten auf und beinhalten in der Konsequenz eine funktionelle Beeinträchtigung in Kita, Schule, in der Familie, in der Gleichaltrigengruppe und/oder der eigenen psychosomatischen Gesundheit.

> *Fallbeispiel:* Veronika (9) und ihre jüngere Schwester entstammen aus einer kurzzeitigen Verbindung ihrer Mutter mit einem amerikanischen Soldaten, während die älteren Geschwister einen anderen Vater haben. Alle haben Vernachlässigung, zeitweise Gewalt und ein unorganisiertes Elternhaus erlebt, sodass das Jugendamt sie dauerhaft in Obhut nahm. Veronika lebt nun in einer gut strukturierten, liebevollen Kinderdorffamilie. Während die ältere Schwester massive dissoziale Verhaltensauffälligkeiten zeigt und ihre jüngere Schwester dauernd überdreht ist und sich nur schwer auf Beziehungen einlassen kann, ist Veronika ein ausgesprochen angepasstes, freundliches und verschmustes Kind. Allerdings wirkt sie überwachsam, kontrollierend und immer leicht angespannt. In der Kindertherapie beschäftigt sie sich mit ihrer Selbstverunsicherung, sie sucht ihre Wurzeln und Vertrauen in einer dauerhaften Beziehung. In der Schule fällt auf, dass sie chaotisch organisiert und sehr ablenkbar ist. Ihre Aufmerksamkeitsspanne ist stark verkürzt. Im Laufe von drei Jahren hat sich eine sekundäre Bindungssicherheit zu ihrer Kinderdorfmutter etabliert, und Veronika wird nahezu durchgängig als fröhliches und temperamentvolles Kind erlebt. Immer dann, wenn ihre Mutter sich mit verwirrenden Botschaften meldet (»Ich hole euch vielleicht bald nach Hause«), verstärken sich allerdings ihre Aufmerksamkeitsprobleme und das innere Chaos. Sie sucht dann mehr körperliche Nähe und Halt und kommt damit kurzzeitig zur Ruhe.

6.4.3 Vernachlässigung

Vernachlässigung gilt als »vernachlässigte Epidemie« (von Klitzing, 2022). Sie ist als Kombination von Entwicklungs- und Bindungstraumatisierung einer der Hauptfaktoren bei der Entstehung von Bindungsstörungen. Vernachlässigung zeigt sich als *mangelnde Versorgung:* Physische Bedürfnisse nach Nahrung, Kleidung, Hygiene, medizinischer Behandlung werden nicht befriedigt; ein Kleinkind über Nacht allein lassen oder die Betreuung durch einen ungeeigneten oder gewaltbereiten Erwachsenen; schließlich zählt auch eine mangelnde moralische/rechtliche Sicherung und/oder Bildungsförderung dazu. All dies wird mindestens zu einer (hoch-)unsicheren Bindung führen. Das Kind lernt, dass es sich nicht auf seine Bezugsperson verlassen kann, hat aber auch kaum Zugang zu anderen Erfahrungshorizonten. Stark vernachlässigte Kinder fühlen sich oft abgrundtief wütend, gleichzeitig aber leer; sie können sich nur schwer in die Bedürfnisse und Interessen anderer einfühlen. Bei Betreuungspersonen, z. B. in der Jugendhilfe, leider auch in Pflegefamilien, kommt nicht selten – im Sinne einer Gegenübertragung – das Gefühl auf, dieses Kind loswerden zu wollen; sie erleben, dass es sich permanent, unabhängig von der erhaltenen Zuwendung, ungerecht behandelt und zurückgestoßen fühlt.

6.4.4 Familiäre Traumatisierung

Familiäre Traumatisierung ist ein systemisches Konstrukt, das sowohl Folge als auch Quelle substanzieller Bindungsprobleme Einzelner wie eines ganzen Familiensystems darstellt. Je nach Betroffenheit, Konstitution und Vorbelastung entwickeln einzelne Familienmitglieder eine posttraumatische Belastungsstörung; häufig aber geht das ganze System in eine Traumaresonanz und entwickelt einen desorganisierten, eingefrorenen Interaktionsstil. Korittko (2006) prägte dazu die Metapher des »erstarrten Mobiles«, dessen bezogene, ausgewogene Bewegungen wie durch Schockgefrierung angehalten haben. Durch die plötzliche Starre ist das Gebilde zudem hochfragil geworden. Die traumabezogene Kommunikation kann sich dann ähnlich der Interaktion bei einem Einzelnen auf das ganze Familiensystem ausweiten. Dazu kann ein intrusives Wiedererinnern gehören oder, als Gegenteil davon, ein tabuisierendes Vermeiden des Gesprächs über das Erlebte. Als dritte Möglichkeit kommt ein dissoziativer Aktionismus infrage, d. h., die Familie übergeht das tragische Ereignis und nimmt etwas anderes, vordergründig Wichtiges, in Angriff. Das zirkuläre Modell dieses sich selbst verstärkenden Teufelskreises verdeutlicht die Dynamik.

In aller Regel leben diese Eltern mit hochunsicheren Bindungsrepräsentationen, manchmal schon in zweiter Generation, und ihre individuellen Bewältigungsversuche verschränken sich zu gemeinsamen Mustern, die letztendlich trotz großer Anstrengung in eine rigide Abwehrkollusion münden. Viele der Eltern, die ihre »schwierigen« Kinder bringen, sind selbst bindungstraumatisiert und haben sich als solche »gefunden«.

Kindliche Symptome können so häufig als Antwort auf die Befindlichkeiten, Be- und Erziehungsbewegungen ihrer Eltern verstanden werden (Pleyer, 2023). Mit dem Ausbau des Systems früher Hilfen kommen diese Familien, die häufig bereits transgenerationale Bindungstraumata erlebt haben, früher in Beratung und Behandlung. Zudem ist die Schwelle für die Inanspruchnahme psychosozialer Hilfen deutlich gesunken.

Das von Charly Pleyer (2003) erforschte und so benannte Konstrukt der »Parentalen Hilflosigkeit« (siehe Abbildung 5) hat auch heute noch seine Gültigkeit für den Umgang mit diesen hochbelasteten Familien. Pleyer versteht die-

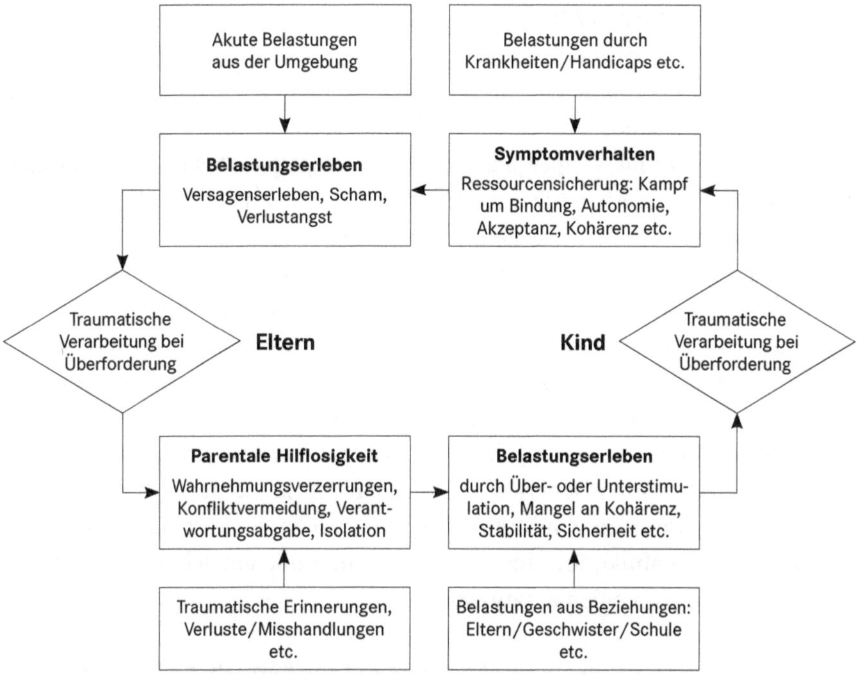

Abbildung 5: Co-traumatische Prozesse (Korittko u. Pleyer, 2010, S. 206)

ses Konstrukt als dissoziatives Phänomen, das durch fünf Aspekte beschrieben werden kann:

1. Die Eltern bringen ihr Kind aus einer maximalen Stresssituation heraus zur Behandlung und fühlen sich gescheitert:
    - Sie zeigen eine Ambivalenz zwischen Versagensgefühl und der Überzeugung, »alles« getan zu haben, erleben einen familiären Dauerkonflikt und eine Zwangslage.
    - Sie erleben, dass ihre Ressourcen zur adäquaten Beziehungsgestaltung mit dem Kind, zu einer liebevollen und verantwortungsvollen Regulierung des kindlichen Verhaltens erschöpft sind. Sie spüren weder Selbstwirksamkeit noch Selbstvertrauen.
    - Auffälliges Symptomverhalten bei Kind *und* Eltern ist feststellbar.
2. Die Eltern spüren Hilflosigkeit und Angst und stecken in einem Annäherungs-/Vermeidungskonflikt. Als Folge von Mentalisierungseinschränkungen nehmen sie Signale des Kindes selektiv falsch wahr, z. B.
    - wird der Wunsch des Kindes nach Nähe als »Unterdrückungsversuch« gedeutet,

- der Wunsch nach Alleinsein als »Zurückweisung«.
- Es ist ein Feinfühligkeitsmangel feststellbar und ein dissoziatives Ausblenden von Signalen, die bei den Elternteilen Unbehagen, Schmerz oder Angst auslösen.

3. Wir erleben Konfliktvermeidung auf einem hochgespannten Erregungsniveau: Ein scheinbar unlösbarer Dauerkonflikt mit subtiler bis offener Abwertung des Kindes. Eine klare Position kann nicht bezogen werden, es werden undeutliche, gegebenenfalls widersprüchliche Bindungssignale ausgesandt, Fluchtmanöver, Unterwerfungsmuster, »Totstellreflexe« sind erkennbar.
4. In dieser Dauerkrise wird Verantwortung an Außenstehende abgegeben: Eine Diagnostik zur »Ursachensuche« wird eingeleitet und eine therapeutisch-pädagogische Beschäftigung mit dem Kind, die aber wegen der damit verbundenen Selbstwertkränkung nicht ohne Weiteres gelingen darf.
5. Fernerhin kann ein Kooperationsverlust auf der Elternebene festgestellt werden: Die Ressourcen von Mutter und Vater sind nicht ausbalanciert, häufig ist eine Disqualifikation und Abwertung männlicher, seltener weiblicher Bewältigungsstrategien auszumachen.

Für eine erfolgreiche therapeutische Arbeit mit solchermaßen belasteten Familien stellt Pleyer (2023) in seiner letzten Publikation folgende Frage, die den Weg zu hilfreichen Antworten markiert:

- Welche Kompetenzen brauchen Eltern für eine gelingende Eltern-Kind-Beziehung und für die angemessene Förderung und Erziehung ihrer Kinder?

Dazu gehören folgende Aspekte:

- Feinfühligkeit, und die Fähigkeit psychische Befindlichkeit des Kindes angemessen zu mentalisieren;
- Konfliktregulierung ohne Gewalt, Erniedrigung, Unterdrückung und konstruktive Lösungen zu erreichen;
- angemessene Verantwortungsübernahme für ihre Zuständigkeitsbereiche;
- Kooperation miteinander und mit anderen Erziehungspartnern.

Weitere Fragen müssen beleuchtet werden:

- Welche früheren und aktuellen Belastungen und emotionalen Zustände dominieren den Familienalltag? Eine systematische Erfassung gravierender Stressfaktoren in der Biografie der Elternteile sowie intergenerationaler Bindungsprobleme ist notwendig.
- Pädagogisches und therapeutisches Fachpersonal beschreibt die Eltern schwieriger Kinder im Erziehungsverhalten als auffällig. Welche Beobach-

tungen können dazu gemacht werden? Wie beschreiben die Eltern sich selbst in Haltung und Kontakt zu ihrem Kind? Welche Aspekte parentaler Hilflosigkeit werden genannt, gezeigt?

Die daraus folgenden Handlungsstrategien betreffen:
- die Stärkung der Wahrnehmung und des Mentalisierens;
- effektives Konfliktcoaching: Konflikte aufdecken, Lösungen unterstützen;
- verantwortliches Verhalten stärken, Wirksamkeitserleben fördern;
- Erziehungspartnerschaft stärken, Kooperation und Vernetzung auf den Weg bringen.

Die Arbeit mit Eltern erfordert einen anschlussfähigen Verstehensrahmen; im systemischen Sinne muss die Frage nach »Opfern« oder »Tätern« mit »sowohl als auch« und »weder noch« beantwortet werden. Bindungstraumatisierte Eltern erleben über die desaströse Situation ihres Kindes häufig zum ersten Mal ihre eigenen Verletzungen, die bei günstiger Konstellation in einem bindungsorientierten systemischen Behandlungssetting angegangen werden können.

Als Folge gravierender Traumaerfahrungen werden in den ersten Lebensjahren oft Bindungsstörungen diagnostiziert. Im weiteren Entwicklungsverlauf wandeln sich die Symptombilder, sodass dissoziale oder delinquente Verhaltensauffälligkeiten, depressive Verstimmungen, Zeichen einer Essstörung, Angstsymptomatik oder Borderlineverhalten das Bild dominieren. Mittlerweile liegt auch eine Reihe von qualitativ hochwertigen Studien zur Entstehung von schweren psychischen Erkrankungen wie Schizophrenie und Persönlichkeitsstörungen als Folge von Bindungstraumatisierungen vor (Übersicht bei Trost, 2018, S. 183–194).

6.5 Psychodynamische Aspekte

Bowlby war Psychoanalytiker, ausgebildet in London, dem damals wichtigsten Zentrum der sich differenzierenden Psychotherapie. Bereits vor ihm hatten andere Protagonisten, insbesondere Ferenczi (1933), mehr die *inter*personalen als die *intra*psychischen Faktoren bei der Krankheitsentstehung fokussiert. Er hatte schon 1933 darauf hingewiesen, dass es traumatische Auswirkungen haben kann, wenn ein Erwachsener die seelische Welt des kleinen Kindes nicht hinreichend spiegeln kann. Seitdem spielt die Qualität der Fürsorge in vielen psychoanalytischen Traditionen eine wichtige Rolle (Fonagy, 2001). Wiewohl bedeutsame zeitgenössische Kollegen, hier genannt seien Donald W. Winnicott, Edith Jacobsen, Melanie Klein und Michael Balint, Bindungsthemen in ihren Theorien verankerten, so fand sich damals noch kein stringentes Konzept, das Bindungsstörungen erklären konnte. Heinz Kohuts Selbstpsychologie kann vielleicht als Vorläufer der Bindungstheorie gelten; er ging davon aus, dass die gelungene Selbstentwicklung eines Kindes im Gegenüber zu einem sicherheitsgebenden Selbstobjekt (hier: die Mutter) als Schutzfaktor bei seelischen Belastungen wirkt, sodass es Trennungen oder Verluste leichter ertragen könne. Wenn dies nicht gelingt, also die innere sichere Repräsentation der Mutter nur instabil verfügbar ist, führe dies beim Kind zu erheblichen Bedrohungsgefühlen bei Trennung von wichtigen Bezugspersonen. Dieses Empfinden löst nach Kohut narzisstische Wut infolge dieser Kränkung aus. Das bedrohte Selbst müsse dann kompensatorisch Größenfantasien entwickeln, die Unabhängigkeit von anderen suggerieren. Falls diese Abwehrleistung nicht gelingt, kann es zu einer Selbstwertkrise mit depressiven und autoaggressiven Anteilen kommen, inklusive selbstverletzendem Verhalten (Brisch, 1999/2022, S. 99 ff.).

Bindungsstörungen werden, auch in der Psychoanalyse, sowohl als Strukturdefizite als auch als Folge ungelöster Konflikte in der Beziehung zu den primären Bezugspersonen verstanden. Frühe Frustrationen, wie Vernachlässigung oder inkonsistente Fürsorge, führen dann zu den genannten destruktiven Verhaltensweisen. Nach längerem »Fremdeln« haben sich Psychoanalyse, Bindungstheorie und Systemische Therapie zunehmend angenähert, auf dem Weg zu einer allgemeinen Psychotherapie im 21. Jahrhundert (Holmes, 2017). Neben ihrer Verwandtschaft zur Bindungstheorie sind psychodynamische Aspekte gerade für den Behandlungsverlauf wichtig, weil sich durch die meist längerfristige Arbeitsbeziehung Übertragungen des Patienten auf die Therapeutin und umgekehrt Gegenübertragungen ausbilden, die von der Therapeutin reflektiert werden müssen, um nicht schädlich für die therapeutische Allianz zu wirken. Der psychoanalytische Begriff der Gegenübertragung meint die Gesamtheit der im Wesentlichen unbewusst vom Klienten auf den Therapeuten übertragenen Gefühlszustände, die dieser dann erlebt.

6.6 Verhaltenstheoretische Ansätze

Anders als (die meisten) Verhaltenstheoretiker sehen Systemikerinnen psychische Probleme nicht primär *in* dem Patienten, sondern *zwischen* diesem und seinen relevanten Bezugspersonen (Näheres dazu bei Lieb, 2010). Allerdings hat sich in den letzten Jahrzehnten viel getan. Heutzutage subsumiert die Verhaltenstherapie ein großes Spektrum an Verfahren, die die Entstehung seelischer

Störungen als affektiv-kognitive Lernprozesse begreifen und Methoden für ein aktives Umlernen in Richtung konstruktiver und möglichkeitserweiternder Lösungen bereitstellen. Gerade die »moderne Kognitive Verhaltenstherapie (3. Welle der VT) betrachtet den Menschen nicht mehr nur als konditionierbares kognitives Wesen, sondern als bindungsgeprägt sowie bindungs- und sinnbedürftig« (Schnell, 2016, S. 60). Akzeptanz und Achtsamkeit als therapeutische Haltung erweiterten das Interventionsspektrum. Dazu schließt sie bindungstheoretische und systemische Aspekte mit ein. Auch die *Schematherapie* geht von Internalisierungen früher Bindungserfahrungen in gegebenenfalls maladaptive Schemata (z. B. wütendes, verletztes Kind, strafende Eltern) oder ungünstige Bewältigungsschemata wie Vermeidung und Überkompensation aus. Gleichzeitig postuliert sie funktionale Modi: das glückliche Kind und den gesunden Erwachsenen, die als Ressource für Veränderungen dienen können.

Erlernte Verhaltensmuster: Aus behavioristischer Sicht könnten Bindungsstörungen durch erlernte Verhaltensmuster erklärt werden. Wenn ein Kind wiederholt negative Reaktionen auf seine Bindungsversuche erfährt (z. B. Zurückweisung, Ignorieren), lernt es, sich zurückzuziehen oder ängstlich zu reagieren. Diese Muster sind zugleich körperlich, affektiv und kognitiv konfiguriert:

»Denn jedes Kind lernt durch Nachahmung. Sein Körper lernt nicht das, was wir ihm mit Worten beibringen wollten, sondern das, was dieser Körper erfahren hat. Daher lernt ein geschlagenes, verletztes Kind zu schlagen und zu verletzen, während das beschützte und respektierte Kind lernt, Schwächere zu respektieren und zu beschützen. Weil es nur diese Erfahrung kennt« (Miller, 2007, S. 55).

Kognitive Verzerrungen: Kognitive Verhaltenstherapie legt den Fokus auf die Gedanken und Überzeugungen, die durch negative Bindungserfahrungen entwickelt wurden, z. B. die Überzeugung, nicht liebenswert zu sein oder dass anderen Menschen nicht vertraut werden kann. Solche Überzeugungen behindern eine Entwicklung befriedigender Beziehungen. Differenzen zur systemischen Sichtweise liegen weniger im praktischen Vorgehen als in Haltungen zu grundlegen Themenbereichen wie »Wahrheit«, »Kausalität«, »Objektivität« oder der zentralen Rolle der Selbstorganisation.

6.7 Systemische Beiträge zu Verständnis und Behandlung von Bindungsstörungen

Psychische Störungen wurden in der längsten Zeit der Menschheitsgeschichte, in Ursache und Wirkung *nicht* als allein durch seelische Dispositionen, innere Prozesse des Individuums definiert angesehen. Heute meist als abergläubisch erkannte Aspekte wie Gottesurteil, Dämonenglaube, Besessenheit und Verhexung schafften einen Bezug in andere Sphären, ebenso wie somatische Aspekte, z. B., dass ein Ungleichgewicht der Körpersäfte oder eine falsche Ernährung zur Erkrankung beitrugen. Erst mit der Medizinisierung und Biologisierung psychiatrischer Phänomene, also der Übernahme der »Irren« durch die Ärzte und später die Pharmaindustrie, wurde das Geschehen gründlich von äußeren Beeinflussungen gelöst und im einzelnen Menschen verortet, je nach Richtung mehr genetisch, psychisch oder somatisch.

Eine globale Rekontextualisierung findet seit den 1970er Jahren in den großen ökologischen Bewegungen statt. Dies betrifft auch den Aufstieg der Systemischen Therapie und Beratung (von Schlippe u. Schweitzer, 2012) bis hin zur sozialrechtlichen Anerkennung als kassenfinanziertes psychotherapeutisches Verfahren. Angesichts der großen Fortschritte in Neurobiologie, Psychoneuroimmunologie und nicht zuletzt in der Psychiatrie und Psychotherapie ist auch hier Wandlung, Hinwendung zu einem mehr systemischen Denken, Fühlen und Handeln zu beobachten. Damit können und sollten alle Beiträge aus den in diesem Kapitel genannten Bezugswissenschaften im Oberthema »Bindungsstörungen« Raum für den Dialog zwischen Fachkräften und den betroffenen Kindern und Familien haben. Verfügen wir über eine Landkarte der Psychopathologie von Bindungsstörungen, die konsistent systemisch gelesen werden kann? Ich habe im Verlauf dieses Buches versucht, auf dem Weg zu einem plausiblen systemischen Krankheitsverständnis sehr unterschiedliche Aspekte der Bindungsstörungen einzubringen. Dennoch bin ich mir nicht sicher, ob das gelingen kann – wie generell bei der Definition systemischer Therapie, die ja mittlerweile sehr unterschiedliche Denk- und Handlungskonzepte einschließt. Ohne dass es bislang gelungen wäre, zu einer stringenten Arbeitsphilosophie zu gelangen, handelt es sich auch hier um *work in progress,* an der die »Bezugswissenschaften« wesentlich mitgestalten.

Das Wissen über die exakten Zusammenhänge zwischen gelebtem, erlebtem und erzähltem Leben (Retzer, 2003) bleibt »opak« – um einen Lieblingsbegriff Fonagys (Asen u. Fonagy, 2023, S. 58) aus der Mentalisierungstheorie zu zitieren – also milchig, nicht glasklar offenliegend. Konstruktivistisch ausgedrückt hieße das, die genaue Art der Koppelung zwischen den drei beteiligten Systemen ist (noch) nicht erkennbar. Daher äußere ich hier nur einige Gedanken, unter anderem zur Affektlogik, zu möglichen Konzepten intrapsychischer Prozesse, zu den Generischen Prinzipien von Hermann Haken und Günter Schiepek (2013), die sowohl Grundlage gelingender Psychotherapie sein können als auch von gelingender Elternschaft.

6.7.1 Die Systemtheorie von Niklas Luhmann

Die Systemtheorie von Niklas Luhmann (1984) konzeptualisiert Körper, Psyche und Kommunikation als drei operational geschlossene, aber miteinander gekoppelte Systeme, die jeweils füreinander Umwelt sind und sich nicht direkt gegenseitig beeinflussen können. Sein Ansatz ist wichtig in den Sozialwissenschaften, während die klinische Anwendung für Luhmann nicht im Fokus stand. Gleichwohl ist die *Unterscheidung zwischen System und Umwelt* bedeutsam, besagt sie doch, dass es keine lineare Beeinflussung gibt, außer bei physischer Gewalt, die auf einen Körper trifft. Jedoch bleibt auch hier, und noch ausgeprägter bei psychischer Gewalt, eine gewisse Variabilität: Wie schnell eine Wunde verheilt, ist nicht nur von der Gewalteinwirkung abhängig, sondern auch von Ressourcen oder Einschränkungen des Gewebes (bzw. der Psyche) und von Kontextbedingungen wie Hygiene, Temperatur, Zuwendung und letztlich der fachlichen Versorgung des verletzten Menschen. Fachgerechte Versorgung bedient sich der Kenntnisse über die wahrscheinliche Koppelung zwischen körperlicher oder psychischer Gewalteinwirkung, körperlicher Antwort, seelischer Reaktion und sozialer Kommunikation.

Hier zunächst die klassische systemische Einteilung der wesentlichen, den Menschen ausmachenden (Sub-)Systeme: Zum *biologischen System* (siehe Kapitel 3.2 und 6.3) gehören die in der DNA kodierten Erbinformationen und die für einen systemischen Zugang vielleicht noch wichtigeren, weil psychosozial interaktiven, *epigenetischen* Prägungen. Durch Entwicklungs- und Bindungstraumata (siehe Kapitel 6.4.2) werden darüber hinaus Gehirnstrukturen in ihrer Entwicklung beeinflusst, was zu Dysbalancen in allen psychoneuronalen Grundsystemen führen kann, z. B. von Stressregulierung, Impulskontrolle, Belohnungserwartungen und eben auch im Bindungssystem. All dies trägt zu einer erhöhten Vulnerabilität für psychische Störungen bei, in unserem Fall für Bindungsstörungen.

Das *psychische System* umfasst all diejenigen Aspekte, die von klassisch-individuumsbezogenen Verfahren in Pädiatrie, Psychiatrie und Psychotherapie als seelische Instanzen, Beiträge und auch als »Ursachen« für die Störung *im* Patienten beobachtet werden. Ludewig (2011) unterscheidet dabei *aktuelle* (vorübergehende) *Ichs,* die sich aus emotional-kognitiven Kohärenzen um einen bestimmten Sinn konstellieren. Das *personale Ich* reagiere selektiv aus einem Reservoir während des Lebens gespeicherter »vielgeistiger« (polyphrener) Schemata, entsprechend der inneren Motivation bzw. kommunikativer Erfordernisse. Erreichbar seien diese unterschiedlichen Aspekte von Identität(en) in der Psychotherapie z. B. durch Teilearbeit, also Externalisierung, mit dem Ziel der Auflösung von Lebensproblemen durch Reflexion und Integration.

Dazu gehören Antriebe und Motivationen, emotionale Schemata, ebenso Denkmuster, bis hin zu von Bateson (1981) sogenannten »epistemologischen Irrtümern«, z. B. irrige Annahmen über den Zusammenhang von Leistung und Geliebtwerden, Verschwörungsmythen, Wahnvorstellungen. Wie das psychische System eines Kleinstkindes auf für es in einem bestimmten zeitlichen und relationalen Kontext passende bzw. inadäquate Interaktionsangebote antwortet, wurde in den Ausführungen zur Bindungstheorie (siehe Kapitel 3.3) und zum klinischen Bild der Bindungsstörungen (siehe Kapitel 4) dargelegt.

Das *soziale System,* also die Gesamtmenge der Kommunikationen, ist an all diesen Prozessen rekursiv beteiligt. Es besteht, mit jeweils unterschiedlicher Relevanz, aus der kleinsten sozialen Einheit, der Mutter-Kind-Dyade, der Klein- und Großfamilie, relevanten sozialen Gruppen wie Peers und Elterngruppen in Kindergarten und schulischen Milieus, Gemeinwesen, einer sozialen Schichtung, einer spezifischen regionalen Kultur etc. Staatliche, ideologische, religiöse Schwerpunktsetzungen wirken sich, in Abhängigkeit von zeitgeschichtlichen Paradigmen, bis in die kleinsten sozialen Einheiten aus.

> *Ein (abschreckendes) Beispiel:* Eine gesellschaftliche Ideologie, die ausdauerndes Säuglingsschreien als unverzichtbar für einen guten Lungen-Reifungsprozess hält, wirkt sich – statistisch, nicht unbedingt individuell – auf die Gebräuche in Familien, dann auf die Eltern-Kind-Beziehung und damit direkt auf die Stressphysiologie des Kindes aus. Darüber vermittelt wird auch auf Bindungsentwicklung und letztlich das gesamte psychische System dieses kleinen Menschen von dieser Werthaltung bestimmt. Die – mit gewisser Wahrscheinlichkeit – auf diese Weise erzeugte abweisende Bindungsrepräsentation wirkt dann wieder auf gesellschaftliche Prozesse zurück, trägt vielleicht zu einer Entsolidarisierung bei oder befeuert einen Führerkult.

Das biologische System kann auch direkt, z. B. durch Substanzen wie Nahrungsmittel und Pharmaka beeinflusst werden. Auch psychische Zustände wirken auf den Körper: Die Vorstellung, geliebt zu sein, verändert meinen Sympathicotonus, ebenso ein Bedrohungsgefühl, aber eben nicht linear. Noch komplizierter wird es, wenn das soziale System, z. B. die Bewertung meiner Person seitens eines Vorgesetzten, zunächst die Psyche, dann den Organismus erreicht: Ich fühle mich beschämt, werde rot, sacke in mich zusammen, oder, im anderen Fall: Ich fühle mich größer, energetisiert und erlebe die Welt als hell. All diese Wirkungen entsprechen bestimmten Koppelungen der drei Systeme, die auch anders ausfallen könnten: Die negative Bewertung macht mich wütend und versetzt mich in (Muskel-)Spannung, die positive vergrößert meine Sorge vor dem Neid der Kollegen.

Systemisches Denken führt an dieser Stelle den »Beobachter« ein; eine Instanz in mir oder außerhalb (Mitmensch, Beraterin, Therapeut), die die Koppelung zwischen den Systemen betrachtet. In Verfahren wie dem zirkulären Fragen wird genau das mit Gewinn praktiziert, bei externalisierenden Methoden wie dem Familienbrett oder der Teilearbeit in gleicher Weise. Mit diesen Praktiken wird die Koppelung zwischen dem System *Psyche* und dem *sozialen System* erlebt, beschrieben, reflektiert. Für die Analyse der Koppelung zwischen den biologischen und dem psychischen/sozialen System verwenden Wissenschaftler Blutanalysen, Hormonspiegel-Messungen, MRT-Scans, Hautwiderstandsmessungen, EKG-Ableitungen etc. und bringen deren Befunde in Verbindung mit Affekten, Gedanken, inneren Bildern. Auch hier kommt es darauf an, wie die »objektiven« Werte in Beziehung zu dem psychischen Erleben und der sozialen Beurteilung reflektiert werden. Bei einem biochemischen/physiologisch messbaren erhöhten Stresspegel bleiben der betroffenen Person mehrere Handlungsmöglichkeiten, je nach sozialem/kommunikativen Kontext: von der Leugnung des Befundes über chemisch-pharmakologische Abhilfe oder Achtsamkeitsübungen, Eintritt in einen Sportverein bis zur Aussprache mit der Partnerin, einem Jobwechsel usw.

6.7.2 Affektlogik und Grundbedürfnisse

Neurobiologie und Synergetik verstehen unser Gehirn eher als ein komplexes dynamisches System, das ständig organisierte Muster wie die »Fühl-Denk-Verhaltensprogramme« (Ciompi, 1997) hervorbringt, die unsere psychische Aktivität strukturieren und, in rekursiver Verschränkung mit dem gesamten biologischen und sozialen System, das individuelle und gemeinschaftliche Leben gestalten. Der Schweizer Psychiater Luc Ciompi hatte bereits seit den frühen 1980er Jahren das Konzept »Affektlogik« (1982, 1993) als möglichen Zugang zum Verlauf von schizophrener »Verrücktheit« entworfen, das er später mit dem Begriff der erwähnten Fühl-Denk-Verhaltensprogramme (FDV) mit systemischen und synergetischen Theorien zusammenbrachte und »fraktale Affektlogik« nannte (Ciompi, 1997)[7]. Er postuliert, dass Emotion und Kognition in sämtlichen psychischen Leistungen regelhaft und systemisch zusammenwirken. Gleichzeitig erlebte Emotionen, Kognitionen und Verhaltensweisen verbinden sich im Gedächtnis zu diesen integrierten, situationsabhängigen FDV-Programmen, die alles künftige Verhalten in ähnlichen Situationen beeinflussen: Bausteine individueller, familien-, kulturspezifischer Muster (Denk-Fühl-Handlungswelten). Kritisch steigende emotionsenergetische Spannungen können zu plötzlichen umfassenden Veränderungen (nichtlinearen Bifurkationen) der vorherrschenden Fühl-, Denk- und Verhaltensmuster führen. Affektiv-kognitive Wechselwirkungen sind somit selbstähnlich (»fraktal strukturiert«[8]) auf beliebigen individuellen und kollektiven Ebenen.

Die Berücksichtigung affektiver Prozesse ist in der systemischen Konzeptbildung – wenn man von der erlebnisaktivierenden Arbeit Virginia Satirs absieht – relativ neu (Welter-Enderlin u. Hildenbrand, 1998). Viele dieser Schemata entstehen in der präverbalen Entwicklungsphase, in der unser implizites emotionales Gedächtnis wesentliche Erfahrungen als Körper- und Affektrepräsentationen abspeichert. Solche Schemata sind entwicklungsbedingt zum großen Teil unbewusst, entziehen sich damit auch der bewussten Handlungskontrolle; sie sind aber mächtig, sogar strukturbildend, und damit dauernd und grundlegend an der Koppelung zwischen dem biologischen, psychischen und sozialen System beteiligt. Dadurch verändert sich natürlich die Möglichkeit, solche Muster mittels sprachlicher Konversation zu erreichen, geschweige denn zu

---

7 »Was schließlich die angedeuteten Querverbindungen der Affektlogik zu wissenschaftstheoretischen und philosophischen Fragen betrifft, so liegen diese gänzlich auf der Linie des aktuellen Konstruktivismus, der zu klären versucht, wie ein Konstrukt von Wirklichkeit in unserem Kopf zustande kommt: Analog zu den relativistischen Welten der modernen Physik tritt aus affektlogischer Sicht in all unseren »Wahrheitssystemen« bis in die strenge Logik und Wissenschaft hinein an die Stelle einer einzigen und absoluten Wahrheit eine operationale, kontext- und bedürfnisspezifische und damit relative, multiple und lokale Wahrheit, die erheblich von teilweise unbewußten affektiven Gestimmtheiten und Wertvorstellungen mitbestimmt ist. Ob man die Welt (und sich selber) durch die Brille einer Liebes- oder einer Haßlogik, einer Aggressions- oder einer Angstlogik betrachtet, macht einen gewaltigen Unterschied. Wie weitreichend die Konsequenzen derartiger Fühl-, Denk- und Verhaltensprogramme sein können, hat auf der kollektiven Ebene während des Golfkriegs der französische Präsident François Mitterrand eindrücklich vor Augen geführt, als er von der Logik des Krieges und der Logik des Friedens sprach« (Ciompi, 1993, S. 76).

8 Fraktale – ein 1975 von dem französischen Mathematiker Mandelbrot geprägter Begriff – sind selbstähnliche Strukturen, die sich, theoretisch unendlich, in kleineren Skalenmaßstäben selbst wiederholen (hierzu ein anschauliches Video bei Youtube (hexa6six, 2009), ein in der Natur häufiges Phänomen mit drei bis fünf Iterationen wie z. B. bei Farnen oder dem Romanesco-Kohl. Wegen ihrer ästhetischen Reize werden sie auch in der digitalen Kunst eingesetzt. Bäume oder Blutgefäße weisen eine statistische, nicht streng-lineare Fraktalstruktur auf.

verändern. Systemische Methoden, die die Körperlichkeit allen Geschehens im Blick haben, können hier Zugänge schaffen. Auch der hypnosystemische Ansatz macht sich diese Erfahrungen zunutze, indem er somatisch eingebettet Suggestionen als nichtbewusst wirkenden Änderungsimpuls nutzt.

Bei halbwegs angemessener Befriedigung der Grundbedürfnisse fungieren diese FDV-Schemata als verlässliche Ressource für eine erfolgreiche Lebensbewältigung, indem sie Vertrauen in sich selbst und in die für das kleine Kind relevanten Menschen, meist Mutter und Vater, sowie andere nahe Fürsorgepersonen grundlegen. Geschieht dies nicht, tragen die unbalancierten, im Sinne positiver Selbstwirksamkeitserwartungen nur schwach ausgebildeten Muster, zu rigideren, inflexibleren Ich-Funktionen bei. An diesen scheitern die Betroffenen immer wieder, z. B., indem es ihnen einfach nicht gelingt, ihre Affekte und ihre Impulsivität so weit zu modulieren, dass eine Liebesbeziehung gelingen kann.

Klaus Grawe (2004; beschrieben in Anlehnung an Wagner u. Russinger, 2016), bedeutender Protagonist der Erforschung der Wirkfaktoren in der Psychotherapie, benennt als Grundbedürfnisse: *Orientierung und Kontrolle, Lustgewinn und Unlustvermeidung, Selbstwerterhöhung und Selbstwertschutz sowie Bindung.* Jeffrey E. Young, der Begründer der Schematherapie, fügt die *Freiheit, berechtigte Wünsche und Emotionen auszudrücken,* und die *Erfahrung angemessener Grenzen* hinzu (Young, Klosko u. Weishaar, 2008). Der Holocaust-Überlebende und Begründer der Logotherapie und Existenzanalyse, Viktor Frankl (1972), steuert das existenzielle *Bedürfnis nach Sinnerfahrung* bei, wie auch Aaron Antonovsky mit seinem Konzept des Kohärenz-Gefühls (1997).

Leider ist es hier nicht möglich, detailliert auf diese Aspekte einzugehen, aber vielleicht ist deutlich geworden, dass es – da wir Menschen der gleichen Grundkonstruktion unterliegen – einen universellen, dabei individuell modulierten Referenzrahmen für eine basale Bedürfnisbefriedigung geben muss, dessen Abweichungen wir »gestört«, »krank«, »therapiebedürftig« nennen. Es geht also um intrapsychische Prozesse als Folge von Niederschlägen früher Erfahrungen in subcortikalen Hirnregionen, die erlernte automatisierte Prozesse speichern und gegebenenfalls aktivieren. Diese Niederschläge sind selbstverständlich nicht völlig unbeeinflussbar, aber nicht leicht zugänglich. Dies scheint mir eine relativ neue Erkenntnis in der systemischen Therapietheorie zu sein.

6.7.3 Bindungswissenschaft

Die Bindungswissenschaft liefert uns Wahrnehmungs-, Denk- und Handlungsfolien, die uns dem Ziel eines spezifisch definierten systemischen Verständnisses der Bindungsstörungen näherbringen, welches die drei genannten

Subsysteme konsistent einschließt. Bowlbys Verdienst war es, Mutter – heute würde man neutraler von primären Bezugspersonen sprechen, auch wenn dies immer noch meistens die Mutter ist – und Säugling als Teilnehmende in einem selbstregulierenden System zu verstehen, dessen Teile einander wechselseitig bedingen. Bindungs- und Fürsorgeverhalten sind dabei ein existenziell wichtiger Teilaspekt dieser Beziehung.

Die systemische Therapie betrachtet Bindungsstörungen im Kontext der gesamten Familie und der Beziehungsmuster, die darin gelebt werden. Die Bindungstheorie verbindet darüber hinaus die systemische Herangehensweise mit ethologischem, entwicklungspsychologischem und psychoanalytischem Wissen. Bindungsstörungen können als Ausdruck dysfunktionaler, z. B. gewaltdominierter, Beziehungsmuster innerhalb der Familie verstanden werden, die sich über Generationen hinweg manifestieren. Sie können aber auch als Ergebnis spezifischer Resonanzphänomene zwischen einem sehr sensiblen Kind, einer frühtraumatisierten Mutter und einem latent gewaltbereiten Vater verstanden werden, die zu gravierenden Fürsorgemängeln führen. Das reicht aber noch nicht, um systemisch genau zu beschreiben, wie das betroffene Kind mit seinen biologischen und psychologischen Charakteristika in der betreffenden Lebensphase eine Bindungsstörung mit seinen Bezugspersonen und der sozialen Umwelt gemeinsam ko-konstruiert. Es ist wohl empirischer Konsens, dass Bindungsprobleme bis hin zu Bindungsstörungen entstehen, wenn die interpersonellen Ressourcen der Hauptbezugspersonen in mehreren dieser Bereiche schlecht verfügbar sind, ebenso wie Bindungssicherheit dann aufgebaut wird, wenn diese Ressourcen genügend *(»good enough«)* vorhanden sind und für die Beelterung eingesetzt werden.

Wie genau die Einflüsse des sozialen Systems, z. B. Bindungstraumata, auf das psychische, also die erlebten Gefühle, Hypothesen und Schlussfolgerungen des betroffenen Kindes, und auf dessen biologisches System einwirken, dazu gibt es meines Wissens keine Erkenntnisse der Systemtheorie. Neurobiologie, Psychoneuroimmunologie, Bindungstheorie forschen ebenso wie Psychoanalyse und Verhaltenstheorie seit Langem an diesen Fragen und finden immer bessere, wenn auch weiterhin vorläufige Antworten.

Elisabeth Wagner und Ulrike Russinger (2016) beschreiben ein auf die systemische Einzeltherapie zielendes Konzept intrapsychischer Prozesse, das für die komplexe Betrachtung und Behandlung von Menschen mit einer Bindungsstörung gut passen könnte. Danach hat jedes psychische Phänomen ein physisches Korrelat, aber nicht im deterministischen Sinn – neuronaler Impuls bewirkt Affekt –, sondern als gegenseitige Einwirkung: Somatische Erschöpfung verringert meine Konzentrationsfähigkeit, und die Angst vor einer Spinne treibt meinen Adrenalinspiegel in die Höhe. Die detaillierten Abläufe bleiben uns, trotz aller Fortschritte der Gehirnforschung, mangels Beobachtungsmöglichkeiten auch bei diesen simplen Beispielen noch weitgehend verschlossen. Die Erforschung von Interaktionen zwischen einzelnen Menschen oder in sozialen Gruppen ist demgegenüber, wenn auch immer noch hochkomplex, vergleichsweise einfach.

6.7.4 Metaperspektiven zu Störungen und Krankheiten

Kinder mit Bindungsstörungen werden im Gesundheitssystem und in der Jugendhilfe erfasst und behandelt. Hans Lieb unterscheidet in seinem Grundlagenwerk »Störungsspezifische Systemtherapie« (2014) drei Ebenen, die zu beachten sind, wenn sich systemische Therapie an die Probleme richtet, die den Status einer Störung oder einer Krankheit haben. Diese Ebenen sind durch drei Leitunterscheidungen gekennzeichnet:

1. »System – Umwelt«. Hier geht es um die grundlegende Rolle des Beobachters. Lieb nennt dies die theoretische Ebene. Systemische Therapeutinnen verbindet die Überzeugung, dass es für Klientinnen/Patienten hilfreich ist, die eigene Sicht auf ihre Störung oder Krankheit zu reflektieren und zu erweitern.
2. Im Gesundheitswesen gilt die Leitunterscheidung »gesund – krank«, bzw. in der Jugendhilfe »auffällig – normal«. Dies bezeichnet die politische Ebene. Auf dieser werden Diagnosen, in der Regel auf der Basis der ICD-10 vergeben. Solcherweise diagnostizierte Menschen nehmen die Diagnose an oder sie wehren sich dagegen. Nur sehr selten verhalten sie sich indifferent: »Ist mir doch egal, ob man mir eine Psychose, einen Herzinfarkt oder Darmkrebs bescheinigt, ich verreise jetzt erst mal!«
3. Im systemtherapeutischen Raum, der pragmatisch-therapeutischen Ebene, findet ein Ankopplungsprozess statt. Innerhalb dessen trägt die Therapeutin Verantwortung für einen dialogischen Gesprächsprozess im Sinn des Anliegens/Auftrags der Hilfesuchenden. Hier treffen die Unterscheidungen »gesund – krank« und »System – Umwelt«, somit deren verschiedene Logiken, aufeinander (siehe Tabelle 2).

Tabelle 2: Gesundheitswesen und Systemische Therapie: zwei Episteme (nach Lieb, 2015, S. 12)

Gesundheitswesen	Systemische Therapie
1 Symptome sind Krankheitsausdruck, somit Ereignisse	Symptome sind Verhaltensweisen, denen Bedeutung und Sinn zugesprochen wird
2 Therapeut/Therapie bewirkt eine Veränderung beim Patienten	Veränderungen können nur vom Patienten vorgenommen werden
3 Narration eng: Krankheitsgeschehen	Narration weit: Perspektivenvielfalt
4 Störung/Krankheit als festes Konstrukt	Aufweichung und Dekonstruktion fester Konstrukte
5 Landkarte = Land: Diagnosen geben wieder, was der Fall ist	Landkarte ≠ Land: Diagnose ist eine Möglichkeit der Beschreibung
6 Ziel vordefiniert: Heilung	Zieloffenheit als Programm
7 Vorhersagbarkeit: Krankheits- und Gesundungsprozesse folgen Gesetzmäßigkeiten der Störung	Entwicklung nichttrivialer Systeme ist prinzipiell nicht vorhersehbar

Wenn es nun darum geht, in der systemtherapeutischen Arbeit neue Denk-, Handlungs- und Spielräume zu entdecken, ist es sinnvoll, jeweils die Restriktionen und Möglichkeiten der einen und der anderen Logik aufzuzeigen, im systemischen Sinne: zu verstören. Lineare Modelle von Ursache und Wirkung, von Objektivität, gelten in der systemischen Theorie als nichtangemessen, weil sie bestenfalls Teilaspekte des komplexen Geschehens berücksichtigen und so wesentliche Möglichkeiten für Veränderung, Lösung nicht berücksichtigen.

Diagnosen, so auch die der »Bindungsstörung«, sind demgegenüber ein Ergebnis der Notwendigkeit, sprachliche Verständigung über die zu beobachtenden Phänomene zu erzielen. Darin liegt eine existenzielle Paradoxie des Menschseins: Wir sind auf komplexitätsreduzierende Verallgemeinerungen angewiesen, um uns zu verständigen und um zu einer gemeinsamen Aktion zu gelangen. Diagnosen können auch entlasten: »Jetzt weiß ich wenigstens, was es ist, und kann dementsprechend handeln.« Gleichzeitig engen wir damit sowohl die Wahrnehmungs- als auch die Handlungsperspektiven ein (5).

Das spüren auch die Betroffenen, die sich insbesondere, aber keineswegs nur in psychiatrischen Kontexten sowohl als krank als auch als gesund definieren: Viele ahnen, dass z. B. »gestörte Impulskontrolle« nicht einfach ein Krankheitssymptom ist, sondern eine kommunikative Bedeutung hat und, zumindest historisch, den Sinn hatte, das eigene Überleben zu sichern, eine notwendige Verteidigung gegen Aggressoren war. Und sie erleben, dass eine solche Umdeutung, oft durch einen therapeutischen Impuls angestoßen, einen neuen Blick auf die eigene Situation, auf den eigenen Selbstwert und so neue Handlungsmöglichkeiten eröffnet.

Ein anderes Beispiel ist die, oft mit Diagnosen verbundene, Verdinglichung der Störung (4): Ich *habe* ADHS, eine Psychose, Bindungsstörung. Systemische Therapie hinterfragt die Verdinglichung, verflüssigt, deskonstruiert sie: »Woran würde ich merken, dass Sie die Störung haben? Wann würde ich es nicht merken? Wer merkt das am schnellsten, wer nie?« (siehe auch Kapitel 5.1, S. 133).

So wird vielleicht deutlich, dass es lohnt, jeweils beide Spalten der Tabelle 2 in Resonanz zu bringen, um aus den offensichtlichen Paradoxien neue Sichtweisen und Freiheitsgrade zu entwickeln. Das Rad wird damit nicht neu erfunden, aber die Unvereinbarkeit scheinbarer Widersprüche kann verringert, vielleicht aufgelöst werden: Obwohl eine Bindungsstörung (siehe Kapitel 6.3.2) eine Folge gravierender Verletzungen in der Hirnentwicklung darstellt, ist die Bindungsstörung nicht ausschließlich organisch determiniert. Wie bei allen Prozessen, die Entwicklungspfaden folgen, gibt es im Lebensverlauf immer wieder neue Weggabelungen, an denen psychosoziale Einflüsse auf die Psyche des Betroffenen wirken, die wiederum die Körperlichkeit beeinflussen können: Eine liebevolle Pflegefamilie kann desaströse Entwicklungsstörungen auffangen und manchmal kompensieren. Psychotherapie eines bindungsgeschädigten Grundschulkindes kann diesem helfen, seine Erlebnisse zu integrieren und zur Ruhe zu kommen. Ein Medikament kann einem ADHS-diagnostizierten Kind zum Erleben gelingender Selbstorganisation und Ruhe verhelfen und damit seine Selbstwirksamkeit und soziale Akzeptanz verbessern.

Das ursprünglich aus der indisch-buddhistischen Philosophie stammende Tetralemma liefert seit vielen Jahren eine hilfreiche Technik, um hier auf einem entwicklungsförderlichen Weg zu bleiben. Als Teilaspekt systemischer Therapie wird es im nächsten Kapitel besprochen.

6.7.5 Generische Prinzipien

Eigentlich für eine Konzeptionalisierung von systemischer Psychotherapie gedacht, erscheinen mir die »Generischen Prinzipien« von Haken und Schiepek (2010), angewandt auf das Gelingen bzw. Scheitern der frühen Interaktion, auch für ein Verständnis der Bindungsstörungen hilfreich. Was ist damit gemeint? Anders als Psychoanalyse und Verhaltenstherapie schien systemische Therapie lange ohne Modellbildung für seelische Prozesse auszukommen. Im Zuge der Anerkennungsbemühungen als wissenschaftlich fundiertes Verfahren für störungsspezifische Psychotherapie hat sich das geändert:

»Psychotherapie wird als ein Schaffen von Bedingungen für Selbstorganisationsprozesse der biologischen, psychischen und/oder sozialen Systeme des Klienten verstanden, an dem sich Therapeut und Klient kooperativ beteiligen. Diese Bedingungen können benannt werden und sind im Konzept des synergetischen Prozessmanagements als sogenannte generische Prinzipien formuliert« (Schiepek, Eckert u. Kravanja, 2013, S. 39 f.).

Mit diesen Prinzipen lässt sich aber auch beschreiben, was Eltern mit ihrem Säugling tun, wenn sie responsiv, achtsam und entwicklungsfördernd mit ihm kommunizieren – im Fall der Bindungsstörung eben das, was nicht gelungen ist. Zur Erläuterung: Eine »Übersetzung« dieser basalen Haltungen und Aktivitäten kommentiere ich *kursiv mit einem Beispiel* zu dem jeweilig genannten Prinzip:

1. Stabilitätsbedingungen schaffen: die Herstellung einer guten therapeutischen Beziehung als sicheren Ort für Reflexion und Selbstexploration.
   Dies entspricht dem Prinzip der sicheren Basis in der Bindungstheorie. Nur wenn sich das Baby sicher fühlt, kann es Neues erkunden bei sich selbst, seiner Bezugsperson, seiner Umwelt.
2. Identifikation von Mustern des relevanten Systems: Identifikation der am Problem zentral beteiligten FDV-Muster in einer (systemischen) Fallkonzeption.
   Die zunächst uneindeutigen Verhaltensmuster eines Säuglings werden, nach vielfachem Versuch und Irrtum, von der Mutter verstanden, sodass sie adäquat beantwortet werden können: Schreit mein Baby, weil es Hunger hat, müde ist, wund ist, Verdauungsprobleme hat?
3. Sinnbezug herstellen: Herstellung einer Verbindung zwischen dem Problem, dem anstehenden Entwicklungsschritt und zentralen Lebenskonzepten des Klienten.
   Mein Baby hat sich mit acht Monaten schon deutlich an mich gebunden und erkennt, vielleicht außer seinem Papa, andere Personen als fremd, zeigt daher Angst. Das ist entwicklungsangemessen.
4. Energetisierung ermöglichen (Kontrollparameter und Veränderungsmotivation): Schaffung günstiger Aktivierungsbedingungen durch Ressourcenorientierung und Fokussierung der emotionalen und motivationalen Bedeutung von Zielen und Visionen des Klienten.
   Ich sorge dafür, dass mein Baby satt, trocken und ausgeschlafen ist, und wenn es dann interaktionsbereit ist, unterstütze ich es in seiner Lust und seinem Bemühen, sich auf die Beine zu stellen. Das spiegele ich körpersprachlich und verbal.

5. Destabilisierung und Fluktuationsverstärkung: Destabilisierung problemassoziierter FDV-Muster z. B. durch Fokussierung auf Ausnahmen, Aufgaben, Erarbeitung von veränderten Verständniszusammenhängen.
   Wenn mein 15 Monate alter Sohn schon wieder unwillig ist, obwohl ich seine Grundbedürfnisse so gut wie möglich berücksichtigt habe, versuche ich ihn durch etwas Interessantes, z. B. ein Spielzeug, abzulenken, oder ich gehe mit ihm raus, die Ziegen anschauen.
6. Zeitqualitäten nutzen (Kairos, Resonanz und Synchronisation): Zeitliche und inhaltliche Passung und Koordination der Vorgehensweisen und des Kommunikationsstils der Therapeutin mit den psychischen und physiologischen Prozessen und Rhythmen der Klientin zur Sicherstellung der Anschlussfähigkeit.
   Mein Baby will unterhalten werden, es sucht nach Kontakt, Austausch von Mimik und Gestik und von Tönen. Es hat die (implizite) Vorstellung, dass ich darauf eingehe, mit ihm die lustigen Fingerspiele mache. Dafür bringe ich mein Gesicht so nahe an seines, dass es mich erkennen kann, erhöhe meine Stimmlage, passe mein Sprechtempo an, entsprechend seinen Kapazitäten, und dann spielen wir mit den Fingern (ich wende meine »Intuitiven Elterlichen Kompetenzen« an; siehe Kapitel 3.3.1).
7. Symmetriebrechung: gezielte Zustandsrealisierung durch Imagination angestrebter Zielzustände. Durch somatosensorische Repräsentation des gewünschten Ziels, aber auch bestimmte Verhaltensverschreibungen (Als-ob-Interventionen, Rollenspiele, Experimente) werden einige Strukturelemente des neuen Ordnungszustandes realisiert, was die Wahrscheinlichkeit erhöht, dass sich der gewünschte Zustand daraufhin ganzheitlich einstellt, insbesondere auch mit den dazugehörigen Emotionen.
   »Gell, jetzt bist du ganz aufgeregt, willst es unbedingt schaffen, dich hochzuziehen, um an den Keks zu kommen. Ich lege ihn ein bisschen näher zu dir, dann geht es leichter. Ich bin bei dir und begleite dein Tun mit Ansporn und Vorfreude.«
8. Restabilisierung: Stabilisierung und Generalisierung neuer Muster durch positive Verstärkung, Wiederholung, Variation und Integration in das bestehende Selbstkonzept (»Stabilisierung neuer Muster«).
   »Jetzt hat es geklappt mit dem Stehen am Tisch. Du brauchst dich nur noch mit einer Hand festzuhalten, bald wirst du ganz frei stehen!«

Die generischen Prinzipien legen eine zeitliche Reihenfolge nahe; im Laufe von Entwicklungsprozessen, die ja immer spiralig (gleiche Stelle, aber etwas höher) ablaufen, nach dem Prinzip der »Echternacher Springprozession« (drei

Schritt vor, zwei zurück), oder auch einmal längere Stagnation und Rückschritte beinhalten können, sind wir in der Lage, jederzeit auf eines der vorigen Prinzipien, einen vorherigen Schritt, zurückzugreifen. Jeder kennt solche Phasen in Therapien, und genauso machen es Eltern mit ihren kleinen Kindern.

Conclusio: Mit dem Einbringen der kurzen Beispiele unterstelle ich also, dass auch in der frühen Beziehungsgestaltung, die ja für den Aufbau eines gesunden Selbst entscheidend ist, diese generischen Prinzipien gelten. Gelingende frühe Beelterung wäre damit strukturähnlich zu gelingender Psychotherapie. Verhält es sich auch umgekehrt?

Eine nicht hinreichende Realisierung der Prinzipien in der systemischen Arbeitsbeziehung entspräche somit strukturell dem Scheitern der frühen Beziehungs- und Bindungsentwicklung. Mir scheint es gleichzeitig reizvoll und entspannend, hier ein *fraktales* Verhältnis zwischen den scheinbar so unterschiedlichen, jeweils hochkomplexen Beziehungsformen anzunehmen. Reizvoll, weil beide eine hohe ästhetische Qualität haben und (meist) Freude machen, und entspannend, weil die gelingende frühe (auch spätere) Eltern-Kind-Beziehung wiederholte Mismatches, Missverstehen, gar Aspekte des Scheiterns enthält, fehlerfreundlich ist. Die aktiven Reparaturbemühungen auf beiden Seiten sind mit eingepreist und ein wesentliches Qualitätsmerkmal des erfolgreichen Prozesses der koevolutiven Selbstorganisation (siehe Kapitel 3.3.1). Ganz ähnlich wird es sich dann auch in der systemisch-bindungsorientierten Arbeit verhalten. Besonders explizit ist dieses Element in der aktuellen mentalisierungsinspirierten systemischen Therapie (MIST) von Eia Asen und Peter Fonagy (2023) realisiert (siehe auch Kapitel 7.5).

Die Realisierung der generischen Prinzipien in der Behandlung von Patienten(-systemen) stünde also analog einer »guten« Unterstützung des kleinen, werdenden Menschen auf seinem selbstorganisierten Weg in die soziale und dingliche Welt. Das kann eine hilfreiche Analogie für die systemische Therapie/Beratung/Sozialarbeit und ganz besonders die mit bindungsgestörten Kindern und ihren Bezugssystemen sein.

Damit kommt auch der in der Schematherapie vertraute, für die systemische Therapie aber eher fremde Begriff der »Nachbeelterung« (Reparenting) ins Spiel. Der Begriff meint die heilsame, Bindung und Selbst aufbauende, somit mindestens mittelfristig angelegte, therapeutische oder therapeutisch informierte pädagogische Arbeitsbeziehung.

»In der Schematherapie wenden wir uns im Sinne der begrenzten Nachbeelterung den Kind-Modi zu und versorgen deren emotionale Grundbedürfnisse im Rahmen der therapeutischen Beziehung wie ›ein guter Elternteil‹ es täte. Fordernde und strafende Modi werden identifiziert und begrenzt beziehungsweise ›entmachtet‹. Dysfunktional gewordenen Bewältigungs-Modi werden empathisch konfrontiert und nach und nach durch funktionale, also auf wahre Befriedigung emotionaler Grundbedürfnisse abzielende, Verhaltensweisen ergänzt beziehungsweise ersetzt – im Sinne der Förderung und (Weiter-)Entwicklung des Modus des Gesunden Erwachsenen. Euthymes Erleben wird durch Ansprache des Modus des Glücklichen Kindes angestrebt. Durch das Prinzip der Nachbeelterung wird der Patient oder die Patientin Schritt für Schritt soweit genährt und erhält ein authentisches Modell, sodass bisher fehlende Introjekte gesunden erwachsenen Verhaltens im Laufe der Schematherapie mehr und mehr verinnerlicht werden. Am Ende einer Schematherapie sollte er oder sie selbstständig die eigenen emotionalen Grundbedürfnisse im Einklang mit der sozialen Umwelt befriedigen können, und zwar ohne den ›Umweg‹ über stetig im Alltag auftretende Bewältigungsreaktionen« (Institut für Schematherapie Rhein-Ruhr, 2024).

Dieser zunächst für die Psychotherapie Erwachsener geprägte Terminus »Nachbeelterung« hat auch in der Einzeltherapie bei betroffenen Kindern, in der Be- und Erziehungsarbeit in Pflegefamilien und anderen Einrichtungen der Jugendhilfe, wie auch in der Arbeit mit den nahen Angehörigen dieser Kinder große Bedeutung. Dieses Thema führt uns mitten ins Behandlungskapitel.

7 Therapeutisch-pädagogische Zugänge

7.1 Allgemeine Aspekte

Die Behandlung von Kindern mit einer Bindungsstörung und ihren Bezugssystemen ist langwierig und schwierig, so die einhellige Expertenmeinung. Bislang gibt es nicht das eine hinreichend erfolgreiche therapeutische Behandlungskonzept (Ziegenhain u. Fegert, 2022). Das gilt auch für die Folgestörungen langdauernder Traumatisierung in der Frühkindheit, die sich daraus entwickeln. Sie treten im Gewand aller gängigen kinder- und jugendpsychiatrischen Störungen auf und werden mit zunehmendem Alter häufiger als Persönlichkeitsstörungen klassifiziert.

Viele Jahre der Behandlung und Begleitung von Kindern, Jugendlichen – und ihren Bezugssystemen – mit gravierenden psychischen Störungen haben mich gelehrt, dass ein strukturiertes, methodengeleitetes Vorgehen auf der Basis einer systemischen Haltung wichtig ist und auch einen Einfluss auf die Adhärenz hat. Gleichzeitig sind die Therapieverläufe nur schwer planbar. Kontinuierliche Fortschritte sind eher die Ausnahme gegenüber sprunghaften Änderungen unter dem Einfluss äußerer Ereignisse im Nahbereich. Dies gilt zunächst in Bezug auf Eltern, Geschwister, Großeltern. Fernerhin erfordern Veränderungen bei beteiligten Institutionen wie Jugendämtern, Gerichten, Jugendhilfeeinrichtungen, Schulen, vom Kind große Anpassungsleistungen. Individuelle Entwicklungsprozesse wie das Wachsen sekundärer Bindungen in einer Pflegefamilie oder Kinderdorfgruppe, die Umbrüche bei eigenen Themen in Pubertät und Adoleszenz, Freundschaften, Liebesbeziehungen oder Therapien tragen zu inneren Veränderungen bei.

Aufgrund der hohen Symptomlast für die Betroffenen, aber auch für das Umfeld kommt es bei Kindern mit Bindungsstörungen leider auch immer wieder zu institutionell bedingten Beziehungsabbrüchen, die die ersehnte Kontinuität gefährden, wenn nicht gar zerreißen. Das vergrößert zunächst oft das Leid bei dem Kind und seinen nächsten Bezugspersonen; bisweilen findet ein Neustart unter besseren Bedingungen statt, aber das ist letztlich nicht vorhersehbar.

Wie so oft gilt hier das Prinzip der »doppelten Kontingenz«: Die Interaktionspartner können weder in den anderen noch in die Zukunft schauen (Luhmann, 1984, S. 152 ff.).

> *Fallbeispiel:* Samuel wurde mit zweieinhalb Jahren aus einem verwahrlosten Haushalt in Obhut genommen und kam zunächst in eine Bereitschaftspflegefamilie. Er band sich rasch an seine Pflegemutter, suchte und fand bei ihr Rückhalt und die Struktur, die er vorher vermisst hatte. Es gab Aufholbedarf in der Sauberkeitserziehung, Impulskontrolle und Feinmotorik. Nach einem halben Jahr begann die unverlässliche leibliche Mutter mit regelmäßigen Besuchen, die für Samuel hochambivalent waren und konflikthaft ausfielen. Zu diesem Zeitpunkt lernte ich ihn kennen. Erst anderthalb Jahre später kam er in eine gut geführte Kinderwohngruppe, wo er eine erneute Bindungsbeziehung zu seiner Bezugsbetreuerin entwickelte. Durch die Trennung von der Pflegemutter aber war Samuel erneut traumatisiert; erst nach längerer Zeit erlaubte seine immer noch sorgeberechtigte Mutter wieder den Kontakt zu dieser. Samuel fand dadurch etwas mehr zur Ruhe; es ging ihm aber nicht gut. Er zeigte autoaggressives, fremdaggressives und manipulatives Verhalten, benannte wiederholt Todeswünsche. Samuel war dankbar für die kinderpsychiatrische Begleitung und die tiefenpsychologisch-systemisch orientierte Einzeltherapie, die er kurze Zeit nach der Aufnahme in die Wohngruppe begann. Dort bearbeitete er die entwicklungspsychologisch sehr frühen Themen von Bindung und Zugehörigkeit, Emotionalität und Impulsivität. Der sehr intelligente Junge war reflexionsfähig, einsichtig und kontaktbereit. Immer wieder aber litt er unter Anfällen von Selbsthass und Selbstablehnung; in der Schule benötigte er eine Eins-zu-eins-Betreuung. In der Gruppe erhielt er zusätzliche Fachleistungsstunden im Zusammenhang mit der mittlerweile diagnostizierten seelischen Behinderung (§ 35a SGB-VIII) als Folgestörung der reaktiven Bindungsstörung. Die leibliche Mutter kooperierte inzwischen gut; trotz großen Engagements und einer leichten neuroleptischen Medikation schaffte die Kinderwohngruppe aber die Aufgabe nicht mehr, und Samuel musste erneut die Einrichtung wechseln: Fünf Jahre nach seiner Inobhutnahme wurde er in eine spezifische Traumagruppe aufgenommen.

Die Behandlung bei Kindern mit einer Bindungsstörung ruht auf drei Säulen:

1. eine sichere Umgebung und einen entwicklungsangemessenen Rahmen schaffen;
2. die Bindungssicherheit des Kindes zu seinen – verfügbaren – Beziehungspersonen fördern;

3. kindliche Symptome im systemischen Rahmen verstehen und auf gegebenenfalls allen drei relevanten Systemebenen (somatisch, psychisch, sozial; siehe Kapitel 6.7) behandeln.

In der Behandlung von Bindungsstörungen sind je nach Ausgangslage sehr unterschiedliche Settings und diverse Komponenten notwendig; das erfordert eine große methodische Flexibilität, vor allem aber eine gute Metatheorie und eine klare Haltung.

Zentraler Ausdruck einer systemischen, entwicklungsfördernden und bindungsorientierten Haltung ist die Ausgestaltung der Arbeitsbeziehung. Dieses Thema ist kennzeichnend für bindungsorientierte systemische Arbeit, weshalb ich ihm als Nächstes Raum geben möchte.

7.2 Die therapeutische Beziehung

Die Gestaltung der therapeutischen Beziehung, oft auch Allianz genannt, wurde als stabiler, transtheoretischer Faktor in der mittlerweile umfangreichen Psychotherapieforschung (wie auch der pädagogischen) als ausschlaggebender Faktor für Veränderung, Reifung, Erfolg identifiziert, während die schulenspezifischen Aspekte weniger Bedeutung haben (Flückiger, Willutzki, Holforth u. Wampold, 2024). Transtheoretische, zielorientierte Psychotherapie, die jeden Einzelfall sorgfältig multiperspektivisch behandelt, wirkt sehr gut. Auch Therapieverfahren, die sich auf sehr unterschiedliche theoretische Konzepte stützen, sind ungefähr gleich wirksam (Wagner, 2024). Im Folgenden werde ich fünf Modelle zur Gestaltung von Arbeitsbeziehung und therapeutischem Vorgehen vorstellen. Sie beinhalten jeweils andere Akzente, so wie jede erfolgreiche Therapeutin einen etwas anderen Behandlungsstil pflegt.

7.2.1 Die generischen Prinzipien

Die »generischen Prinzipien« von Haken und Schiepek (2010) wurden bereits in Kapitel 6.7.5 erläutert und beispielhaft in Beziehung zur responsiven Beelterung eines Kleinstkindes gesetzt. Sie können auch als Rahmenmodell für die psychotherapeutische Arbeitsbeziehung bei Bindungsstörungen dienen. Daher werden sie hier nochmals – gekürzt – aufgelistet:

1. Stabilitätsbedingungen schaffen: die Herstellung einer guten therapeutischen Beziehung als sicheren Ort für Reflexion und Selbstexploration.
2. Identifikation von Mustern des relevanten Systems: Identifikation der am Pro-

blem zentral beteiligten FDV-Muster (Fühl-Denk-Verhaltens-Programme, siehe Kapitel 6.7.2, S. 181).
3. Sinnbezug herstellen: Herstellung einer Verbindung zwischen dem Problem, dem anstehenden Entwicklungsschritt und zentralen Lebenskonzepten des Klienten.
4. Energetisierung: Schaffung günstiger Aktivierungsbedingungen durch Ressourcenorientierung und Fokussierung der emotionalen und motivationalen Bedeutung von Zielen und Visionen des Klienten.
5. Destabilisierung und Fluktuationsverstärkung: Destabilisierung problemassoziierter FDV-Muster z. B. durch Fokussierung auf Ausnahmen, Aufgaben.
6. Zeitqualitäten nutzen (Kairos, Resonanz und Synchronisation): Zeitliche und inhaltliche Passung und Koordination der Vorgehensweisen und des Kommunikationsstils der Therapeutin mit den Prozessen und Rhythmen der Klientin.
7. Symmetriebrechung: gezielte Zustandsrealisierung durch Imagination angestrebter Zielzustände. Durch somatosensorische Repräsentation des gewünschten Ziels, aber auch bestimmte Verhaltensverschreibungen werden einige Strukturelemente des neuen Ordnungszustandes realisiert.
8. Restabilisierung: Stabilisierung und Generalisierung neuer Muster durch positive Verstärkung, Wiederholung, Variation und Integration in das bestehende Selbstkonzept.

7.2.2 Das metaanalytische Modell der Psychotherapieforschung

Das in Abbildung 6 dargestellte *metaanalytische Modell* von Psychotherapie fasst die aktuellen Erkenntnisse zusammen. Es hat den Anspruch, schulen- und professionsübergreifend wie auch transkulturell gültig zu sein. *Interpersonelle Fertigkeiten,* also affektive (supportive) Qualitäten, sprachliche und Beziehungsskills, wie die Fähigkeit zur Metakommunikation, bilden die Grundlage für Beziehungsaufbau, Vertrauensbildung und Zielsetzung. Der vor allem in der Verhaltenstherapie verbreitete Anglizismus »Skills« kennzeichnet die prinzipielle Erlernbarkeit dieser Fertigkeiten.

Davon ausgehend werden drei unterschiedliche Veränderungspfade angenommen: einmal als Basiskompetenz die *Entwicklungsförderung* in der emotionalen Komponente des CARE-Pfades (*C*aring = interessierte und fürsorgliche Haltung, *A*ufmerksam, *R*eal = echt und *E*mpathisch). Diese Basiskompetenzen sind besonders wichtig für den Behandlungserfolg. Ein weiterer Wirkmechanismus betrifft die *Erwartungen* in die Therapie. Die Placeboforschung weiß, dass diese die Heilungschancen wesentlich beeinflussen. Schließlich gehören die *spezifischen Methoden* der einzelnen Behandlungsverfahren dazu. Die drei Pfade interagieren miteinander: Eine hinreichend gute (»good enough«) Allianz verstärkt die Hoffnung auf Veränderung und öffnet für konkrete Arbeitsschritte, für vielleicht ungewohnte Methoden wie die Arbeit mit dem Familienbrett, oder motiviert zu von der Therapeutin vorgeschlagenen »Hausaufgaben«.

Bei der *Sicherung des Therapieergebnisses* und von psychosozialem Wohlbefinden haben Leidensdruck und die Auseinandersetzung mit Sinnfragen, zentrale eigene Werte und ein funktionierendes soziales Netzwerk erhebliche Bedeutung.

Eine für die Behandlung wesentliche Dimension taucht weder bei den generischen Prinzipien noch in dem metaanalytischen Modell von Flückiger und Kolleginnen (2024; Abbildung 6) auf. Es handelt sich um den Aspekt des *Haltgebens, Haltens,* der bislang nur im Zusammenhang mit den Grundbedürfnissen (siehe Kapitel 6.7.2) als Wunsch nach Erfahrung angemessener Grenzen (Young et al., 2008) benannt wurde.

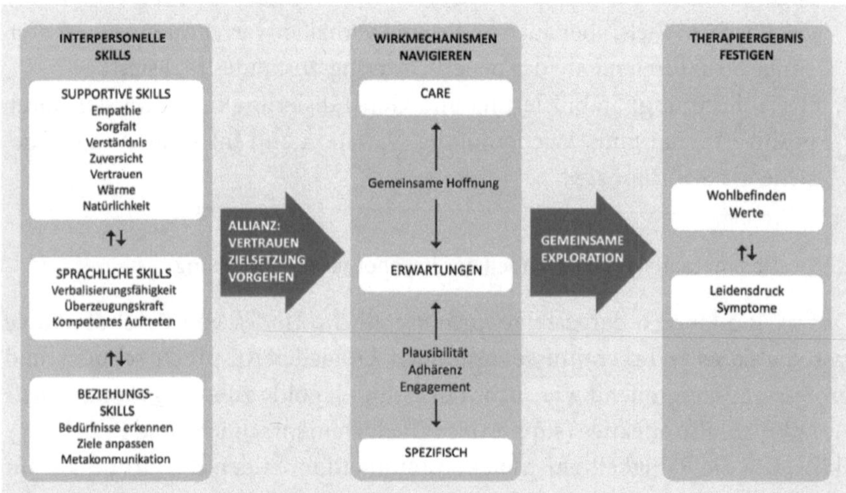

Abbildung 6: Metaanalytisches Modell (Flückiger et al., 2024, S. 37)

Zu den ersten Hypothesen, die wir in der Behandlung bindungsgestörter Kinder regelmäßig aufstellen, gehört die Suche nach Halt, Orientierung und einem passenden Rahmen, in dem es in seinem Dasein bejaht und gleichzeitig angemessene Begrenzung erfahren kann. Diese therapeutische/pädagogische Haltung in der Arbeitsbeziehung und ein sinnvolles Vorgehen dazu lässt sich mit den nächsten Modellen aus dem systemischen Kosmos beschreiben.

7.2.3 Das Konzept der affektiven Rahmung

Ein seit der ersten Publikation in dem seinerzeit innovativen Werk »Gefühle und Systeme« von Rosemarie Welter-Enderlin und Bruno Hildenbrandt (1998) hilfreicher »haltender« systemischer Ansatz zur emotional stimmigen Gestaltung der Therapiesituation ist das »Konzept der affektiven Rahmung« (siehe Abbildung 7). Es stammt aus der Gruppe um Elisabeth Fivaz-Depeursinge am Centre d'Études de la Famille in Lausanne. Der Begriff »affektive Rahmungsprozesse« bezeichnet – ausgehend von der Eltern-Kind-Triade – ein formelles, abstraktes Konzept zu Interventionen, die menschliche Entwicklung in instabilen Situationen ermöglichen. Hier findet eine anregende Analogiebildung statt: zwischen der interaktionellen Situation des Säuglings mit seiner primären Bezugsperson einerseits und andererseits der Situation in anderen, temporär oder permanent hierarchischen Settings, beispielsweise in therapeutischen oder Beratungssituationen, im Lehrer-Schüler-Verhältnis oder in den Beziehungen zwischen Firmenleitung und Angestellten.

Welter-Enderlin und Hildenbrandt (1998, S. 220 f.) formulieren es so:

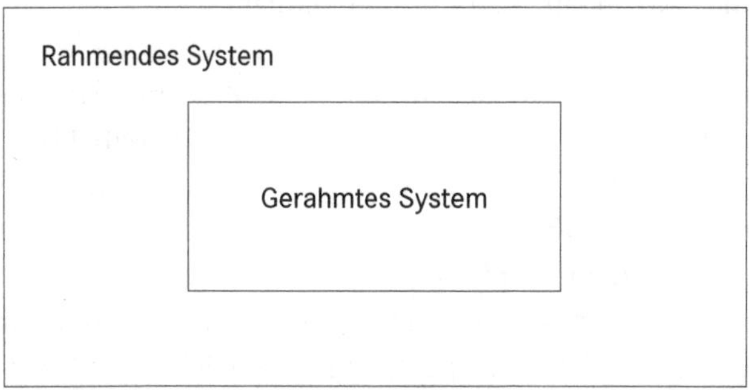

Abbildung 7: Konzept der affektiven Rahmung (Fivaz-Depeursinge u. Corboz-Werner, 2001); Welter-Enderlin u. Hildenbrandt, 1998, S. 217 ff.)

»Flexible Einstimmungsbereitschaft und hohe Konstanz beim rahmenden System sind also gleichermaßen wichtig. Sie erlauben dem instabileren System, z. B. einem Säugling, Abweichungen (›Fluktuationen‹) bzw. neues Verhalten auf emotional sicherer Basis auszuprobieren. Eltern müssen sich auf das ihnen anfangs fremde Neugeborene einstimmen, um allmählich seine Präferenzen kennen zu lernen und herauszufinden, wie viel Nähe oder Distanz, wie viel Stimulation, Übertreibung oder Wiederholung ihm guttun. Diese frühen averbalen Austauscherfahrungen werden später mit ergänzenden verbalen Mustern weitergeführt.«

Welter-Enderlin bezeichnete »Öffnen« und »Bergen« als therapeutische Kernkompetenzen und wandte das Konzept der affektiven Rahmung vor allem auch auf die Lernprozesse in Therapieausbildung und Supervision an.

Ziele affektiver Rahmungsprozesse:

- »Metastabilisierung« eines instabilen Systems im Wandel (siehe Winnicotts Begriff des »Holding«; Winnicott, 1984, S. 62 f.);
- anhaltende, langfristige Kopplung eines instabilen Systems mit einem rahmenden, konstanteren System (»sichere Basis«);
- Erhaltung der Grundstruktur (»Identität«) von Individuen, Familien, Organisationen;
- Einbettung von nötigen »Fluktuationen« als Vorboten von Entwicklung zur Reorganisation menschlicher Systeme.

Merkmale instabiler gerahmter Systeme (z. B. Säuglinge, Schülerinnen, Therapieklienten): Hin- und Her-Bewegungen zwischen

- fokaler Aufmerksamkeit und Rückzug;
- Bereitschaft zu und Verweigerung von Interaktion, z. B. Blickkontakt;
- Wachheit und Abwendung;
- verlässlicher »Grundstruktur« und »Fluktuation«.

Merkmale stabiler, rahmender Systeme (z. B. Eltern, Lehrer, Therapeutinnen):

- verantwortlich für konstante, vorhersagbare, sozial-affektive Kommunikationsangebote, die »langatmiger« sind als die des gerahmten Systems und damit zuverlässig rahmen;
- eine temporär leitende Funktion;
- die »Metastabilisierung« zwischen Grundstruktur und Wandel im gerahmten System wird durch dessen Koppelung mit dem leitenden System möglich.

Der Psychoanalytiker Heinz Kohut (1971, S. 141) nannte dies bildhaft: »Glanz im Auge der Mutter«. Gemeint ist damit, lange vor Entdeckung der Spiegelneurone, die begleitende, freundlich-stolze Aufmerksamkeit der Mutter für ihr Kind in den ersten Wochen und Monaten, ohne Forderungen zu stellen und in dem Wissen um die fluktuierende, dabei fortschreitende Entwicklung. Diese empathische, heute würden wir »mentalisierende« sagen, Zuwendung der Mutter stellt eine Art Spiegelung für das Kind dar, die unerlässlich für seine seelische Entwicklung und die Konstituierung seines Selbst ist. Längst würde man nicht nur vom Glanz im Auge der Mutter, sondern auch von dem im Auge des Vaters sprechen. Die Bindungspersonen zusammen generieren so ein tragfähiges Fundament für die anstehenden kindlichen und elterlichen Entwicklungsaufgaben.

Das rahmende System muss zwar temporär stabiler und autonomer sein, sich aber gleichzeitig auf kommunikative Angebote des gerahmten Systems einstimmen. Es entspricht meiner Erfahrung, die viele Kollegen teilen, dass die Fähigkeit des Therapeuten, eine haltgebende Umgebung (»holding environment«; Winnicott, 1960) zu schaffen, in Psychotherapie und Beratung der ausschlagende unspezifische Faktor ist, der sie wirken lässt. Dabei kann und muss Holding durchaus einmal als Gegenpol zum regressiven Sog der Binden-Dimension eingesetzt werden. Es geht dabei immer wieder auch um Grenzsetzung und Begrenzung reaktivierter archaischer Regungen und Objektbeziehungen.

7.2.4 Das BINDEN-HALTEN-LÖSEN-Modell

Das BINDEN-HALTEN-LÖSEN-Modell (siehe Abbildung 8) wurde erstmals 2002 publiziert (Trost, 2002; siehe auch Trost, 2018, S. 208–216). Es bringt die auf einem Kontinuum wirkenden polaren Dimensionen »Beziehung« (Binden), »Struktur und Grenzen« (Halten) und »Lösung« (Lösen) in eine dynamische Balance.

In jeder Art von Beziehung, insbesondere aber in helfenden Kontexten, spielen die Aspekte von Beziehung, Halt und Struktur sowie von Veränderung entscheidende Rollen, allerdings in sehr unterschiedlichen Ausprägungen. Je nach Thema und Auftrag der Arbeitsbeziehung und je nach Ausmaß der Störung verteilen sich die Gewichte anders. Arbeit in der stationären Jugendhilfe benötigt neben dem Beziehungsangebot eine sehr klare, haltgebende Struktur, wohingegen bei sicher gebundenen Beratungsklienten zügig mit der Lösungsarbeit angefangen werden kann. Teilnehmende im Bildungskontext erwarten zunächst Lerninhalte, sind aber auch auf eine minimal haltgebende Struktur und freundliche Zugewandtheit angewiesen.

Für jede Situation gibt es förderliche oder weniger hilfreiche Ausbalancierungen zwischen den drei Polen, die aber immer alle berücksichtigt werden. Dynamische Balance bedeutet, dass bis auf eine Grundorientierung, die sich aus dem Setting (Therapie, Lehre, Pädagogik usw.) ergibt, das Gleichgewicht zwischen den drei Polen laufend neu austariert werden muss. Situativ kann die Betonung einmal auf Exploration oder Lösung liegen, ein anderes Mal mehr auf Haltgebung. Je jünger die Kinder, umso bedeutsamer ist der Bindungsaspekt; je schwächer die Regulationskapazität eines Gegenübers ist, umso stärker rückt das Thema Halt in den Vordergrund.

Seit seiner Einführung hat sich das Modell in therapeutischen, pädagogischen und sozialarbeiterischen Kontexten zur Situationsanalyse und Supervision bewährt. In der Überprüfung der professionellen Arbeitsbeziehung geht es um die Passung zwischen den Erfordernissen hinsichtlich der drei Dimensionen beim Gegenüber versus die eigene Einstellung und Kompetenz in Bezug auf Binden, Halten und Lösen. Im Folgenden werde ich die einzelnen Aspekte des Modells kurz beschreiben:

Der Pol BINDEN meint die analogen, affektiven Aspekte der Arbeitsbeziehung. Auf der Organisationsebene geht es um die *Begegnung,* und dabei insbesondere um die evolutionär geprägten Aspekte von *Affektivität,* emotionaler Einbettung der helfenden Aktivität, und um die *analoge Kommunikation,* die ja im Säuglingsalter 100 Prozent und auch im Erwachsenenalter noch fast 80 Prozent der Kommunikation ausmacht. Es geht hier um »den Ton, der die Musik macht«, d. h. die überwiegend nichtbewussten Anteile der Kommunikation, die aber von den älteren Hirnteilen des Empfängers blitzschnell für die Einschätzung der Situation als sicher/unsicher, angenehm/unangenehm verwendet werden.

Diese Kommunikationsaspekte, die wegen ihrer großen Bedeutung beispielsweise in der Eltern-Säuglingspsychotherapie oft videografisch erfasst und besprochen werden, sind in der systemischen Praxis ebenfalls wichtig, werden aber von Therapeuten nicht immer hinreichend genau berücksichtigt. Auch in der Ausbildung zur systemischen Therapeutin sind sie meist Nebensache. Der differenzierte Umgang mit analogen Signalen entscheidet aber darüber, ob das Klientensystem in der therapeutischen Situation eine sichere Basis aufbauen kann.

Gerade Menschen mit einer Bindungsstörung sind in aller Regel zumindest im Erstkontakt aufgeregt, ängstlich und in Sorge vor Beurteilung oder Abwertung. *Effektive Spannungsregulierung* durch beruhigende, analoge und verbale Kommunikation ist daher grundlegend auf dem Weg zu einer stabilen Arbeitsgrundlage. Dies führt nicht nur zu einer emotionalen Entlastung der Eltern (die oft aus ihrer Perspektive heraus glauben, alles getan, aber nichts erreicht zu haben), sondern auch des gegebenenfalls betroffenen Kindes.

Infolge der dann möglichen Deaktivierung des Bindungssystems kann sich das Klientensystem nun effektiver der Erkundung neuer Möglichkeiten zuwenden. Die Bindungsdimension schließt eine *entwicklungspsychologische Sicht* auf Probleme und Symptome ein, z. B. als Teil von Umdeutung oder Reframen von Symptomen, die z. B. zunächst als ungezogen und respektlos imponieren, aber ebenso als vielleicht sinnvolles Verharren auf einer früheren Entwicklungsstufe umgedeutet werden können und so dem Verständnis zugänglich werden. Ein Beispiel: Ein sehr impulsiver Achtjähriger wird so nicht als ungezogen und böse, sondern als in dem Aspekt *noch* wie ein Kleinkind angesehen, das spezielle Rahmung und Unterstützung braucht. Bindungsorientierung ist ein empathischer Prozess, der die Ressourcen und Schwächen des Gegenübers auf der Folie seiner Lebensgeschichte kontextualisiert und wertschätzt. Jeder Mensch will als Person anerkannt werden, die trotz erlebter Unzulänglichkeiten im Kern

»okay« ist. Dies zu vermitteln, ist eine Kernkompetenz des systemischen Therapeuten, auch wenn manche Klientin diese Haltung zunächst möglicherweise abwehrt. Bindung bezieht sich primär auf Vergangenes, das seine Spuren im Jetzt und eine Präformierung für zukünftiges Handeln hinterlassen hat. Besonders bedeutsam für die Arbeitsbeziehung sind Übertragungsprozesse und die entsprechende Reaktion der Helferin auf die Übertragungen, die sich aus den Bindungserfahrungen des Klienten speisen (siehe Kapitel 6.5).

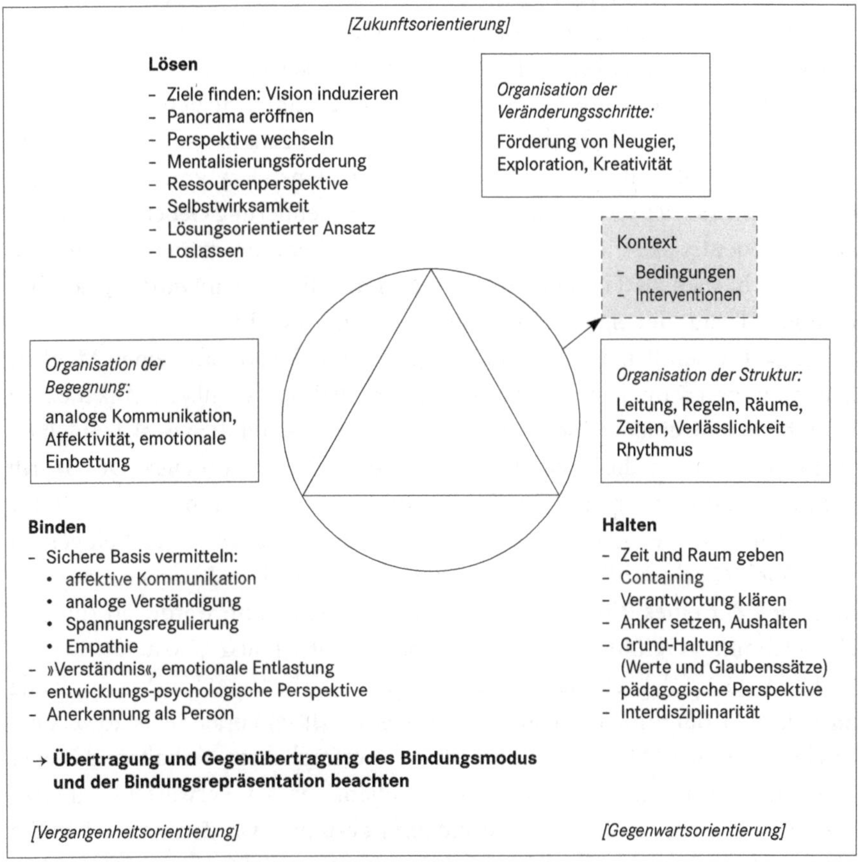

Abbildung 8: Das BINDEN-HALTEN-LÖSEN-Modell

Die Dimension HALTEN fand in der Vergangenheit im systemischen Diskurs eher wenig Beachtung. Ihre große Bedeutung wurde für mich in der klinisch-psychiatrischen Arbeit, in der stationären Jugendhilfe und in sozialarbeiterischen Hilfekonstellationen erfahrbar. Hochunsicher gebundene oder bindungsgestörte Menschen haben häufig Schwierigkeiten, eine kohärente

Selbst- und Alltagsstruktur aufrechtzuerhalten. Vielen psychisch Erkrankten oder sozial auffälligen Kindern und Jugendlichen fällt es schwer, Grenzen einzuhalten, Regeln zu akzeptieren oder sich selbst zu organisieren. Folgerichtig geht es in dieser Dimension um die *Organisation der Struktur.* In allen Bildungsprozessen sind haltgebende Ko-Konstruktionen von Bindungsperson (später Erzieherin, Lehrerin) und Kind entscheidend für die Fortentwicklung der Bilder, die sich das Kind von der dinglichen und sozialen Welt macht, für Fehlerkorrekturen (Ahnert u. Keller, 2020). So können Kinder andere Menschen als Orientierung und Informationsquelle nutzen, um sich dingliches wie soziales Wissen anzueignen und so in ihre Kultur hineinwachsen.

Vernachlässigte Kinder und Menschen mit frühen Beziehungstraumata haben häufig nicht die Erfahrung gemacht, dass Bezugspersonen verlässlich sind, sich an Zeiten und Regeln halten, dem Kind einen Rhythmus ermöglichen oder dass sie sich als verantwortliche Leitende, Orientierung Gebende verhalten. Halten bedeutet also Zeit und Raum geben, die Verantwortung im System zu klären, d. h. auch als Therapeutin die – und nur die – Verantwortung zu übernehmen, die aus der eigenen Rolle heraus angemessen ist.

Es geht wesentlich um *Containing* (siehe Kapitel 3.3.1), also einen Möglichkeitsraum zu eröffnen, zu schützen und innerlich zu verankern. *Ankersetzen* kann bedeuten, einem Kind einen Stein mitzugeben, mit dem es sich an einen Vorsatz erinnert, an die beruhigende Stimme der Therapeutin usw. Der Begriff »Anker« meint im Grunde die Konditionierung auf einen bedingten Reflex, der normalerweise unbewusst abläuft, in diesem Fall aber bewusst eingesetzt wird. Ziel ist es, mithilfe eines Gegenstandes, z. B. eines Kuscheltiers, einer Melodie oder eines Rituals (»Dreimal durchatmen, dann werde ich ruhig!«) ein bestimmtes Gefühl oder eine Reaktion im Körper auszulösen.

Im intensivpädagogischen Alltag der Jugendhilfe bedeutet Halten sehr häufig *Aushalten.* Großer innerer Spannung ausgesetzt zu sein oder Selbstabwertung sowie erwarteter Ablehnung, führt oft zu unerträglichem Verhalten, das eher von einem dreijährigen als von einem zwölfjährigen Kind erwartet wird, aber eben von diesem noch nicht hinreichend gesteuert werden kann. Für die Weiterentwicklung von Beziehungsfähigkeit und sozialer Viabilität ist daher oft zunächst dieses Aushalten notwendig. Bei bindungsgestörten, vielleicht sogar systemsprengenden Kindern und Jugendlichen führt das dazu, dass sie oft nicht in familiär organisierten, sondern nur in Schichtdienstgruppen leben können, damit die Belastung auf mehrere Schultern verteilt werden kann. Zum Halten gehört damit eine pädagogische Perspektive, die einen langen Atem hat und eine hohe Frustrationstoleranz mitbringt und dabei den kleinsten Ansatz einer Entwicklung wahrnimmt und wertschätzt.

Ein eigenes Thema ist die Notwendigkeit, *interdisziplinär* mit unterschiedlichen Institutionen mit dem Ziel einer Entwicklung der Klienten zusammenzuarbeiten. Diese sind von eigenen inneren Gesetzmäßigkeiten und Sprachregelungen geprägt, die eine einfache und zielführende Verständigung bisweilen schwer macht. Oft wird die Zusammenarbeit als Ärgernis erlebt; in diesem Modell ist sie ein wesentlicher Teil der Rahmenbedingung für Veränderung beim Klienten. Der Beziehungsaufbau zu Mitarbeitenden von »störenden« Institutionen ist daher genauso wichtig wie der zu den eigenen Klienten.

In der Halten-Dimension spielt die eigene *Grundhaltung* eine wesentliche Rolle. Unsere oft unbewusst gelebten Werte und innere Glaubenssätze wirken sich über analoge Kommunikationsanteile stärker in der Arbeitsbeziehung aus, als wir glauben und manchmal wahrhaben wollen. Das Halten wird in der Gegenwart gelebt, kann hier wirken und auch modifiziert werden.

Binden und Halten bilden die Basis eines möglichen Lösungs- oder Veränderungsprozesses. Sehr bindungssichere und wenig gestresste Menschen kommen mit weniger Halt aus als bindungsgestörte. Wenn Klientinnen, z. B. bindungstraumatisierte Jugendliche, in stationärer Jugendhilfe über vertrauensbildende empathische Kommunikation keine Sicherheit aufbauen können, brauchen sie mehr an äußerem Halt, um Entwicklungsschritte gehen zu können. Ist die Achse Binden-Halten hinreichend stabil, können Veränderungsschritte angegangen werden.

Die Dimension LÖSEN orientiert auf die *Zukunft* hin; Kreativität, Neugier, Exploration und Selbstwirksamkeit werden angestoßen, gefördert. Hier kann das ganze Repertoire systemischer Methoden und Techniken zum Tragen kommen. Eine *Ressourcenperspektive* ist dabei essenziell, über Umdeutungsprozesse können neue Perspektiven eröffnet, mittels zirkulären Fragens Zukunftsperspektiven entwickelt und das Erleben der eigenen Wirksamkeit vergrößert werden. Zielfindung bedeutet in diesem Prozess, dass der Klient im Dialog mit der Beraterin seine Lösungsvorstellungen entwickelt, die im eigenen Handlungsbereich liegen und kleinschrittig operationalisiert werden. Sorgfältiges Beachten der Basisvariablen »Binden« und »Halten« vergrößert die Chancen für wirksame Lösungsansätze, ist aber, wie immer in der menschlichen Kommunikation, keine Garantie für Erfolg. Systemisch-bindungsorientierte Arbeit vermehrt aber die Wahlmöglichkeiten, wobei die bisherigen Anstrengungen gewürdigt werden. Zur Verbesserung von Selbstregulation, Reflexionsfähigkeit und Bindungssicherheit stehen auch mentalisierungsfördernde Ansätze zur Verfügung (siehe Kapitel 7.5).

Lösen heißt auch *Loslassen;* gemeint ist zweierlei: Einerseits geht es um das Loslassen von utopischen Lösungsvorstellungen auf Klienten- und Therapeutenseite, andererseits um das Sich-voneinander-Lösen am Ende einer Arbeitsbeziehung, die, je nach Behandlungsdauer und -dichte, den Charakter einer sekundären Bindungsbeziehung gewonnen hat.

Jedes psychosozial helfende Geschehen findet innerhalb eines *Globe* statt. Dieser Begriff von Ruth C. Cohn (Farau u. Cohn, 1984) meint sämtliche *Kontexte,* die den Rahmen für das eigene Denken, Fühlen und Handeln bilden:

- politische und soziale,
- gesellschaftliche und kulturelle,
- institutionelle und räumliche,
- fiskalische und personelle Bedingungen.

Manche dieser Aspekte haben Auswirkung auf Problemstellung und Lösungsmöglichkeiten und müssen daher im Beratungsprozess dauerhaft mitbeachtet werden. Zu kontextuellen Interventionen können gehören: für reale Entlastung sorgen (Familienhilfe), gegebenenfalls Schutz organisieren (Frauenhaus), die Mobilisierung äußerer Ressourcen, ein kluger Umgang mit Sozialhilfeträgern; also generell eine Rückbindung an die Wirklichkeit außerhalb der Behandlungssituation.

Wenn ich in der therapeutischen Arbeit ein bedeutsames Bedürfnis nach Bindung, Halt oder Lösung oder bedingende Kontexte nicht angemessen berücksichtige oder aber von meiner persönlichen »Lieblingsdimension« nicht loskomme, werde ich auf der Klientenseite voraussichtlich »Widerstand« provozieren. Die Extrempositionen verdeutlichen jeweils durchaus bekannte Gefahren: *Nur* Binden erzeugt Konfluenz und Abhängigkeit, *nur* Halten ist kalt und leblos, *nur* Lösen ist verkopft oder »hysterisch-überdreht« und nicht geerdet. Ein Beispiel: In den 1970er Jahren waren erlebnisintensive »Therapien« en vogue, in denen ständig neue, bewegende Erlebnisse induziert wurden, die wegen fehlender Bindung und Haltgebung aber kaum Langzeitwirkung hatten.

In vielen Fällen gelingt die Balance intuitiv aufgrund eines guten Rapports zwischen Therapeut/Beraterin und Klientin. In den Fällen eines »unguten Gefühls« über den Verlauf oder sonstiger Komplikationen kann das Modell dabei helfen, die notwendigen Schritte einzuleiten, um eine neue Balance zu finden. Damit lassen sich meiner Überzeugung nach Aggressivität und Destruktivität in Beziehungen zugunsten von kreativer Lebendigkeit wirkungsvoll reduzieren; auch wenn wir sicherlich immer wieder an Barrieren stoßen – solche, die das Umfeld uns aufweist, solche, die in der Begrenztheit der Möglichkeiten des Klienten liegen oder aber in unserer eigenen. Die Gestaltung der Arbeitsbeziehung im Sinne des Binden-Halten-Lösen-Modells kann wesentlich dabei helfen, die Breite des Stresstoleranzfensters bei der Klientin bzw. im Behandlungssystem zu verbreitern und damit neue Lösungen zu generieren.

7.2.5 Systemische Prozessbeisteuerung

Ein weiteres Modell veranschaulicht noch einmal andere Aspekte einer systemischen Arbeitsbeziehung: Ohne explizit den Bindungsaspekt zu benennen, stellten Loth und von Schlippe (2004) ein Modell der Prozess*beisteuerung* in der systemischen Therapie vor, das gleichrangig die sichere Basis als »Metastabilität« und – innerhalb dieses Rahmens – explorative Neugier und Aufregung im Sinne systemischer »Verstörung« beschreibt (siehe Abbildung 9).

Zu dem ungewohnten Begriff »Beisteuern« schreibt Wolfgang Loth (1998, S. 41 f.): »Beisteuern ist nicht das Gleiche wie Steuern, es ist aber auch nicht das Gleiche wie einfach dabeizusitzen. Beisteuern meint die Kompetenz, sich erkennbar, verantwortlich und anschlussfähig daran zu beteiligen, Perspektiven zu weiten und neue Möglichkeiten zu erschließen, ohne dies einseitig und allein entscheidend tun zu können.«

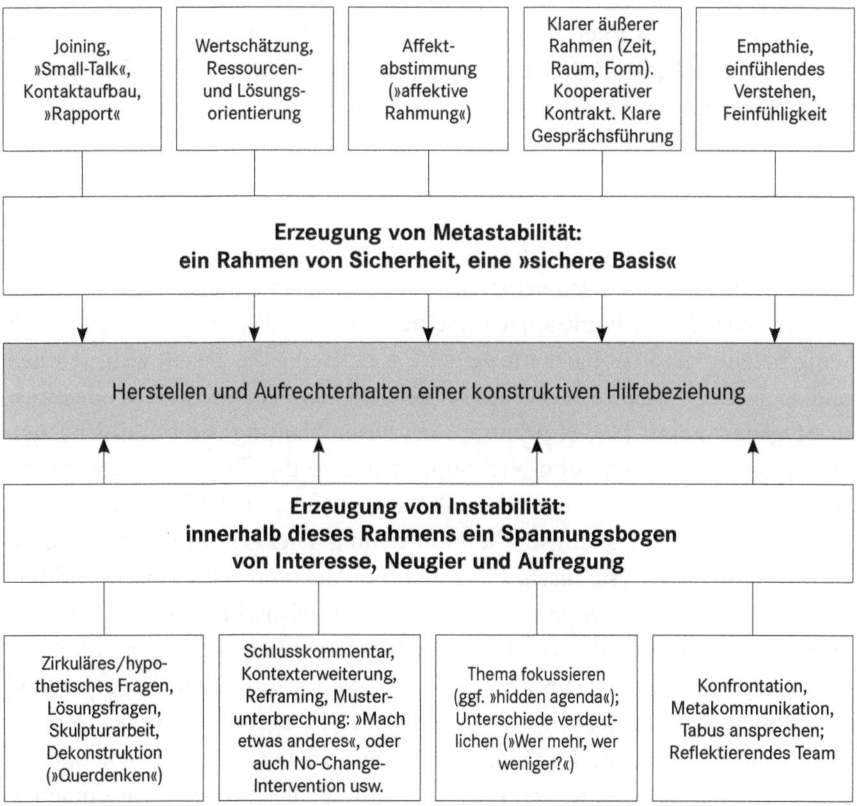

Abbildung 9: Prozessbeisteuerung (Loth u. von Schlippe, 2004, S. 342)

Dieses Modell verdeutlicht die Gleichzeitigkeit von stabilisierenden und instabilisierenden Handlungen im systemischen Arbeitsprozess. Bedeutsam dürfte hier das wahrnehmende (achtsame) Pendeln zwischen der Binnen- und der Außenperspektive sein. Dieses meint zum einen den Wechsel zwischen Metastabilität und Instabilität im Modell von Loth und von Schlippe (2004) und im Binden-Halten-Lösen-Modell das Balancieren zwischen den Polen. Zum anderen können mit der Binnenperspektive auch die inneren, im besten Fall intuitiv-professionell gesteuerten Abwägungsprozesse der Therapeutin gemeint sein. Ruth Cohn sagte einmal dazu im Hinblick auf Gruppenleitungsprozesse: »Schau nach innen, schau nach außen, und entscheide dann!« (Cohn, 1975, S. 214).

Mit der Innenschau meinte sie explizit die Wahrnehmung von Körperempfindungen, Affekten, Impulsen und erst in zweiter Linie die gedanklichen Konstruktionen. Wie wir genau die Entscheidung für den nächsten Schritt treffen, bleibt vermutlich noch lange ein Geheimnis. Aber wir können uns trösten: So, wie Säuglinge und Kleinkinder sich den Interventionen ihrer Bezugspersonen gegenüber tolerant verhalten, wenn eine überwiegend gute Passung besteht, so gilt dies auch für unsere Klienten. Sie schätzen dabei Transparenz und Ehrlichkeit.

7.2.6 Achtsamkeit

Gerade die beiden letzten Modelle einer systemisch-bindungsorientierten Arbeitsbeziehung verlangen neben therapeutischer Aktivität auch eine Haltung »freischwebender Aufmerksamkeit«, so nennen es die Psychoanalytiker. Gleichzeitig beteiligt und beobachtend zu sein, gleichzeitig das Detail wahrnehmen und doch auch die ganze Szene, das ist die nicht ganz leicht zu erlernende Kunst.

Siegfried Essen (1993) erkannte in dieser Haltung die buddhistischen Prinzipien von Präsenz und Nichtanhaften, also die für systemische Arbeit geforderte »Neutralität« gegenüber allen Konstrukten in der Therapie – außer einer zugewandten, humanistischen Einstellung. Hier geht es also um eine spirituelle Dimension systemischer Familientherapie unter Anwendung buddhistischer Terminologie. Essen verbindet konstruktivistisches Denken mit einer Praxis der Achtsamkeit – zu einer Zeit, als dieser Begriff noch nicht öffentliches Allgemeingut war. Im Zentrum steht die Loslösung von vorgeformten Meinungen und Beurteilungen in Bezug auf das Gegenüber und die Welt im Allgemeinen. Erst dadurch seien Lösungen zweiter Ordnung möglich, und die entsprechende Bewusstheit sei mit der Haltung eines unvoreingenommenen, liebenden Blicks erreichbar, der nicht an einem bestimmten Resultat klebt.

Gregory Bateson (1981) bezeichnet die von uns wahrgenommene Welt als Ausdruck einer Unterscheidungsleistung des Geistes. Probleme wären damit *übermäßig determinierte Unterscheidungen,* Einbahnstraßen des Denkens und Fühlens. Den Befreiungsprozess hieraus nennen wir Therapie oder auch Beratung. Die genannte Haltung, mit einem liebevollen Blick, kann dazu einen Weg eröffnen. Hier besteht wieder eine Analogie zur responsiven Bindungsbeziehung von Anfang an: Je akzeptierender und achtsam wahrnehmend die Bindungsperson dem Kind gegenübertritt, umso mehr fühlt es sich erkannt, wertgeschätzt und wirksam und umso mehr kann es sich darauf einlassen, Resonanz zur eigenen Welterfahrung anzunehmen und diese damit einer Entwicklung zugänglich zu machen. Auch für jede andere asymmetrische Beziehung, z. B. zwischen Therapeut und Klientin, Lehrerin und Schüler, trifft das wohl zu.

Achtsamkeit gilt mittlerweile in vielen Therapieformen, vor allem in denen der sogenannten »dritten Welle« der Verhaltenstherapie, als Schlüssel zur Veränderung. Achtsamkeit ist eine durch übende Praxis lernbare haltungsbezogene Kompetenz des Ganz-in-der-Gegenwart-Seins, sowohl aufseiten des Therapeuten als auch der Klientin, die damit ein wichtiges Instrument zur Selbstregulierung in der Hand hat.

7.2.7 Tetralemma

Ein aktueller Beitrag im Deutschen Ärzteblatt fasst theoretische Grundlagen, klinische Praxis und zentrale Interventionen der mittlerweile für Kinder und Jugendliche wie für Erwachsene sozialrechtlich anerkannten systemischen Psychotherapie auf wenigen Seiten zusammen. Zu den Zielen heißt es darin: »Es wird angestrebt, die Sicht der Patientinnen und Patienten und Angehörigen zusammenzuführen mit therapeutenseitigen Einschätzungen, klinischen Erfahrungen und evidenzbasiertem Wissen über geeignete Behandlungsstrategien für spezifische Beschwerden. Die oft vorhandene ›Veränderungsambivalenz‹ wird erkundet und besprochen« (von Sydow, Beher u. Retzlaff, 2024, S. 790). Diese Ambivalenz umfasst viele Fragen: »Bin ich/ist mein Kind überhaupt krank? Ist es *nur* krank? Ist das gezeigte Verhalten vielleicht doch auch gesund/nützlich/situationsangemessen? Und was bedeutet eine Änderung für mich/uns/die Familie? Hätte sie neben der Verringerung von Leid/Belastung/Sorge nicht vielleicht auch Nachteile?

Dieser Ambivalenz widmet sich das prozesshafte Strukturaufstellungsverfahren »Tetralemma« (Varga von Kibéd u. Sparrer, 2005), in der Annahme, dass jede der genannten Positionen ihre Berechtigung hat und es sich lohnt, den Fragen im Therapiekontext nachzugehen. Anders als beim »Dilemma«, bei dem ein Entweder-oder neue Lösungen versperrt, werden hier zusätzlich das Sowohl-als-auch und das Keines-von-beiden als Positionen im Raum erfahren, repräsentiert durch Stellvertreterinnen oder notfalls Gegenstände. Die Protagonistin stellt die Elemente, bewegt sich dazwischen und erspürt deren aktuelle Bedeutung für die anstehende Entscheidung. Ein fünftes, freies Element steht für die reflexive Musterunterbrechung: »All dies nicht – und selbst das nicht!« Prozesshaft heißt, dass es hier nicht um eine endgültige Positionierung geht, sondern um eine systemische Reflexion eines nächsten möglichen Schrittes. Betrachten wir beispielhaft die Frage einer Jugendlichen in Heimerziehung:

> »Soll ich Kontakt mit meiner Mutter halten, die mich so lange vernachlässigt und geschädigt hat?«
> Hier wären die ersten beiden Elemente klar: 1. Ja, 2. Nein. Die 3. (Weder-noch-) Position könnte dazu führen, dass darüber nachgedacht wird, welche Bedeutung die Frage für die Jugendliche hat, um welches Thema es ihr *eigentlich* geht. Eine mögliche Antwort könnte sein: Autonomie und Verbundenheit in meiner aktuellen Lebenssituation spüren. Wie könnte ich das sonst noch in meinem Alltag finden? Position 4 (Sowohl-als-auch) könnte bedeuten (zeitlich diachron): Ja, gelegentlich, vielleicht nur telefonisch, oder aber (zeitlich synchron) ja, weil es mir guttut, sie zu sehen, und ich weiß gleichzeitig, was geschehen ist; ich vergesse das nicht, trage es aber auch nicht vor mir her. Element 5 könnte sein: Ich positioniere mich jetzt nicht. Ich werde mit meiner Freundin einen Tanzkurs machen und später sehen wir weiter. In einer solchen prozesshaften Arbeit im Raum werden alle Sinne angesprochen sowie Affekte, Erinnerungen, Ängste, Hoffnungen. Mit einer zugewandten systemischen therapeutischen Haltung können so Ambivalenzen erspürt, geklärt werden.

7.3 Fallkonzeption und angewandte Methoden

Vieles wurde schon dazu geschrieben, wann eine Behandlung wohl systemisch ist und wann nicht. In jüngster Zeit wurden dazu ganze Themenhefte (Beher, Bräutigam, Haun u. Kuchler, 2024; Kontext Heft 1) oder Kontroversen auslösende Beiträge (Roesler, 2023) verfasst. Eine der großen Pionierinnen der systemischen Therapie, Lynn Hoffman, plädiert für eine ideologiefreie Haltung, die wenigen Prinzipien verpflichtet ist und ansonsten frei aus dem unerschöpflichen Methodenreservoir der legitimen Psychotherapie-Verfahren schöpft. Diese Prinzipien sind (teilweise freie Übersetzung, A. T.):

1. eine system-beobachtende Haltung, die den eigenen Kontext des Therapeuten einschließt;
2. Kollaboration statt Hierarchie;
3. Ziele, die Veränderungskontexten den Weg bahnen, nicht aber die spezifische Veränderung vorschlagen;
4. die Werkzeuge sind weniger wichtig als die Beziehung;
5. zirkuläre Hypothesen zum Problemaufstellen;
6. eine nichtbeschuldigende, nichtverurteilende Sichtweise (Hoffman, 1985).

Für psychotherapeutische Behandlungen mit allen anerkannten Verfahren ist ein weiterer Schritt obligat. Durch die sozialrechtliche Anerkennung der systemischen Therapie als Psychotherapieverfahren gilt auch hier das Regelwerk für psychotherapeutische Behandlungen im Kassensystem, damit auch die Orientierung an der ICD-10. Eine mit Patientin und Bezugssystem erstellte Fallkonzeption, also ein Erklärungsmodell für Entstehung und bisherigen Verlauf der Störung, soll in eine gemeinsame Problemdefinition münden und einen roten Faden für die Organisation, Planung und Gestaltung der Behandlung darstellen. Diese Erklärungsmodell soll nach den Psychotherapierichtlinien dem biopsychosozialen Verständnis seelischer Störungen folgen. Rüdiger Retzlaff hat für die systemische Therapie einen ausführlichen (2021) und einen kurzen (2024) Leitfaden vorgestellt.[9] Auch wenn die Behandlung bindungsgestörter, junger Kinder nur selten im Psychotherapiesystem stattfindet – das trifft vielleicht dann auf ältere Kinder und Jugendliche zu –, ist es sinnvoll, die wesentlichen Aspekte einer systemischen Fallkonzeption zu erwähnen. Diese werden im Zusammenhang mit der ausführlichen Darstellung des Falls »Peter« (siehe Kapitel 7.4.5, S. 256) konkret formuliert.

9 Auszug aus der Psychotherapie-Richtlinie (zit. nach Retzlaff, 2024, S. 163): »Die Systemische Therapie fokussiert den sozialen Kontext psychischer Störungen und misst dem interpersonellen Kontext eine besondere ätiologische Relevanz bei. Symptome werden als kontraproduktiver Lösungsversuch psychosozialer und psychischer Probleme verstanden, die wechselseitig durch intrapsychische (kognitiv-emotive), biologisch-somatische sowie interpersonelle Prozesse beeinflusst sind. Theoretische Grundlage sind insbesondere die Kommunikations- und Systemtheorien, konstruktivistische und narrative Ansätze und das biopsychosoziale Systemmodell. Grundlage für Diagnostik und Therapie von psychischen Störungen im Sinne dieser Richtlinie ist die Analyse der Elemente der jeweiligen relevanten Systeme und ihrer wechselseitigen Beziehungen, sowohl unter struktureller als auch generationaler Perspektive und eine daraus abgeleitete Behandlungsstrategie (PT-RL § 18 (1)).«

7.3.1 »Systemisch ist die Theorie, nicht das Werkzeug!«

Fritz B. Simon (2017) benennt mit diesem befreienden Satz die selbstverständliche Möglichkeit, in der systemischen Therapie Methoden und Tools aus allen Verfahren zu verwenden, solange sie nicht inkonsistent zur systemischen Grundhypothese sind. Das Verlassen der gemeinsamen Ebene der Ko-Konstruktion von Wirklichkeit mit dem Patientensystem, beispielsweise durch apodiktische Verkündigung von »Wahrheiten« wäre ein solcher Fehler: »Ihr Großvater hat Sie missbraucht, daher werden Sie nie mehr gesund!« oder »Dieses Medikament heilt deine ADHS«.

Gleichzeitig bewegen wir uns aber auch auf dünnem Eis: Eine Bindungsstörung, die durch eine langanhaltende Entwicklungs- und Bindungstraumatisierung entstanden ist, hat großen Einfluss auf den Aufbau der Persönlichkeit und hinterlässt lebenslange Spuren, wie eine schwere körperliche Verletzung. Ein aktuelles klassifikatorisches Äquivalent ist vielleicht die »komplexe Posttraumatische Belastungsstörung« in der ICD-11 (siehe Kapitel 4.5). Systemisch behandeln heißt hier, die Ressourcenperspektive erweitern, Möglichkeitsräume eröffnen, ohne auf wenig realistische Utopien zu bauen, die das Mögliche letztlich verkleinern. Meiner Überzeugung nach besteht das Metaziel der systemischen Therapie darin, alle Kunst anzuwenden, um das Selbstwirksamkeitserleben aufseiten der Patientinnen signifikant zu erhöhen. Dies kann auch gut in Einrichtungen der Jugendhilfe erfolgen, wo sich Kinder und Jugendliche mit Bindungsstörungen häufig finden. Systemisch-bindungsorientierte Pädagogik fokussiert ebenfalls auf die Wahrnehmung und Entwicklung von Ressourcen, auf die Entwicklung eines kohärenten, Selbst-bewussten und wirkmächtigen Selbstbildes in Bezogenheit auf die Gemeinschaft (Orban u. Ochs, 2024).

Elisabeth Wagner und Ulrike Russinger (2016) schlagen zur Exploration von destruktiv wirkenden unbewussten Mustern eine Modifikation der systemischen Gesprächsführung vor. Üblicherweise geht es in der systemischen Therapie um eine Erweiterung von Perspektiven durch zirkuläre und kontextualisierende, skalierende Fragen, die Fragen nach Ausnahmen, was die Autorinnen mit einer »Zerstreuungslinse« vergleichen. Hingegen besteht die Perspektivenerweiterung bei wahrgenommenen, aber unbewusst ablaufenden Mustern, also strukturellen Einschränkungen wie bei einer Persönlichkeitsproblematik, darin, dass eine »Sammellinse« genutzt wird, also die fokussierte Erkundung der Kontexte der eigenen Begrenztheit in Bezug auf Affektregulation, Impulskontrolle, Gedankenkonstruktionen und Stimmungstiefs. Im Kontrast und als Ergänzung zur lösungsfokussierten systemischen Vorgehensweise wird hier »das Problem« erkundet. Es bedarf zur Einhegung der bei solcher Erkundung unbekannter Territorien auftretenden, angemessenen Angst und Unsicherheit dazu auf Therapeutenseite einer vertrauensvollen Arbeitsbeziehung, aufseiten der Patientin einigen Mut sowie die Erwartung, dass es durch das genaue Hinspüren, Hinschauen besser werden wird. Dies gilt bei älteren Kindern, Jugendlichen und Erwachsenen, bei denen in der Behandlung ein großes Repertoire an kreativen und symbolischen wie auch Gesprächsmethoden angewendet wird.

7.3.2 Therapeutische und pädagogische Methodenvielfalt

Neben dem »üblichen« systemischen Prozedere sind beim Thema »Bindungsstörungen« eine Reihe von Methoden hilfreich, die auf eine verbesserte Selbstwahrnehmung, Selbstorganisation und Selbstwirksamkeitserfahrung des Patienten bzw. seiner Familie/seines Bezugssystems abzielen und die kontextuellen Aspekte mit hereinnehmen. Sie werden im Rahmen der Fallgeschichten (z. B. Kapitel 7.4.3, »Jonis«) eingehender vorgestellt.

Hilfreiche Behandlungsbausteine sind auch körpernahe Behandlungsmethoden, wie handwerkliche oder Sportangebote in der Einrichtung bzw. Vereinen. Für die betroffenen Kinder besonders unterstützend sind tiergestützte Maßnahmen, z. B. mit Hunden oder im Kontakt und in der Pflege von Pferden. Wo eine affektive Verständigung mit Menschen noch nicht regelmäßig gelingt, unterstützt eine mentalisierende Arbeit mit Tieren beim Herunterfahren vegetativer Anspannung, beim Erlernen von Empathie und Perspektivenübernahme (Taubner u. Kaspar, 2024).

> Kevin, ein ausgeprägt bindungsgestörter Junge, ließ sich in einen benachbarten Bauernhof einbinden. Dort erlebte er, trotz der Vielfalt an Tieren und Tätigkeiten, erstmalig übersichtliche Beziehungsverhältnisse, die ihn sehr entlasteten. In der körperlichen Arbeit konnte er sich als präsent und wirksam spüren und im Umgang mit Kühen, Schweinen, Hühnern und Pferden erfuhr er Beruhigung, Kontaktinteresse und direktes Feedback auf sein Handeln hin.

Manche Kinder, oft sind es Mädchen, profitieren von einer, wiederum mentalisierungsinspirierten Tanztherapie, einzeln oder in einer Kleingruppe. Darin können Selbstbildaspekte in Feedbackschleifen mit Spiegel, Gegenüber oder Gruppe bemerkt, kommentiert und integriert werden.

Die in meiner Praxis häufig eingesetzte »Arbeit am Tonfeld®« (Deuser, 2016) ist eine kreative Methode zwischen Tiefenpsychologie, Gestalt und Körperarbeit; zwischen Therapeutin und Patient befindet sich das Medium: ein 50 × 50 × 5 cm messender Holzkasten, mit glatt gestrichenem Ton gefüllt. Das Feld wird mit den Händen wahrgenommen, es entwickelt sich ein haptischer Dialog im Räumen, Graben, Verschieben, Bauen, Gestalten in einem begrenzten Raum. Die Methode zielt gleichzeitig auf sensomotorische Entwicklung wie auch auf das Entdecken neuer Möglichkeiten bei seelischen Beeinträchtigungen. Die Arbeit mit dem Material wird von der Therapeutin unterstützt, aber nicht interpretiert, eröffnet über die körperliche Dimension einen Zugang zu psychischen Konflikten wie auch zu Ressourcen. Das »Eingreifen« in das Material und das Gestalten fördert die Motivation des Kindes, der Jugendlichen.

In meinen Praxiskontexten ist es mehrfach vorgekommen, dass ein Bruder, eine Schwester »einmal mitkommen« wollte, was wir als willkommene Möglichkeit ansahen, Geschwisterkonflikten oder auch gemeinsamen Sorgen in Bezug auf die Familie, z. B. bei psychischer Erkrankung eines Elternteils, über das Material mentalisierend Raum zu geben. In einigen Fällen äußerten auch Elternteile den Wunsch, das Verfahren kennenzulernen, über das das Kind begeistert erzählte. In einem definierten Rahmen, mit ausdrücklicher Zustimmung des Kindes und gemeinsam formuliertem Auftrag wurde dann eine Mutter, ein Vater eingeladen, einige Stunden gemeinsam mit dem Kind zu gestalten. Das kann dazu führen, dass das Vertrauen der Eltern in die Therapeutin, den Therapieprozess stabiler wird und sich im Spiel neue Beziehungsperspektiven zwischen Kind und Eltern eröffnen.

Manchmal ging es aber auch um eine eigene Bedürftigkeit des Elternteils mit entsprechender Empfehlung zu einer Psychotherapie. Da es weniger um ein Produkt als um den Arbeitsprozess ging, wurde der Ton nur selten gebrannt. Aber es gab zum Ende jeder Behandlung Fotobücher, anhand derer eine Nachreflexion des Prozesses gut möglich war.

Arbeit am Tonfeld® eignet sich ganz besonders für traumabelastete und auch bindungsgestörte Patienten. Sie ist mit einer hohen Selbstwirksamkeitserfahrung, dem Erleben eigener Steuerungsmöglichkeit in einem materiell und affektiv gehaltenen Raum verbunden.

Je nach Situation und Stimmung des Kindes ist ein Wechsel des Mediums zu Rollen- oder Regelspielen sinnvoll. Winnicott verstand das Spielen als die fundamentale Handlungsmöglichkeit der kindlichen Entwicklung und zugleich als vorderstes Ziel therapeutischer Bemühung: »Wenn der Patient nicht spielen kann, dann muss der Therapeut sich zuerst diesem Hauptsymptom widmen« (1989, S. 49, zit. nach Pleyer, 2001). Pleyer und ich möchten das erweitern: Wenn Eltern mit ihrem Kind nicht spielen können, kann systemische Spieltherapie ihnen mit therapeutischer Begleitung neue Erfahrungen vermitteln, humorvoll Mentalisierungsprozesse und Perspektivenübernahme anstoßen und so zu Bindungssicherheit beitragen.

Etwas anders als die Tonfeldarbeit, aber die gleichen Sinne ansprechend, ist das »Filzen«. Die Kinder und Jugendlichen wählen Farben und Formen der Wolle, die sie im therapeutischen Rahmen bearbeiten und mit Bedeutung aufladen können. Die hohen Körpereinsatz fordernde gestalterische Tätigkeit zeitigt in der Regel ein dauerhaftes Produkt, z. B. in Form von mehrfarbigen Schnüren, die eine symbolische Bedeutung für eigene Ressourcen, Bewältigungskompetenzen, Beziehungen tragen, als Handschmeichler oder Sitzkissen, mit denen das Kind eine mentale und physische Verbindung zu den eigenen Ressourcen halten kann.

Selbstverständlich sind in der systemischen Einzel- und Familienarbeit auch weitere bewährte symbolisierende Methoden und Techniken wie die Lebensflussarbeit (Schieche u. Schreiber, 2020), Arbeit mit Seilen, mit leeren Stühlen und Bodenankern einsetzbar. Näheres dazu in den im Anhang gelisteten Methodenbüchern.

7.4 Behandlungsverläufe konkret

In den Kapiteln 4.2.3 und 7.1 sind kurze Fallbeispiele zu den meisten diagnostischen Kategorien eingebracht (siehe Tabelle 3), die die Klassifikation des jeweiligen Störungsbildes illustrieren und gleichzeitig verdeutlichen, wie groß die Variabilität auch innerhalb der Zuordnung sein kann. Hier sind sie noch einmal aufgelistet:

Tabelle 3: Liste der Fallbeispiele

Name	Alter	Hintergrund, Symptome	Diagnose
Jala	1,5 J.	misshandelt, vernachlässigt	RBS (ICD-11)
Ida	4,9 J.	vernachlässigt	SSBE (ICD-11)
Ben	3,9 J.	Missbrauchsumfeld, Fluchtmodus	kein erkennbares Bindungsverhalten
Jeanette	7 J.	Gewalterfahrung, Unfallrisikoverhalten.	undifferenziertes Bindungsverhalten
Mia	2 J.	Mu. Psy. Erkrankung, Kontrollbedürfnis, indiskriminativ	undifferenziertes Bindungsverhalten
Harry P.	1–11 J.	Abwertung, Diskriminierung, Fantasien magischer Kräfte	gehemmtes Bindungsverhalten

Name	Alter	Hintergrund, Symptome	Diagnose
Theo	2,3 J.	Drogen, Gewalt, Frusttoleranz niedrig, Aggression	aggressives Bindungsverhalten
Mila	4,6 J.	Mu. Psy. Erkrankung, überfürsorglich, negative Affekte gehemmt	Rollenumkehr
Hans	65 J.	frühe Verluste, überfürsorglich, Suizid	Rollenumkehr
Katrin	1,6 J.	Münchhausen-by-proxy-Syndrom	Psychosomatik
Samuel	3,2 J.	Vernachlässigung, Rollenumkehr, Selbsthass, versteckte Fremdaggression	RBS (ICD-10)

Im Folgenden nun ausführlichere Fallschilderungen, bei denen jeweils besondere Aspekte von Störungsdynamik und Behandlung geschildert werden.

7.4.1 Bindungsstörungen im Kleinkindalter: Inobhutnahme und familiäre Bereitschaftspflege

Die Versorgung von Kindern zwischen einem und fünf Jahren, also der diagnostischen »Kerngruppe« von Bindungsstörungen, stellt eine besondere Herausforderung dar. Nur selten ergibt sich hier die Möglichkeit einer Behandlung im Kontext der Familien der betroffenen Kinder. Sie kommen am ehesten bei Verdacht auf Kindeswohlgefährdung in das Blickfeld von Helfersystemen mit Kontrollfunktionen wie Sozial- und Jugendämtern, Jugendhilfeträgern, der Polizei, dann auch zu Kinderärzten, Schreiambulanzen, Kinderkliniken, in Kitas und gegebenenfalls Frühfördereinrichtungen. § 8a-Meldungen haben naturgemäß einen beschuldigenden Charakter und führen nicht selten zu einer Verhärtung der Fronten mit den Eltern, denen ihr Kind weggenommen wird, auf der einen Seite, und den nicht selten überlasteten Behördenmitarbeitenden auf der anderen Seite. Die Möglichkeit und die Bereitschaft zu einer Behandlung ist, auch gerade angesichts des enormen Verantwortungsdrucks und der hochtemporalisierten Abläufe, oft gering. Systemisch informierte und engagierte Fachkräfte können aber oftmals Affekte einhegen, mentalisieren und damit Türen für eine spätere Behandlung im Familiensystem offenhalten.

Umfassende und detaillierte Informationen zum Thema »Kinderschutz« in Bezug auf Diagnostik, Intervention und Prävention finden sich in der entsprechenden aktuellen, allerdings auch sehr formalen, AWMF-Leitlinie Kinderschutz (AWMF online, 2022). Auch die DGSF (2020) hat sich zu dem Thema positioniert. Die hier formulierten »Leitplanken« haben sich in der Praxis als wertvoll erwiesen.

Rieke Oelkers-Ax, Chefärztin des Familientherapeutischen Zentrums (FaTZ) Neckargemünd, benennt als Kernaussage:

»Systemischer Kinderschutz bedeutet für mich ... ein großes Sowohl-als-auch: sowohl die Kinder als auch ihre Familien zu sehen (und beides nicht gegeneinander auszuspielen), sowohl klaren Verstand als auch ein weites Herz zu gebrauchen, sowohl die Stärken und Chancen als auch die Gefährdungen zu sehen, sowohl den Unterstützungshut als auch den Kontrollhut greifbar zu haben, sowohl Hilfe anzubieten als auch transparent klare Grenzen zu setzen. Bedeutet, Komplexität auszuhalten, dran- und dazubleiben, auch wenn es schwierig wird, rückhaltlos zu kooperieren, die Hoffnung wachzuhalten« (DGSF, 2020, S. 11).

Mechthild Paul, Leiterin des Nationalen Zentrums Frühe Hilfen, ergänzt:

»Systemischer Kinderschutz bedeutet für mich ... Familien und ihre Kinder im Kontext ihres gesamten Lebensumfeldes zu sehen. Dazu gehören die Rahmenbedingungen, in denen sie leben, ihr soziales Umfeld und vor allem auch das Unterstützungsnetzwerk. Das hilft, die Familie in ihrer Ganzheitlichkeit verstehen zu können und nicht nur ihre Defizite, sondern vor allem auch ihre Potentiale zu erkennen – diese sind wichtige Ressourcen für positive Entwicklungsimpulse« (DGSF, 2020, S. 22).

Zwei systemische Haltungsaspekte aus diesem Grundsatzpapier sollen hier explizit angeführt werden:

»III. Das Prinzip des guten Grundes
Die meisten Schwangerschaften und das Aufwachsen von Kindern werden begleitet von Hoffnung und Neubeginn mit den besten Wünschen für die Zukunft des Kindes. Ein Ziel systemischer Kinderschutzarbeit ist es, gemeinsam mit den Eltern zu verstehen, was diese auf dem Weg zu einer gelingenden Elternschaft behindert hat und noch behindert und welche konstruktive Absicht hinter der destruktiven Handlung liegt. Fast allem Gewalthandeln geht in der Regel ein Ohnmachtserleben des Erwachsenen voraus. Wirkungszusammenhänge zu verstehen, heißt nicht, Gewalthandeln oder das Unterlassen fürsorglichen Handelns zu entschuldigen. Jeder Mensch behält die Verantwortung für das, was er tat und tut. Versteht der grenzüberschreitende Elternteil bzw. Erwachsene durch den Klärungsprozess mit

Fachkräften und anderen Außenstehenden die Dynamiken und innerpsychischen Zusammenhänge, welche die Gewalt oder Vernachlässigung begünstigen, erweitern sich dadurch seine*ihre Handlungsmöglichkeiten und damit auch die Chance auf zukünftige gewaltfrei bzw. fürsorglich gestaltete Beziehungen« (DGSF, 2020, S. 14 f.).

»VI. Kriseninterventionen systemisch gestalten
Krisensituationen, die letztlich zu der Notwendigkeit einer Inobhutnahme eines Kindes führen, entstehen in der Regel aus biografischen Belastungssituationen sowie eigenen Traumata der Eltern, und wenn die momentanen Ressourcen der Eltern zur Bewältigung der aktuellen Belastungen nicht ausreichen. Ein Eingreifen der Behörden in Form von Trennung der Eltern und Kinder verfolgt aus systemischer Sicht immer gleichzeitig zwei Ziele: Kinder und Jugendliche sind vor Gefahren für ihr Leben zu schützen und gleichzeitig sind Eltern dahingehend zu stärken, dass sie die Bedürfnisse ihrer Kinder wahrnehmen und erfüllen können. Sind sie dazu aus individuellen Belastungsgründen nicht in der Lage, wird mit den Eltern aktiv an einer Hilfeakzeptanz gearbeitet, damit sie ihren Kindern die Erlaubnis geben, sich an einem anderen Lebensort gut entwickeln zu dürfen. Systemisches Arbeiten in familiären Krisensituationen zeichnet sich dadurch aus, dass die Leitgedanken eines systemischen Kinderschutzes, insbesondere die Grundwerte von der Akzeptanz verschiedener Wahrheiten und das Streben nach einem möglichst hohen Selbstwirksamkeitserleben durch Beteiligung und Transparenz, in akuten Krisen nicht aufgegeben werden. Auch auf der Ebene der Fachkräfte besteht bei notwendigen Kriseninterventionen die Gefahr, dass sich der fachliche Blick verengt und einzelne Familienmitglieder oder ganze Familiensysteme auf ihr gezeigtes destruktives und momentan dysfunktionales Verhalten reduziert werden [...]. In Krisen erhöht sich die Bereitschaft für Veränderung, was konstruktiv genutzt werden kann, wenn es gelingt, in Kontakt zu bleiben und dem Familiensystem so viel Raum wie möglich für Verantwortungsübernahme und Steuerung notwendiger Hilfe und Veränderungsprozesse zu lassen« (DGSF, 2020, S. 16).

Ein Beispiel aus der gutachterlichen Praxis: Der kleine Luis wurde von seinen Eltern im Alter von zwei Monaten in die Notaufnahme der Kinderklinik gebracht: Er weine, ohne aufzuhören, berichteten sie; sie könnten sich das nicht erklären und machten sich große Sorgen. Die Röntgendiagnostik ergab multiple Frakturen mit einem typischen Misshandlungsmuster, worauf das Kind umgehend, noch während die Mutter es stillte, in Obhut genommen wurde. Die Eltern zeigten sich fassungslos und verzweifelt und wehrten sich gegen diese Maßnahme; sie hätten ihrem Kind ja nichts getan. Sie, die Mutter, habe aber einen nicht näher bezeichneten Genfehler, der auch bei der Glasknochenkrankheit vorkäme. Nach 14, gemäß Aussage der Eltern - traumatisierenden -, Tagen in der Kinderklinik wurde Luis in eine Bereitschaftspflegefamilie überstellt, in der es ihm nicht gut ging; er habe sich starr wie eine Puppe verhalten. Schließlich kam er in die Pflegefamilie, in der er heute noch lebt und wo er sich zu einem fröhlichen, ganz normalen Kind entwickelt habe, so die Pflegemutter und die Jugendamtsmitarbeiterin.

Der Gutachtenauftrag seitens des Familiengerichts beinhaltete die Frage, inwieweit der mittlerweile 21 Monate alte Junge durch Kontakte mit seinen leiblichen Eltern retraumatisiert werden könne; eine Vorgutachterin habe dies etwas voreilig ausgeschlossen. Diese neue gutachterliche Feststellung solle mit einem Bindungsblick erfolgen, damit der Junge keinen weiteren Schaden erleiden würde. Die immer kooperativen leiblichen Eltern, die sich sehr nach ihrem Sohn sehnten, hatten sich bis dahin mit gelegentlichen Fotos begnügen müssen. Den Pflegeeltern war das Kind mittlerweile sehr ans Herz gewachsen, Luis hatte eine Bindungsbeziehung zu ihnen aufgebaut und sie wollten auf jeden Fall ein Dauerpflegeverhältnis.

Wie konnte dieser Auftrag in einem systemisch-bindungsorientierten Geist ausgeführt werden? Der Misshandlungsverdacht war nicht ausgeräumt; das Ergebnis des genetischen Gutachtens stand noch aus. Das Kind wurde in der Pflegefamilie optimal gefördert; die vergangene Zeit sprach gegen die leiblichen Eltern, deren überzeugend gezeigte Zuneigung zu ihrem Sohn durfte aber auch nicht übergangen werden. Mehrere Telefonate und ein ausführlicher Hausbesuch bei den leiblichen Eltern wie auch in der Pflegefamilie offenbarten zwei sehr unterschiedliche Welten, gaben aber keine Hinweise auf eine mögliche Lösung. Schließlich fand ein gemeinsamer Termin mit beiden Familien, dem Gutachter und der zuständigen Jugendamtsmitarbeiterin statt. Luis zeigte in dieser Situation keinerlei Bindungsstress, aber eine klare selektive Bindung zu seiner Pflegemutter und durchaus exploratives Interesse an seinen leiblichen Eltern, denen er sich nach einiger Zeit zuwandte und Körperkontakt tolerierte. Er spielte ausdauernd, wobei er sich selbst kommentierte und die Erwachsenen miteinander reden ließ. Alle Beteiligten waren mit diesem Verlauf zufrieden. Allerdings zeigte der insgesamt gut selbstregulierte Junge, als er zurück im Zuhause bei seinen Pflegeeltern war, vorübergehend deutliche Zeichen von Spannung und Beunruhigung. Das war angesichts der hochaufgeladenen Situation mit massiver Aktivierung der Bindungssysteme aller Beteiligten zu erwarten gewesen, aber keine Kontraindikation gegen achtsame, dialogische, vom Jugendamt begleitete Besuchskontakte, in Anwesenheit der Pflegemutter in der näheren Zukunft. So wurde es dann auch vom Gericht beschlossen. Beide Elternpaare konnten sich im Interesse des Kindes darauf einlassen.

Fünf Jahre später kam bei katamnestischen Gesprächen mit der Richterin und den Pflegeeltern heraus, dass der Gendefekt ausgeschlossen werden konnte, woraufhin den leiblichen Eltern aufgrund der nun wahrscheinlichen, aber nicht nachweisbaren Täterschaft eine zweijährige Kontaktsperre auferlegt worden war. Danach hätten sie das Interesse verloren, seien aber ganz in die Nähe der Pflegefamilie gezogen, was die Pflegemutter mit Angst erfüllte.
Der Junge, weiterhin bestens integriert in die Pflegefamilie, sei gleichzeitig liebenswert und sehr schwierig. Ein Wutanfall mit verbaler und körperlicher Aggression sei jederzeit möglich; er sei schnell oppositionell und müsse bei allen Unklarheiten die Kontrolle übernehmen. Er habe Freunde, teile Gleichaltrige aber in »Ich mag dich« und »Ich mag dich nicht« ein. Kleinere Kinder betreue er rührend, z. B. seine hinzugekommene Pflegeschwester. Die Trigger für seine Ausraster seien nur manchmal erkennbar: Harmonie ertrage er kaum, Strukturänderungen auch nicht. Luis wisse um seine Geschichte, und er frage sich, warum seine leiblichen Eltern nicht bestraft wurden. Es gebe seit Langem umfangreiche Hilfen: Psychotherapie, Traumapädagogik, eine Integrationshilfe in der Schule. Er sei ein schlaues Kind, liebe Bücher und halte Vorträge zu Naturthemen. Die Belastung für die Familie sei manchmal extrem; wegen der ständig geforderten Bereitschaft, in die Schule kommen zu müssen, könne die Mutter nicht arbeiten.

Kommentar: Aufgrund des noch nicht ausgereiften Gedächtnissystems erinnert sich ein zwei Monate alter Säugling nicht kognitiv an zurückliegende Ereignisse; wohl aber können über das *Körpergedächtnis* vegetativ und limbisch existenzielle Ängste ausgelöst werden. Angesichts der durchweg offenen Kommunikation mit den im Verfahren Beteiligten und dem offensichtlichen Primat des Wohlergehens von Luis konnte trotz des weiterhin bestehenden Misshandlungsverdachts gegen die leiblichen Eltern eine erste Lösung gefunden werden, die allerdings ständig sorgfältig überprüft werden musste. Die Wirklichkeitskonstruktionen der beiden Elternpaare hätten unterschiedlicher kaum sein können; über das reale Kind waren sie dazu aufgefordert, miteinander so weit anzukoppeln, dass der Junge davon für seine Entwicklung profitieren konnte.

Zeit ist ein wesentlicher Faktor bei der Entstehung von Bindungsstörungen. So wie es in der frühkindlichen Interaktion auf eine sekundengenaue Abstimmung, wie auch bei der Grußantwort (siehe Kapitel 6.4.1) bei Erwachsenen ankommt, spielt die Dauer bindungstraumatisierender Verhältnisse bzw. auch die Dauer von Übergangsunterbringungen für die Bindungsentwicklung eine entscheidende Rolle.

Tragischerweise mahlen die Gerichtsmühlen bei Sorgerechtsentscheidungen häufig viel zu langsam; Einjährige verbleiben in der Bereitschaftspflege nicht wie geplant maximal drei Monate, sondern häufig bis über ein Jahr, und binden sich in dieser Zeit an die Bereitschaftspflegeeltern. Die Trennung von diesen wird dann für das Kind zu einer neuen Traumabelastung und bahnt möglicherweise eine Bindungsstörung an, während die Pflegeeltern oft extrem leiden, nachdem sie über pädagogisch anspruchsvolle Beziehungsarbeit, Aushalten der Auffälligkeiten des Kindes und Berücksichtigung des Willens der selbst belasteten und meist nicht unkomplizierten leiblichen Eltern eine Bindung zu ihrem Pflegekind aufgebaut haben, die sie nun wieder lösen müssen. Reaktive Bindungsstörungen mit Enthemmung werden nicht selten durch das den Behörden, Anwälten, Gerichten, auch Gutachtern oft völlig fehlende Gespür für die existenzielle Bedeutung der Zeitdimension bei diesen vulnerablen Kindern gebahnt. Ein Bewusstsein dafür ist essenziell für eine systemische Orientierung, die auch das biologische System des Kindes, seine Gehirnreifung mit in den Blick nimmt.

Im besprochenen Fall wurde die bindungs- und entwicklungsschädigende Lebenssituation des Säuglings mit der Klinikaufnahme unterbrochen; der kleine Luis konnte aber erst in der Dauerpflegefamilie durch hochresponsive Beelterung sein Stresssystem so weit regulieren, dass eine weitgehend freie altersgemäße Entwicklung möglich wurde. Es ist aber zu erwarten, dass die Frühtraumatisierung Spuren in der Gehirnorganisation hinterlassen hat und die resultierende Vulnerabilität bei Entwicklungsübergängen, anstehenden Veränderungen in den Eltern-Kind-Beziehungen Resonanzeffekte mit den natürlich auch vorhandenen Belastungen und Begrenzungen bei den Bezugspersonen zeitigt.

Luis und seine Pflegefamilie sind anscheinend gut versorgt, was Unterstützungs- und Therapieangebote betrifft. Leider ist es nur in selteneren Fällen möglich, bei massiv traumatisierten Säuglingen oder Kleinstkindern mit den aktuellen Bindungspersonen direkt psychotherapeutisch zu arbeiten. Gesetzt, dies sei ein akuter Behandlungsfall, wäre die Indikation für eine Bindungstherapie des Jungen zusammen mit seinen Pflegeeltern gegeben. Hier haben sich verschiedene Verfahren bewährt, von denen ich drei exemplarisch vorstelle:

Bindungspsychotherapie im Säuglings-, Kleinkind- und Kindergartenalter (Brisch, 2014, 2015c): Der Bindungsforscher und Kinder- und Jugendpsychiater Karl Heinz Brisch hat eine Therapieform entwickelt, die Verhaltensprobleme bis hin zu Bindungsstörungen auf einer bindungstheoretischen und psychoanalytischen Basis versteht und behandelt; er behält dabei immer die Perspektive der Bezugspersonen, die intergenerationalen Aspekte von Bindungstraumatisierung, aber auch die Bezugsinstitutionen wie Kindergarten oder Schule im Blick. Die mittlerweile sechsbändige Reihe umfasst die Altersstufen von der pränatalen Phase bis in die Adoleszenz und enthält neben den Grundlagen eine Fülle von lebendig und einfühlsam ausgeführten Therapiebeispielen. Es ist immer eine Sache, ein wissenschaftlich fundiertes Behandlungskonzept zu erstellen, eine andere hingegen, dieses mit Menschlichkeit und Beziehung zu füllen. Es sei allen Leserinnen ans Herz gelegt, sich aus diesen Fallschilderungen Anregungen für die eigene Praxis und Haltung zu holen.

Integrative Bindungsorientierte Traumatherapie bei Säuglingen, Kleinkindern und Vorschulkindern (I.B.T.®) (Boger, 2022): I.B.T. ist eine zunehmend verbreitete Methode zur Traumaintegration bei Säuglingen, Kleinkindern und Vorschulkindern. Dabei wird mit den Bezugspersonen und auch direkt mit den Kindern selbst traumaintegrativ gearbeitet.

Mögliche traumatische Ereignisse für Säuglinge und Kleinkinder sind Geburtskomplikationen, Operationen, schmerzhafte medizinische Behandlungen, Vernachlässigung, körperliche und/oder seelische Misshandlungen etc. sowie potenziell traumatische Ereignisse wie Krieg, Verfolgung, Flucht und Migration. Als mögliche Symptome einer Traumatisierung gelten Schlafstörungen, erhöhte Schreckhaftigkeit, Regulationsstörungen, Trennungsängste, panisches Weinen, plötzliches »Wegtreten«, erhebliche motorische Unruhe, sich Abwenden von der Bezugsperson etc.; bei etwas älteren Kindern gehören auch Vermeiden oder keine Worte für Gefühle finden dazu.

In einem Vorgespräch mit den Bindungspersonen erfolgt eine Einschätzung der Problematik und die Auftragsklärung, um dann in Phase 1 die immer auch die Angehörigen betreffende, kindliche Traumatisierung zu besprechen und zu reflektieren, gegebenenfalls unter Zuhilfenahme klassisch-traumatherapeutischer und mentalisierungsbasierter Verfahren. In Phase 2, nun gemeinsam mit dem Kind, geht es um die Einschätzung und Verbesserung der aktuellen Bindung zwischen primärer Bezugsperson und Kind, sodass die Bindungsperson als sicherer Hafen und als sichere Basis für das Kind erlebt werden kann. In Phase 3 findet eine direkte traumaintegrative Arbeit mit dem Kind statt: Die Bezugsperson erzählt ihrem Kind feinfühlig und in der Perspektive des Kindes, was geschehen ist, ausgehend von dem Moment, als noch alles gut war, bis dahin, dass es wieder gut geworden ist. Währenddessen wird die Bezugsperson halt- und sicherheitsgebend begleitet und das Kind nach der I.B.T.-Methode behandelt, d. h. mit bilateraler Stimulation in doppelter Herzfrequenz: leichtes Tapping auf die Knie. Diese Prozesse benötigen individuelle Zeitabläufe und sind je nach Komplexität der traumatischen Belastung unterschiedlich lang.

Entwicklungspsychologische Beratung und Therapie für Familien mit Kindern von vier bis zehn Jahren (EPBT 4–10) (Gloger-Tippelt, Ziegenhain, Künster u.

Izat, 2014): Diese ressourcenorientierte systemische und videogestützte Interventionsmethode stützt sich auf die Erfassung der Bindungsrepräsentation des Kindes mittels des GEV-B (Geschichten-Ergänzungsverfahren zur Bindung), auf die Erfassung der beobachtbaren Eltern-Kind-Interaktion, insbesondere die Feinfühligkeit und entsprechende Beratung inklusive Follow-ups zur Ergebnisauswertung. Ziel ist es, die primären Bezugspersonen für die kindliche Erlebnisperspektive zu sensibilisieren und ihre Mentalisierungsfähigkeit, d. h. ihre Fähigkeit zur Übernahme der kindlichen Perspektive, zu fördern. Über die Verbesserung der Beziehungsqualität wird eine über die übliche Beratung bzw. Behandlung hinausgehende Symptomreduktion angestrebt. Das Verfahren ist als Baustein konzipiert und kann flexibel in unterschiedliche Hilfestrukturen eingebettet werden. Erste Evaluationsstudien lassen eine gute Wirkung der Methode erwarten (Gawehn, Hong, Besier u. Künster, 2023).

Ein weiteres Fallbeispiel aus dem Säuglingsalter: Ayshas Mutter erlebte bereits in der Schwangerschaft erhebliche Gewalt; sie wurde von ihrem Partner geschlagen und bedroht. Beide lebten ohne Aufenthaltstitel und in prekären Verhältnissen. Beide waren früh traumatisiert, versuchten sich zunächst aber in einer betreuten Einrichtung zu stabilisieren. Nachdem eine Nachbarin gefilmt hatte, wie die Mutter das wenige Wochen alte Baby massiv geschüttelt hatte, wurde es von der Polizei herausgeholt und in eine Bereitschaftspflegefamilie gebracht. Dieser Aufenthalt scheiterte aufgrund der schwierigen Symptomatik des Kindes und der begleitenden psychosozialen Umstände und schließlich wurde Aysha in einer Fachpflegefamilie untergebracht.
Mir wurde das Kind mit gut einem Jahr vorgestellt. Zu diesem Zeitpunkt hatte Aysha große Schwierigkeiten mit ihrer Emotions- und Impulsregulation und damit, einen Tag-Nacht-Rhythmus aufrechtzuerhalten. Sie riss sich die Haare aus, biss in ihre Arme, ihre Kleidung, trampelte schreiend auf der Stelle und schlief dann vom einen auf den anderen Moment ein. Jedes Misslingen kleinster Dinge führte zum sofortigen inneren Zusammenbruch, dabei forderte sie ständig Pflegewünsche ein (Anziehen, Zähneputzen, Nägel schneiden, Ohren reinigen). Nach den – inkonsistenten – Besuchen ihrer leiblichen Mutter zeigte sie jeweils massive Symptome von Trauma-Wiedererleben, wie hochgradige Erregung, Dissoziationen, Autoaggressionen, bei deutlicher Explorationshemmung. Entsprechend der hochambivalenten Mutter-Kind-Beziehung zeigte Aysha sich mal interessiert an ihrer leiblichen Mutter und ihrem inzwischen weiteren Baby, mal wandte sie sich ab.
Mittlerweile ist die Beziehung zur Mutter, die noch weitere Kinder bekommen hat, abgerissen, und sie hat eine Bindungsbeziehung zu ihren Pflegeeltern auf-

genommen. Der Vater des Kindes kommt gelegentlich zu Besuch, ist aber nicht in der Lage, die Zeit mit dem Kind selbstständig zu gestalten. Aysha ist körperlich und kognitiv altersgemäß entwickelt, kann gelegentlich empathisch sein und hat gelernt, ihre Gefühle auszudrücken. Aber sie muss ihre sozialen Beziehungen kontrollieren, bestimmt häufig, wer reden darf, und wirkt hochgradig über sich selbst verunsichert. Das Mädchen verfügt mittlerweile über eine unsichere, organisierte Bindungsrepräsentation mit deutlichen desorganisierten Anteilen. Sie wird in Kürze eine Kinderpsychotherapie beginnen. Die erfahrenen Pflegeeltern lieben dieses Kind sehr, kommen aber immer wieder an ihre Grenzen und benötigen eine feinfühlige, sicherheitsgebende Begleitung seitens der Fachstelle: mentalisierendes Containing, ressourcen- und dialogorientiert.

Bei Luis und Aysha kommt es wie bei allen jungen bindungstraumatisierten Kindern sehr auf eine systemisch qualifizierte Arbeit der Fachstelle mit den Bezugspersonen an. Hier muss regelmäßig die mindestens triadische, meist noch komplexere Situation zwischen Kind, leiblichen Eltern, den Bereitschaftspflegeeltern und der sie betreuenden Einrichtung gestaltet und ausgehalten werden. Eine sorgfältige Begleitung durch entsprechend geschulte Fachpersonen erfordert, sowohl die Entwicklung des Kindes als auch die emotionale und motivationale Verfassung beider Elternpaare im Blick zu halten und gegebenenfalls Unterstützung mit Bindungsblick und systemischer Haltung anzubieten. Das bedeutet, die Perspektiven der Beteiligten wahrzunehmen und in einen Dialog zu bringen, gegebenenfalls affekt-koregulierend zu unterstützen und dabei die berechtigten Interessen des Kindes im Blick zu behalten.

7.4.2 Stabilisierung und Mentalisierungförderung in der stationären Jugendhilfe bei transgenerationaler Traumatisierung

Das folgende Fallbeispiel erläutert den Behandlungsweg von Jay:

Jay (*2013) wurde mir mit fünfeinhalb Jahren erstmalig vorgestellt. Er wurde in eine hochbelastete Familie geboren; die Mutter konnte ihr erstgeborenes Kind wegen einer schweren psychischen, als Borderlinepersönlichkeitsstörung diagnostizierten Erkrankung nicht gut versorgen, sodass sein fünf Jahre älterer Halbbruder in eine Dauerpflegefamilie gegeben wurde. Nur die Großeltern mütterlicherseits hielten den Kontakt zu diesem Kind aufrecht, gab die Mutter an. Der Vater von Jay und den beiden im Abstand von jeweils einem Jahr nachfolgenden Söhnen sei ein anderer Mann; sie hätten sich über ein Onlinespiel kennengelernt und seien sehr schnell zusammengezogen. Jays Vater sei onlinespielsüchtig und ihr gegenüber unter Drogen-/Alkoholmissbrauch gewalttätig gewesen, auch wenn er eigentlich ein familiär sehr engagierter Mann sei. Nach der Geburt von Jay, der wohl kein Wunschkind war, sei die Mutter zu ihrer Mutter gezogen, die das Kind großgezogen habe, aber für sie trotzdem keine große Hilfe gewesen sei, da sie ihm alles habe durchgehen lassen. Dafür habe Jays Vater ihn in den ersten Lebensmonaten mitversorgt. Die Mutter habe in den ersten Lebensjahren kaum eine tragfähige Beziehung zu Jay aufbauen können, sich aber später darum bemüht.

Auf Betreiben der sozialpädagogischen Familienhilfe und der Frühförderung wurde ein Gutachten zur Erziehungsfähigkeit erstellt und der Junge als dessen Konsequenz aus der Familie herausgenommen und in einer Bereitschaftspflegefamilie untergebracht. Daraufhin trennte sich der Vater; zwischenzeitlich bestand jahrelang kein Kontakt. Die Mutter litt nach der Geburt der ersten beiden Kinder (später folgten noch zwei weitere) an einer postpartalen Depression. Nachdem Jay in institutionelle Betreuung überführt worden war, kamen auch die beiden nachgeborenen Kinder für einige Jahre in stationäre Jugendhilfe. Trotz der desolaten häuslichen Situation hätten beide Eltern immer wieder guten Willen gezeigt, zu kooperieren und ihre Kinder gut großzuziehen; auch hätten sie eine Zeit lang eine Begleitung durch Marte Meo® (einer ressourcenorientierten, videounterstützten Entwicklungsförderung, Aarts, 2011) gehabt.

Jay habe bereits im ersten Lebensjahr Hospitalismussymptome gezeigt und wurde mit gut eineinhalb Jahren auf Empfehlung des sozialpädiatrischen Zentrums in der *Interdisziplinären Frühförderung* angemeldet. Hier zeigten sich neben einer mehrdimensionalen Entwicklungsstörung Auffälligkeiten im Interaktionsverhalten sowie eine hochbelastete familiäre Situation mit deutlicher Erziehungsproblematik. Jay konnte sich auf keinen Körperkontakt einlassen, auch nicht zu seiner Mutter, und zu diesem Zeitpunkt auch nicht spielen, nur sehr begrenzt explorieren. Ziel der Behandlung war eine Förderung der Bewegungskoordination, die Verbesserung der Stand- und Gangbasis und der Greifaktivitäten. Auch die Wahrnehmungsentwicklung sollte gefördert werden: Hand-Auge-Koordination und Kraftdosierung, Förderung der basisnahen Sinne sowie der Bewegungs- und Handlungsplanung, ebenso die Verbesserung und die Akzeptanz neuer Reize und deren Verarbeitung. Dazu kam die Förderung der Kommunikations- und Sprachentwicklung, inklusive intensiver Elternarbeit. Eine hohe Behandlungsfrequenz erschien notwendig. Zu dem Zeitpunkt zeigte Jay große Eifersucht und Gewaltneigung innerhalb der Familie gegenüber dem jüngeren Bruder; er habe keinerlei Grenzen und Verbote verstanden und akzeptiert. 2018, mit fünf Jahren, kam er in die *familienähnliche Schichtdienstgruppe* des Kinderdorfes, die bis heute sein Zuhause ist. Dort zeigte er sich von Anfang an kontaktoffen, aber auch nähe- und distanzlos. Trotz des guten Kontaktes zu den anderen Kindern initiierte er immer wieder handgreifliche Auseinandersetzungen und zeigte eine sehr niedrige Frustrationstoleranz. Wenn etwas nicht gelang oder er Fremdbestimmung erfuhr, reagierte er mit Verweigerung, Blockade. Allerdings konnte er zunehmend durch mentalisierungsbasierte Ansprache lernen, sein Verhalten zu reflektieren, sich zu entschuldigen oder sich auch durch kurzen direkten Körperkontakt zu regulieren. Dabei brauchte er stets eine sehr klare und deutliche Grenzsetzung, die er dann auch akzeptierte.

Knapp zwei Jahre später wurden die bei dem mittlerweile in vielem altersgemäß entwickelten Jungen ausgeprägten Schwächen in der Sozialkompetenz im Kontakt mit anderen Kindern überdeutlich. Jay war, entgegen den fachlichen Empfehlungen, nicht von der Einschulung zurückgestellt worden, wodurch er stark überfordert war. Er äußerte dies mit externalisierenden Verhaltensauffälligkeiten, die mittlerweile sowohl die Schule als auch die Situation im Kinderdorf erheblich belasteten und die Erziehungspersonen an ihre Grenzen brachte. Aufgrund der bekannten und mehrfach beschriebenen Entwicklungsverzögerungen als Traumafolge benötigte Jay wesentlich mehr an individueller Betreuung als möglich war. Meine Versuche, gemeinsam mit dem Amtsvormund, die Rücknahme der zwangsweisen, pädagogisch und psychiatrisch widersinnigen Einschulung zu erreichen und ihm in Akzeptanz seiner Bedürftigkeit ein weiteres Kindergartenjahr zu gewähren, blieben fruchtlos. Immerhin gelang die Finanzierung von 15 zusätzlichen Fachleistungsstunden pro Woche durch das Jugendamt.

Der belastete, bindungstraumatisierte Jay zeigte damals erhebliche Entwicklungsrückstände und eine hochgradige Einschränkung der sozialen und schulischen Teilhabe. Dazu zeigte er immer wieder Auffälligkeiten der sexuellen Entwicklung.

Im Gespräch wurde damals immer wieder deutlich, dass er wörtlich »zwischen zwei Stühlen saß«. Er konnte sich nicht richtig auf das Kinderdorf einlassen, weil er ja vielleicht wieder zu »Mama« kommen sollte. Eigentlich fühlte er sich ja wohl im Kinderdorf und zu Hause, aber was würde, wenn er doch zurück zu Mama käme? Diese Unsicherheit belastete Jay sehr. Ebenso belastete ihn, dass seine Mutter Vereinbarungen nicht einhielt und für ihn nicht greifbar war. Nach schlussendlicher Festlegung der Mutter, ihn nicht zurückzunehmen (im Sommer 2021), beschloss Jay, sich – trotz der manifesten Bindungsstörung – auf die Kinderdorfgruppe einzulassen.

Unterstützend erhält er seit Ende 2019 bis heute, Stand 2024, und weiter andauernd, eine *tiefenpsychologisch fundierte, kreative Kinderpsychotherapie,* mittlerweile weit über 130 Stunden. In den ersten beiden Jahren beschäftigte er sich zunächst mit unterschiedlichen Materialien: Sand, Wasser, Ton, Farben,

Rasierschaum, Playmobil, Ball und Autos sowie Berührungsmaterial und Rollenspielmaterial (Arztkoffer, Kaufladen). Durch Tätigkeiten wie Sand sieben, Wasser fließen lassen, Gefäße füllen, Arme im Sand vergraben, Arme im Wasser hängen lassen konnte er entspannen und sich zunehmend zentrieren. Es ging auch darum, sich selbst zu spüren und in Nähe einzubinden sowie um Objektkonstanz, z. B. kleine Gegenstände im Sand zu suchen.

Im Spiel inszenierte Jay immer wieder *Probleme und Katastrophen,* die über ihn hereinbrechen und die er allein lösen musste, ein wiederholter Ausdruck traumatischer Erlebnisse. Jay war dann der Held, der Lösungen fand und sie auch durchführte. Dabei gab es kleinere Hindernisse, z. B. ein kaputtes Lenkrad, kein Benzin mehr, aber auch lebensbedrohliche Probleme, wenn das Boot im See versinkt oder die aufgebaute Welt komplett zerstört wird und untergeht. Jay fand immer Lösungen, war dabei aber stets auf sich allein gestellt, niemand war da, der ihn schützte. Zunächst lehnte er Hilfe ab. Nach knapp zwei Jahren konnte er aber zunehmend Hilfe annehmen und musste nicht mehr alles allein lösen. Nach einer Katastrophe im therapeutischen Spiel begann er jetzt neu zu sortieren und fand oftmals ein neues Zuhause.

Jay zeigte zu Anfang meist eine große Unruhe und er brauchte sehr lange, bis er sich auf ein Spiel einlassen konnte, forderte von außen immer wieder Begrenzung und Struktur. Die Unruhe besserte sich vor allem in Experimenten mit Berührungsmaterialien. Jay konnte die sonst notwendige Kontrolle aufgeben, seine Arme vertrauensvoll auf dem Tisch ablegen und sich von den verschiedenen Materialien (Pinsel, Tücher, Bälle) berühren lassen, wobei er oft weiche Berührungen mochte; dabei wirkte er klein und zerbrechlich. Er konnte sogar äußern, dass er geschützt werden wollte, z. B. wollte er im Rollenspiel in eine Decke eingepackt, von Mama getragen werden. Hier ging es vor allem um den Aufbau von Vertrauen und das Annehmen von Schutz.

Zu Beginn der Behandlung musste er alles bestimmen; Vorschläge oder Anregungen lehnte er ab. Im Rollenspiel mit Figuren und Autos sowie im Spiel mit dem Ball übte er mit seiner Therapeutin ein partnerschaftliches Miteinander, sodass Jay mittlerweile auch im Wettspiel in der Lage ist, auch mal eine Niederlage einzustecken. Seine Konzentrationsfähigkeit steigerte sich, ebenso wie kreative Impulse stärker und häufiger wurden. Lange Zeit stand dabei die Erkundung von Neuem und das Nähren von Anderen, wie Tieren, im Spiel im Vordergrund. Ganz nebenbei übte er ein, sich an Regeln und Grenzen zu halten und zu erfahren, dass er etwas kann. Im wiederholten Heben eines Schatzes symbolisierte er die Entdeckung seines eigenen Wertes.

Bis heute fällt es Jay schwer, den Verlust der Mutter zu betrauern, die mittlerweile den Kontakt abgebrochen hat. Allerdings spricht er oft und intensiv in der Gruppe darüber. Bei seiner Therapeutin sucht er immer wieder mütterlichen Körperkontakt, gelegentlich auch zu Mitarbeiterinnen, verhält sich aber weiterhin nicht bindungsselektiv. Bei innerer Not kann er kaum selbst auf seine Bezugserzieherin zugehen, Unterstützung aber wohl annehmen, wenn die Mitarbeiterinnen auf ihn zugehen. In der Therapie benötigt er weiterhin Strukturierung und Ermutigung; er lässt sich (noch) nicht auf die Arbeit am Tonfeld® ein, ist aber mit Begeisterung bei seinem Nähprojekt, bei dem er sich von der Therapeutin leiten lässt. Jay hat weiterhin wenig Zugang zu eigenen Befindlichkeiten und kann andere nur wenig mentalisieren.

Kommentar: Die systemisch-bindungsorientierte Behandlung mit Jay und seinen Bezugsbetreuerinnen braucht einen langen Atem und viel Zeit. Jay, der seinem Schicksal ausgesetzt ist, hat Anspruch auf eine entwicklungsfördernde, ihn nicht chronisch überfordernde Lebenssituation. Das Setting in der Schichtdienstgruppe erscheint grundsätzlich richtig für den Jungen, der wahrscheinlich eine Erziehungsstelle oder eine Sozialpädagogische Lebensgemeinschaft (SpLG) auch innerhalb kürzerer Zeit an ihre Grenzen bringen würde. Auch in der Gruppe ist immer wieder enge Zusammenarbeit mit der Therapeutin und ein entlastender Austausch im Team vonnöten, um diesen langen Atem aufzubringen.

Kinder mit einer ausgeprägten Bindungsstörung benötigen neben komplexer Frühförderung in aller Regel ein spezielles Beziehungsangebot. Sie profitieren oft nicht von näheorientierten Bindungsangeboten, die bei ihnen Angst und Abwehr erzeugen. Pflege- oder Adoptionsfamilien können daher eine wechselseitige Überforderung bedeuten. Sie benötigen vielmehr klare, verlässliche und haltgebende Strukturen, in denen sie eine minimale Sicherheit finden, um so nach und nach ein organisiertes Selbst- und Bindungskonzept aufzubauen. Diese Kinder sammeln sich zunehmend in Intensiveinrichtungen der Jugendhilfe, wo sie extreme Anforderungen an die Mitarbeitenden stellen.

7.4.3 Multimodale systemische Behandlung im Jugendhilfekontext

Ein weiterer Fall aus der stationären Jugendhilfe beleuchtet noch andere Aspekte:

Der zwölfjährige Jonis hatte bereits sechs Jahre in einer anderen Jugendhilfeeinrichtung gelebt. Er war wegen »Untragbarkeit« in das befreundete Kinderdorf überstellt worden, wo auch seine ältere Schwester lebte. Die Mutter war den zuständigen Ämtern und klinischen Einrichtungen schon seit seiner Frühkindheit als beziehungs- und bindungsunfähig erschienen; bereits im frühen Kindesalter erlebte Jonis mehrere Betreuungswechsel. Er galt als hochintelligent, durchsetzungsstark und »tricky«, und war nicht bereit, sich affektiv und in seiner Impulsivität zu regulieren und sich seinem Leid zu stellen. Seit vielen Jahren war er mit ADHS und hartnäckigem Einnässen diagnostiziert und behandelt worden. Die Intensivgruppe war bereit, sich mit ihm auf einen Weg zu machen und, wenn möglich, einen Bindungsprozess zu beginnen.

Die Behandlung umfasste mehrere Säulen: Jonis erhielt (1) eine *intensive, bindungsorientierte Begleitung* durch die traumapädagogisch qualifizierte Bezugserzieherin. In der ersten Zeit benötigte er eine Eins-zu-eins-Betreuung, wegen des enormen Stresses, den der Wechsel der Einrichtung bei ihm ausgelöst hatte. Neun Monate nach der Aufnahme ließ die Mutter ihm mitteilen, dass sie kein Interesse an einem weiteren Kontakt habe. Dies führte zu einem erneuten massiven emotionalen Einbruch. Als Unterstützung führte die Bezugsbetreuerin einen dreitägigen Eins-zu-eins-Retreat in einer Jugendherberge mit ihm durch, zur Reflexion seiner Lebensgeschichte. Klare Regeln und eine intensive, auch genogrammgestützte biografische Arbeit, insbesondere sein »Lebensrad«, seine »Herzenstorte« (die Aufteilung seiner Zuwendung) standen zunächst im Fokus. Diese mentalisierende Arbeit mündete in die Auseinandersetzung mit dem Hier und Jetzt der Gruppe, mit den Erwartungen der anderen an ihn und seine an die Kinder und Erzieher. Schließlich ging es um zentrale Themen wie Macht und Machtlosigkeit, Selbstabwertung und vor allem um Ressourcen und seine Wünsche an die Zukunft. Die Ergebnisse wurden mit dem wechselnd-, aber immer wieder auch hochmotivierten Jungen schriftlich gesichert.

Außerdem machte Jonis (2) eine dreijährige ambulante *tiefenpsychologisch-systemische Einzel-Psychotherapie,* oft mit dem Medium Ton (Arbeit am Tonfeld®, Deuser, 2016) im Rahmen der kinder- und jugendpsychiatrischen Behandlung, und danach (3) eine spezifische *Traumatherapie/EMDR-Behandlung.* Zusätzlich wurde (4) eine mit Jonis immer wieder neu ausgehandelte *Medikation* zur Behandlung der ADHS-Symptome eingesetzt sowie niedrigdosierte Neuroleptika zur Einhegung seiner Impulsdurchbrüche. Wie viele der traumabelasteten Kinder hatte er zuvor mit mäßigem Erfolg ein zweistufiges ADHS-Training (Lauth u. Schlottke, 2002) absolviert, in das auch seine Bezugsbetreuerinnen eingebunden waren.

Zunächst nahm Jonis (5) am Realschulunterricht teil und besuchte schließlich eine vom Jugendamt finanzierte Privatschule, die sich auf die *Beschulung* von »schwierigen« Jugendlichen spezialisiert hatte, die aus dem allgemeinen Schulsystem herausfielen. In der Kinderdorf-Gemeinschaft erhielt er (6) *motorische und kreative Angebote.*

Ferner erfolgte (7) intensive *Koordinationsarbeit* zur Sicherung der aufwendigen Finanzierung und zur Kooperation mit dem hauptamtlichen Betreuer des Jungen im örtlichen Jugendamt sowie (8) *Integrationsarbeit* mit den Beteiligten zur Sicherung des Kohärenz-Erlebens bei Jonis: Alle ziehen an einem Strang und helfen dem Jugendlichen dabei, seine Biografie, seinen Schmerz über den Verlust seiner Primärfamilie zu reflektieren und zu integrieren.

Zu guter Letzt (9) die *Nachsorge:* Auch nach der Kinderdorfzeit – der Heranwachsende lebt mittlerweile im Betreuten Wohnen und absolviert eine pflegerische Ausbildung – hält die ehemalige pädagogische Bezugsperson die persönliche Verbindung aufrecht, ebenso der Kinder- und Jugendpsychiater, der von Jonis gelegentlich in Bezug auf seine Medikation angefragt wird. In einem kürzlichen Katamnesegespräch besprachen wir neben dem Status quo und dem Auf und Ab seines aktuellen Lebens vor allem seine Ressourcen und die guten Momente seit seiner frühen Kindheit. Es kamen schöne Erinnerungen an seinen ersten Bezugsbetreuer, der wie ein Vater für ihn gewesen sei und zu dem er immer noch Kontakt habe; er spürte seine Lebensfreude und konnte auch den Kontaktabbruch seiner Mutter einordnen (»Sie war sehr überfordert mit ihren Kindern und insbesondere mit mir!«). Dabei musste er seine Gefühle nicht mehr unterdrücken, sondern konnte seine Trauer spüren und sie dann vorbeiziehen lassen. Er war jetzt in der Lage, auch über weniger helle Seiten zu sprechen, wie das Manipulieren und Tricksen, das Unterdrücken schwächerer Kinder. Jonis konnte auch Fragen darüber zulassen, was ihm aktuell im Weg stünde: »Meine Faulheit, meine Unordnung, null Bock auf Schule.« Aktuell komme er gut zurecht, meinte er abschließend; die therapeutische Begleitung sei für ihn abgeschlossen, aber in schwierigen Situationen rede er noch immer gern mit seiner Bezugsbetreuerin.

Bei jeder Kindertherapie ist der laufende Austausch mit Angehörigen/Bezugsbetreuerinnen und weiteren institutionell Zuständigen im Sinne eines systemischen Gesamtkonzeptes notwendig. Gerade bei den hochbelasteten Kindern kommt es häufig zu Inobhutnahmen und nachfolgend oft mehrstufigen Unterbringungen in Einrichtungen der Jugendhilfe mit all ihren Ressourcen und Risiken. Viele der Ressourcen sind in dem vorangehenden Fallbeispiel exemplarisch eingebracht worden; zu den *Risiken* für eine heilsame Bindungsentwicklung gehören unter anderem:

- *einrichtungsbezogene Variablen*, wie z. B. Fluktuation beim Personal, die die entwicklungsnotwendige Beziehungskontinuität durch Fachkräfte trotz enormen Engagements konterkarieren und für das betreffende Kind sequenzielle weitere Traumatisierungen durch Trennungen, Abschiede, bedeuten kann. Hier kommt es auf das Containing des Teams durch die Einrichtungsleitung und einen bindungsbewussten Umgang mit Veränderungen an. Abschiedsrituale, Besuchskontakte und schriftliche Kommunikation zwischen dem Kind und der gehenden Betreuungsperson sollten gefördert werden.

- *Familienbezogene Variablen* wie Kontaktabbrüche und -wiederaufnahmen, inkonsistentes Elternverhalten stellen große Anforderungen an das Gruppenteam und die eingebundene Therapeutin.
- *Jugendämter, Gerichte* und andere *Behörden* greifen ebenfalls in das Leben des Kindes ein. Obwohl dies bisweilen als »lästig«, »ärgerlich«, »disruptiv« empfunden wird, ist ein Bindungsblick auch hier wichtig und in der Verantwortung der systemischen Koordinatorin des Hilfeprozesses.

In meiner langjährigen Begleitung eines Kinder- und Jugenddorfes verlangten diese Aufgaben besondere Aufmerksamkeit. Diese Einrichtung der stationären Kinder- und Jugendhilfe ist schon per se familienähnlich organisiert und hat sich das Thema »Bindung« auf die Fahne geschrieben, hier im Sinne der Etablierung einer sekundären Bindung bei den meist bindungstraumatisierten Kindern und Jugendlichen. Die notwendige Beteiligung der genannten anderen Systeme kann es erschweren, dieses Ziel zu verfolgen, weil Kinder wie Erwachsene in ihren Loyalitätskonflikten an der Grenze zwischen den Systemen herausfordernd agieren, jeweils eigene Ziele verfolgen, andere Sprachcodes nutzen etc. Bei der Komplexität der beteiligten Systeme mit ihren unterschiedlichen Interessen lag der Fokus meiner Arbeit häufig auf dem Containing für Kinder, Mitarbeitende, Teams und wenn möglich auch für Vormünder, Eltern, Jugendämter, Gerichte und Schulen. Dazu fanden bei Bedarf bindungsorientierte Supervisionen/Beratungen im jeweiligen Team unter Beteiligung von Erziehungsleitungen statt.

7.4.4 Fallverläufe aus der ambulanten kinder- und jugendpsychiatrisch-psychotherapeutischen Behandlung und Katamnese

Leni – Frühadoption, Familienidyll und »Mad-Bad«-Konflikt:
Leni wurde auf Anraten eines örtlichen Pflegekinderdienstes mit knapp siebeneinhalb Jahren wegen massiver Auffälligkeiten im Sozialverhalten von ihrer Adoptivmutter vorgestellt: Sie müsse alles für sich haben, klaue, lüge, sei extrem unpünktlich, unverlässlich. Sie rauche, rede wie eine Zwölfjährige und sei dazu immer vorwurfsvoll: »Ihr habt mir die Eltern genommen. Ich gehöre nicht wirklich zu euch. Ihr akzeptiert mich nicht.« Ich sah mich einem redegewandten, hochpräsenten Mädchen mit intensivem Blick gegenüber.
Leni war nach einem schlimmen ersten Lebensjahr, in dem sie mehrmals durch halb Europa verkauft worden war, ohne eine feste Bezugsperson zu finden, von

dieser »gutbürgerlichen« Familie adoptiert worden. Mit latenten Schuldgefühlen darüber, dass sie keine eigenen Kinder bekommen konnte, hatte die Adoptivmutter drei besonders herausfordernden Kindern ein Zuhause gegeben. Der Älteste litt an Epilepsie, einer motorischen Behinderung und war Asperger-Autist. Die zuletzt dazugekommene jüngere Adoptivschwester hatte eine ausgeprägte intellektuelle wie auch sozio-emotionale Einschränkung.

Leni war das auf den ersten Blick gesündeste, hübscheste und klügste der Kinder. Als sie circa fünf Jahre alt war, begann sie innerhalb der Familie zu stehlen, zeigte unmäßige Gier und war bald »nicht mehr zu halten«. Dank des sehr zugewandten und kompetenten Pflegekinderdienstes ihrer Wohngemeinde seien sie bislang noch gerade zurechtgekommen. Im zweiten Schuljahr aber fiel sie durch Unruhe und Unaufmerksamkeit auf. Es folgte eine zehnjährige Behandlung in meiner Praxis mit fünfzig Familienterminen und gut 100 einzeltherapeutischen Sitzungen, die nach einem tiefenpsychologisch-systemisch-hypnotherapeutischen Konzept gestaltet wurden.

Das Zusammenspiel zwischen Lenis Themen »Identität«, »Autonomie« und »Zugehörigkeit« und dem Wunsch der Familie nach zu ihrer Lebenssituation passenden, möglichst heilen Verhältnissen führte immer wieder, im Sinne einer hochambivalent-unsicheren Bindungsbeziehung, zu emotionalen Eskalationen, in deren Zentrum vor allem das Mädchen und seine Adoptivmutter standen. Diese versuchte, mit all ihren Möglichkeiten, das Kind, das sich nicht halten ließ, als essenziellen Teil ihrer Familie zu begreifen und alles dafür zu tun, dass die Familie in dieser Konstellation bleiben und sich weiterentwickeln konnte.

Immer wieder kam es, insbesondere durch den Vater, zu der Frage: Ist sie krank und hilfsbedürftig oder böse und muss weg? Auch Leni, die dem Vater emotional besonders nah war, bewegte dieses Thema und sie untersuchte diese Fragen auf ihre Art: durch häufiges Weglaufen, weitere dissoziale Aktionen und dann auch wieder durch Freundlichkeit und Zuwendung zur Familie. Mehrfach thematisierte sie in der Therapie: »Ich bin doch eigentlich ganz normal ... und dann doch die Verrückte. Ich mache meinen Eltern das Leben zur Hölle.«

Im achten Jahr der Behandlung, als Leni 15 Jahre alt war, wurde klar, dass nur eine stationäre jugendpsychiatrisch-psychotherapeutische Behandlung die Chance für eine Neuorientierung geben würde. Leni wurde ein gutes halbes Jahr in einer solchen Klinik behandelt. Neben meiner Einweisungsdiagnose einer reaktiven Bindungsstörung wurde dann auch eine instabile Persönlichkeitsstörung vom Typ Borderline konstatiert. Zwischendrin wurde Leni dreimal als Time-out-Maßnahme kurzfristig nach Hause entlassen, zuletzt mit der starken Empfehlung für eine Einrichtung der stationären Jugendhilfe. Nach einem Zwischenaufenthalt in einer Rheumaklinik (Leni hatte immer wieder auch

psychosomatische Symptome und es bestand Verdacht auf eine Autoimmunerkrankung), kam sie dann doch wieder nach Hause zurück, besuchte die Realschule, die sie dann auch – mit einiger Mühe – abschloss. Zehn Jahre nach Beginn unterbrach die Mutter die Behandlung, nachdem sie sich mit der seit einem Jahr neuen Einzeltherapeutin von Leni überworfen hatte.
Zentrales Thema in dieser Familie war *Vertrauen*, nach dem alle suchten, das aber sehr schnell erschütterbar war. Leni inszenierte so ihr eigenes dramatisches frühes Schicksal wieder und wieder in der Familie und fand dazu Resonanz. Nach Beendigung der Behandlung kam es kurze Zeit später auch zur Trennung von ihrem damaligen Freund, der einen regulierenden, beruhigenden Einfluss auf sie gehabt hatte. Sie drehte dann noch mal richtig hoch, bewegte sich in vielen »Freundes«-kreisen, suchte krampfhaft nach Zugehörigkeit, inszenierte sich als Star in der Klasse und war doch oft suizidal, abgängig und einsam.
Zwölf Jahre später führte ich ein Katamnesegespräch mit den Eltern, die sich interessiert und auskunftsbereit zeigten: Nachdem Leni wieder zu Hause eingezogen war, erschien es allen bald zu eng und die Eltern suchten ihr eine kleine Wohnung im Dorf, die sie bezog und über kleinere Aufgaben, z. B. ihre kleine Schwester zu beaufsichtigen, einen losen familiären Kontakt aufrechterhielt. Sie hatte in der Zeit mehrere Beziehungen, schloss die Schule ab und absolvierte eine kaufmännische Ausbildung. Mit 28 Jahren habe sie ein Kind geboren, das sie nach einiger Zeit ganz unvermittelt der bis dahin nicht mehr eingebunden gewesenen Mutter vorstellte. Sie lebe jetzt in einer stabilen Partnerschaft und es gebe regelmäßigen Kontakt. Leni ertrage weiterhin keine Zwischentöne, habe immer noch kein Urvertrauen und sie liebe das Kind übertrieben, brauche es als Bestätigung für sich, aber immerhin ... Der Junge sei supernett und pflegeleicht. Lenis Mutter, mittlerweile Ende sechzig, wirkt erschöpft und gleichzeitig froh, dass alle ihre Kinder doch einigermaßen einen Weg gefunden haben, wenn auch nicht ohne ständige Sorgen.

Kommentar: Leni war, vermutlich bereits pränatal, auf jeden Fall aber in den ersten eineinhalb Lebensjahren bis zu ihrer Adoption massiv bindungstraumatisiert worden. Ihre unklare Herkunft und Identität, die Fragen von Zugehörigkeit, Anderssein und frei leben zu wollen, dominierten die Behandlung über lange Zeit. Diese Themen kamen in Resonanz mit der Lebenssituation einer Familie, die sich sehr Kinder gewünscht hatte und alles dafür tat, ihren besonderen Kindern ein optimales Zuhause zu geben, aber sich eben auch nur schwer der Erkenntnis stellen konnte, dass das ersehnte, »gutbürgerliche« Familienleben kaum gelingen würde. Therapeutische Hauptaufgabe in der Behandlung war die affektive Rahmung des gesamten Systems und insbesondere von Leni. Sie bestand darin, einen Vertrauensraum in Bezug auf Sicherheit und gelingende Selbstorganisation zu schaffen und immer wieder die Ressourcenperspektive einzunehmen und: dabei zu bleiben.

Eine mittelfristig angelegte stationäre kinder- und jugendpsychiatrische Behandlung mit bindungstherapeutischem Schwerpunkt kann, gerade bei Jugendlichen, einen »Reset« einleiten und Perspektiven klären. Leider gibt es kaum auf Bindungsstörungen spezialisierte Kliniken mit einem umfassenden Angebot, das Bindung und System vereint, wie das am Kinderspital der Münchner Universität entwickelte MOSES®-Therapiemodell zur Intensivpsychotherapie von früh traumatisierten Kindern und Jugendlichen (Brisch, 2015b).

Pflege- und insbesondere Adoptiveltern unterschätzen häufig die manchmal erst nach Jahren deutlich werdenden Folgen der bindungstraumatischen Vorgeschichte der so ersehnten Kinder, die sich in allen denkbaren Verhaltensproblemen äußern können. Gerade die Adoption/Pflege älterer Kinder fordert vom Kind eine radikale Veränderung nicht nur der äußeren, sondern insbesondere inneren Bezugssysteme, wie die bereits früh im prozeduralen Gedächtnis gespeicherten soziokulturellen Anker. Dazu gehören neben Beziehungsmustern auch Sprache, Musik, Rituale, Religion und mehr. Die neuen Eltern benötigen daher professionelle, wissende und feinfühlige Unterstützung bei der oft unausweichlichen Reorganisation ihrer Haltungen und Handlungen. Die Eltern müssen zudem akzeptieren lernen, dass ihr Kind spätestens in der Adoleszenz seinen, vielleicht ganz anderen, kulturellen Ursprung erforschen will und dafür Offenheit und Hilfe braucht.

Geschwisterrivalität und psychisch kranke Eltern: Mike und Tom

Den im Fall »Jonis« angesprochenen »runden Tischen« in der Jugendhilfe entsprechen in der ambulanten Arbeit andere interdisziplinäre Settings, z. B. eine gemeinsame Besprechung mit den involvierten Personen/Institutionen in der Schule oder ein Hilfeplangespräch. Der erhöhte Aufwand lohnt meist, denn die emotionale Dichte der Situation ermöglicht manchmal sprunghafte Veränderungen in der Beziehungsdynamik. Dazu das folgende *Fallbeispiel:*

> Frau Beate N., Mutter von zwei Jungen, stellte 2006 ihren gut siebenjährigen Sohn Mike mit ADHS-Symptomen vor.[10] Sie selbst wirkte zupackend und immer bewältigungsorientiert, während sich der Vater stark um seine eigene psy-

10 Diese Fallgeschichte wurde in abgewandelter Form bereits in der DGSF-Verbandzeitschrift »Kontext« veröffentlicht (Trost, 2021).

chische Erkrankung drehte. Bald wurde deutlich, dass es sich um ein mehrgenerational von Gewalt bestimmtes Familiensystem handelte, mit den entsprechenden Auswirkungen auf beide Söhne: Familiendynamisch befand sich Mike, seit er drei Jahre alt war, in Sorge; aufgrund der väterlichen Gewalt entstand eine Rollenumkehr zu seiner Mutter. Der zwei Jahre jüngere Tom kam ein Jahr später ebenfalls in die Behandlung. Er erzählte mir einmal, dass er »Vaters Psychiater« gewesen sei, seit er zehn Jahre alt war. Die systemische Behandlung hatte einen Fokus auf das Containing der ganzen Familie, um so Ressourcen zu mobilisieren – neben den üblichen ADHS-spezifischen Behandlungen wie verhaltenstherapeutischem Training, zeitweise Medikation und auch ein Jahr Kindertherapie.

Ein weiteres Jahr danach meldete sich die jüngere Schwester von Frau N., Rosa L., zunächst mit ihrer ältesten Tochter; diese zeigte ebenfalls Verhaltensauffälligkeiten und es gab Anzeichen einer beginnenden Magersucht. Im Abstand von jeweils zwei Jahren kamen deren beide Brüder hinzu. Auch bei Familie L. gab es unterschiedliche Fragestellungen in Bezug auf Regeln und Grenzen, auch hier gab es eine ADHS-Problematik sowie eine leichte Körperbehinderung bei dem älteren Jungen; immer stand auch hier die Notwendigkeit guten Containings im Vordergrund. Beide Eltern waren ebenfalls früh bindungstraumatisiert und suchten eine Arbeitsbeziehung mit dem Therapeuten im Sinne der »Gute-Großmutter-Übertragung« (Stern, 1998). Die Familie kam, erzählte von ihrem Leben; ich hörte zu, begleitete mit Komplimenten und Humor und gab gelegentlich einen therapeutischen Impuls (siehe Abbildung 10).

Ähnlich war es bei Familie N. Hier ging es häufig um Geschwisterrivalität, darum, dass die Jungen eine ungerechte Behandlung durch ihren Vater beklagten, um die psychische Erkrankung des Vaters und im weiteren Verlauf um die Trennung der Eltern vier Jahre nach Behandlungsbeginn. Auch danach kam der Vater weiter zu den Treffen in meiner Praxis. Die massive Gewalterfahrung von Beate (sie war durch körperliche und sexuelle Gewalt seitens ihres Vaters in ihrer Kindheit massiv bindungstraumatisiert und hatte bereits früh in Rollenumkehr ihre eigene Mutter beschützt) und ihre Resilienz, die sie im Jugendalter entwickelte, wurden erst spät Thema.

Signifikant war ein Treffen der Familie mit mir als behandelndem Jugendpsychiater in der Schule des jüngeren Tom. Wegen Verhaltensauffälligkeiten drohten massive schulische Strafmaßnahmen, und wir waren zusammengekommen, um nach einer Lösung zu suchen. In einer bewegenden Sitzung zusammen mit dem Klassenlehrer und der Rektorin kam es nach einer Phase des Feststeckens erstmals zu einer Annäherung zwischen dem Vater, der bis dahin den älteren, sportlich erfolgreichen Sohn bevorzugt hatte und seinen jün-

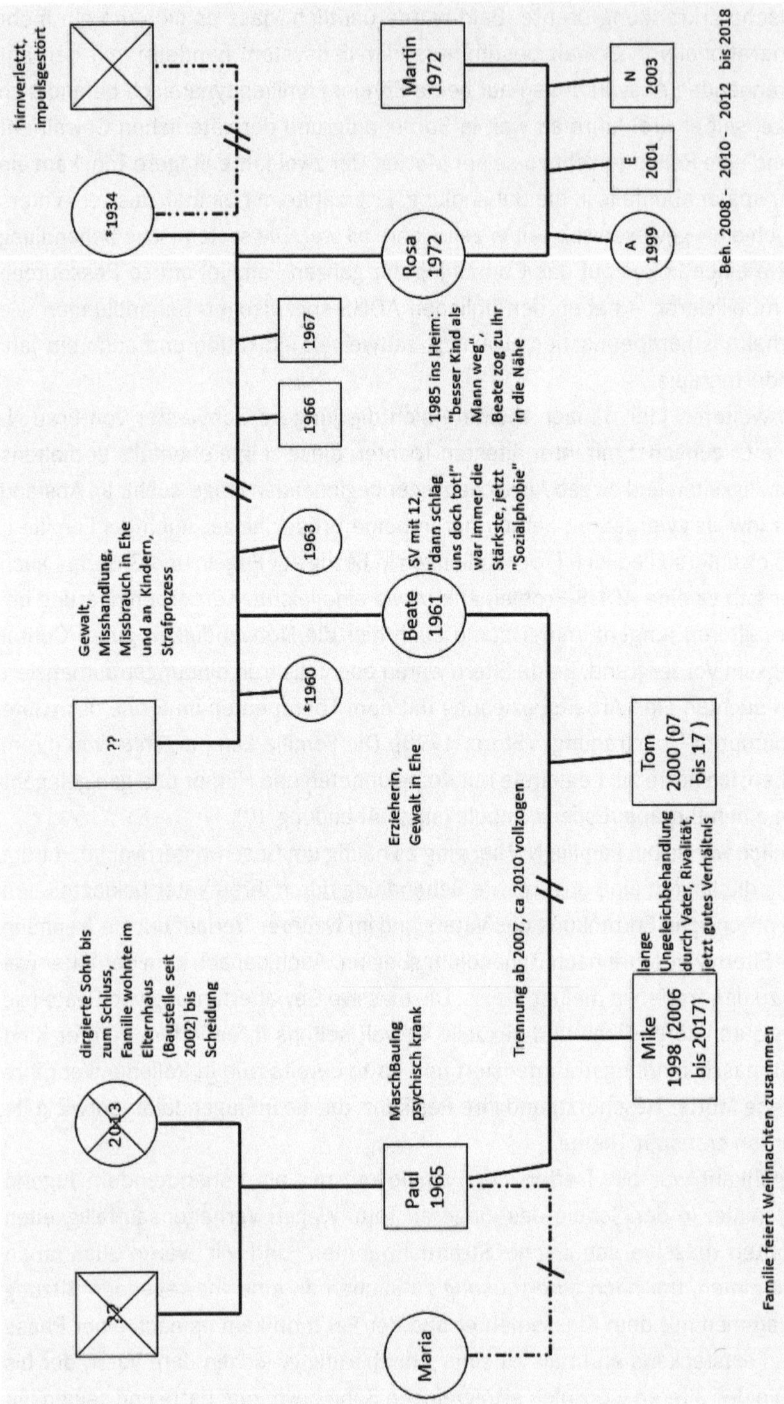

Abbildung 10: Genogramm der Familien N. und L.

geren Sohn eher abwertete. Herr Paul N., der Vater, konnte Toms inneren Zustand offensichtlich nicht mentalisieren. Dieser wirkte wie ein Häufchen Elend und saß in der Runde weit entfernt von seinem Vater. Auch auf Nachfragen konnte sich dieser nicht vorstellen, was in seinem Sohn vorging. Auf meinen Vorschlag hin, er möge sich neben ihn setzen, ihn berühren, anschauen, kam Bewegung in die Szenerie, und der Vater konnte sich seinem Sohn körperlich und schließlich auch innerlich zuwenden. Dies brachte zur Überraschung aller eine wesentliche und anhaltende Veränderung in der gesamten Familiendynamik. Jahre später, in der Abschlusssitzung, führte Tom seinen Eltern seinen eigenen Tanzstil vor, den er in der Zwischenzeit entwickelt hatte und bei YouTube verbreitete, was den Vater sichtlich mit Stolz erfüllte.

Kommentar: Auch wenn die Behandlung in den beiden Schwesterfamilien getrennt blieb, so war doch die eine Familie immer auch Thema bei der anderen. Beate hatte sich schon als Kind für Rosa verantwortlich gezeigt; sie zog in ihre Nähe, als die Mutter der beiden Rosa ins Heim gegeben hatte. Letztlich war die hochgradig destruktive Dynamik in der Ursprungsfamilie der beiden Mütter präformierend für deren weitere Entwicklung. Sie hatten sich die »passenden« Männer gesucht und selbst Kinder geboren. Anders als ihre eigenen Eltern waren sie aber in der Lage, sich Hilfe zu holen, selbst erhebliche Entwicklungsschritte zu gehen und ihren Kindern eine signifikant bessere Zukunft zu ermöglichen. Die Einnahme einer Bindungsperspektive auf die verschiedenen Generationen in diesen Familien half mir, die beiden miteinander verwobenen Systeme besser zu »verstehen« und eine förderliche Haltung dazu einzunehmen.

Obwohl die Bewältigung der anstehenden Entwicklungsaufgaben für kein Familienmitglied einfach war, zeigte sich bei einem katamnestischen Hausbesuch, zwei Jahre nach Behandlungsabschluss, und einer Telefonbefragung weitere fünf Jahre später (also 18 Jahre nach Behandlungsbeginn), dass alle Beteiligten einen Weg für sich gefunden hatten, ihr Leben zu gestalten und zu bewältigen. Mike hatte sich ein neues Zuhause bei der Familie seiner Freundin in einem anderen Bundesland gesucht, blieb aber in guter Verbindung zu seiner Ursprungsfamilie. Tom war in einer pflegerischen Ausbildung und lebte noch bei seiner Mutter. Der Vater hatte nach langer Arbeitslosigkeit wieder eine qualifizierte Stelle.

Erläuterung »Gute-Großmutter-Übertragung« (auch Großvater! A. T.): Die Begriffe »Containing« und »Holding« und ihre Bedeutung für den Behandlungsprozess wurden im Verlauf dieses Buches mehrfach erläutert. Daniel Stern (1998; S. 11) schreibt in seinem Werk zur Mutter-Kind-Psychotherapie über die »Mutterschaftskonstellation«: »Der neue, bislang unbekannte

›Patient‹ ist keine Person, sondern eine – allerdings asymmetrische – Beziehung zwischen einem kleinen Baby und seinen Eltern.«

Unter den Bedingungen der von Stern so benannten Mutterschaftskonstellation (sie wurde mittlerweile auch auf Vaterschaftskonstellation erweitert) geht diese Asymmetrie wie in einer Kaskade noch eine Generation weiter; sie betrifft auch die Beziehung der Mutter zu ihrer eigenen Mutter: Jene findet sich mal in der Rolle des Kindes wieder, das von seiner Mutter geachtet, anerkannt und unterstützt werden möchte, und ein anderes Mal in der Rolle der Mutter gegenüber ihrem eigenen Kind, das ja ähnliche Erwartungen hegt.

Die grundlegende Rollenflexibilität verweist darauf, dass es sich hier um einen psychischen Organisator und nicht um die Festschreibung auf eine bestimmte Daseinsform handelt. Ebenso wie die Mutter in anderen Situationen Berufsrollenträgerin, liebende Frau oder Sportlerin sein kann, wird sie in der Mutterschaftskonstellation von dieser zweiseitigen Asymmetrie beeinflusst. Auch der Säugling zeigt von Anfang an seine eigenen Formen von Autonomie und dann wieder seine Hilfsbedürftigkeit. Asymmetrie darf nicht mit klassischer Hierarchie verwechselt werden. Die systemisch-bindungsorientierte Arbeitsbeziehung ist somit gleichzeitig von dem Bewusstsein der Asymmetrie wie auch dem der grundlegenden Gleichwertigkeit und Gleichrangigkeit als vollwertige Personen gekennzeichnet.

Die funktionale Asymmetrie wird bei Eltern von belasteten oder gestörten Kindern oft als *Gute-Großmutter-Übertragung* gegenüber der Therapeutin gelebt. Diese besteht in dem Wunsch, von einer mütterlichen Gestalt geachtet zu werden, Unterstützung und Beistand zu finden, von ihr lernen zu können und von ihr anerkannt zu werden (Stern, 1998). In familientherapeutischen Settings, gerade auch in der Arbeit mit bindungsgestörten Menschen, hat diese Übertragung eine große Bedeutung. Eine feinfühlige Beantwortung seitens der Therapeuten ist ein wichtiger Aspekt für die Etablierung der notwendigen sicheren Basis in der Therapie.

> *Beispiel:* Drogenabhängige Mütter kleiner Babys, die in ihrer eigenen Biografie wenig Nähe erlebt haben, suchen oft nach Anerkennung und Wertschätzung durch Therapeuten (Trost, 2013). Damit erscheint ein therapeutisch-pädagogisches Bündnis, das diese – geschlechtsunabhängige – *Gute-Großmutter-Übertragung* annimmt, für die Drogenmütter besonders sinnvoll. Mitarbeiterinnen in Frühförderung und Suchtarbeit sollten die mit dieser spezifischen Übertragungsform verbundenen Wünsche nach direkter und emotional getönter Beziehung, Nähe und Akzeptanz in der Mutterrolle wahrnehmen, als adäquat bewerten und reflektiert erfüllen. Die Arbeitsbeziehung zu der Mutter-Kind-Dyade kann auf

diese Weise situationsadäquat und ressourcenfördernd gestaltet werden. Mit dieser Nachbeelterung verbessert sich die Chance der Mutter, dass die erste Beziehungsphase zum Kind gelingen kann.

In der Drogenarbeit erleben wir – vor dem Hintergrund der oft vereinnahmenden und doch inkonsistenten Beziehungswünsche der Klienten – häufig distanziertere Beziehungsverhältnisse als beispielsweise in der Frühförderung. In Bezug auf die jungen Mütter sollte die notwendige Abgrenzung so subtil erfolgen, dass trotzdem eine signifikante emotionale Beziehung gelebt werden kann und auch eine positive Übertragung möglich bleibt. Von der ständigen dynamischen Balancierung zwischen Nähebedürfnissen der Klientin und notwendigem professionellen Abstand hängt oft das Gelingen der helfenden Begleitung ab. Angemessene Nähe und Bestärkung fördert die Kooperationsfähigkeit und die Bereitschaft zum Mentalisieren. Gerade massiv traumatisierte Menschen benötigen dazu immer wieder eine dezidierte Parteinahme für sie (Trost, 2018).

Katamnese: Bei der eben vorgestellten (Mike und Tom) und elf weiteren Familien mit zwei bis fünf Kindern, fast alle mit einer mehrgenerationalen Traumabelastung, die ich zwischen fünf und elf Jahre ambulant behandelt und begleitet hatte, führte ich drei bis fünf Jahre nach Behandlungsabschluss einen Hausbesuch und weitere fünf Jahre später eine telefonische Befragung durch. Beide Nachuntersuchungstermine lösten Freude, Wiedererkennen und die Bereitschaft aus, sich mitzuteilen. Die mittlerweile heranwachsenden Patienten nahmen, soweit nicht durch Arbeit verhindert, mit Interesse an dem Hausbesuch teil, bei dem wir nochmals das Familienbrett einsetzten. Auch bei der fünf Jahre späteren Telefonbefragung ließen sich alle Familien auf ein Gespräch ein. Mein Interesse galt dem weiteren Lebensweg der Familien und der Frage: »Was hat Ihnen während der Behandlungszeit genützt, gutgetan?« Die Quintessenz der Antworten lässt sich wie folgt zusammenfassen:

- Ermutigung, der Glaube an unser Potenzial und daran, ab und zu erinnert zu werden,
- die Wegbegleitung, ohne verurteilt zu werden,
- das Interesse an ihnen als Personen,
- die Erreichbarkeit und die Nahbarkeit des Therapeuten.

Eine Bestätigung synergetischer Prinzipien und des mentalisierungsorientierten Ansatzes – und dazu ein schönes Kompliment – fand ich bei und mit allem, was unterwegs auch schiefgelaufen war.

7.4.5 Bindungsstörung mehrgenerational – tagesklinisches Setting

Mit einer tragfähigen, immer wieder neu austarierten Arbeitsbeziehung wird es möglich und lohnend, sich den präsentierten traumatisch geprägten Themen zuzuwenden. Zur Vergegenwärtigung eines solchen Behandlungsprozesses schlage ich Ihnen vor, sich auf das nun folgende, sehr ausführliche Fallbeispiel einzulassen. Darin ist eine große Bandbreite miteinander verschränkter systemisch-bindungsorientierter Ansätze zu finden, die beim Thema »Bindungsstörungen« Anwendung finden.

Vorbemerkung: Dieser Fall hatte mich als klinisch tätigen Kinder- und Jugendpsychiater und systemischen Therapeuten seinerzeit besonders bewegt. Gemeinsam mit dem Team der Tagesklinik hatten wir, Charly Pleyer und ich, uns bemüht, den Patienten und seine Familie im Rahmen eines systemischen Behandlungskonzepts umfassend zu behandeln (er wurde in abgewandelter Form zuletzt in Trost, 2018, publiziert). Der Junge war zu Beginn knapp neun Jahre alt, weshalb der Fall schon aufgrund des Alters nicht den ICD-10-Kriterien für eine Bindungsstörung entspricht, auch wenn sich die Diagnose aus der Anamnese aufdrängt. Der Fallverlauf bildet aber sehr wohl die typischen Folgestörungen nach früher Bindungstraumatisierung ab. Fallkonzeption und die Wahl der Methoden können anhand dieser Behandlungsgeschichte gut beleuchtet werden.

Fallbeispiel: Peter wurde von seiner Mutter, Frau G., in der Ambulanz einer kinder- und jugendpsychiatrischen Klinik angemeldet. Die Schule und die Beratungsstelle hätten sie geschickt, und auch sie mache sich große Sorgen.
Anmeldung und erste Informationen: Peter zeige große Ängstlichkeit, sei sehr sensibel und empfindlich und häufig sehr erregbar, unbeherrscht und ungehorsam. Er sei sehr verhaltensauffällig, schreie oft laut und unmotiviert, verletze sich bewusst selbst, schnüffle an Lösungsmitteln. Zudem sei er sehr albern und spiele den Clown. Abends wolle er nicht ins Bett, schlafe schlecht ein, wache oft nachts auf und habe Albträume. Außerdem lüge er und sei ausgesprochen zappelig und nervös. Bei Regelübertretungen bestrafe sie ihn aber nicht. Sie versuche dann mit ihm zu reden, ebenso ihr Mann (im Genogramm: V3; siehe Abbildung 11). Sie als Mutter habe das bessere Verhältnis zu ihm, ihr Mann sei der Adoptivvater und lehne ihn ab. Peter lehne regelmäßig Personen ab, die Leistung von ihm verlangten. Die Anfertigung der Hausaufgaben sei ein ständiger Kampf, er arbeite unter ihrer Aufsicht bis zu zwei Stunden täglich trödelig und nachlässig daran herum. In der Schule störe er andauernd, sei unkonzentriert, unruhig und aggressiv, trotzdem gehe er gern in seine dritte Klasse. Er habe

trotz dieser Verhaltensauffälligkeiten einige Freunde; von denen lasse er sich aber leicht beeinflussen, und er nehme ihnen auch schon mal etwas weg.

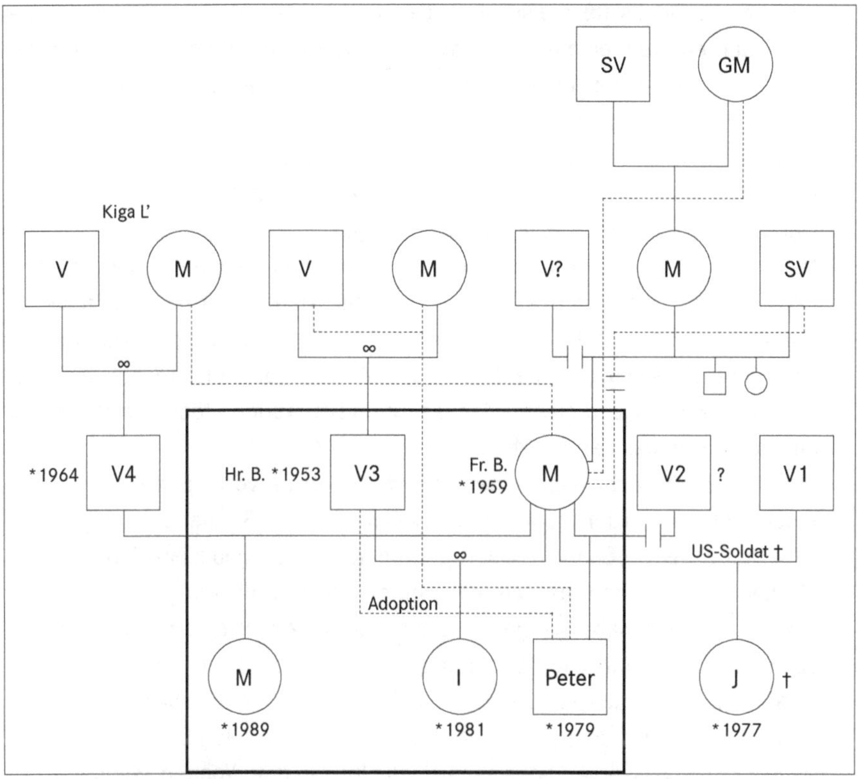

Abbildung 11: Das Genogramm von Familie G

Die Geschichte von Frau G.: Frau G. wuchs die ersten Lebensjahre bei ihrer Großmutter auf. Ihre eigene Mutter war noch in ihrem ersten Lebensjahr weggezogen, um eine neue Familie zu gründen, holte sie aber vier Jahre später nach. Ihren Vater habe sie nie kennengelernt. Der neue Mann (SV) ihrer Mutter behandelte sie als Stiefkind, sie wurde zurückgesetzt, geschlagen und in ihrem Freiraum eingeengt. Noch mit dreizehn Jahren habe sie schon am späten Nachmittag ins Bett gehen müssen und sei im Zimmer eingeschlossen worden. Durch häufiges Ausreißen habe sie sich ein bisschen Freiheit verschafft. Schließlich kam sie jedoch mit 14 Jahren in ein Heim, von wo sie auch immer wieder abgehauen sei. Der Arzt, der die Mädchen untersuchte, nachdem sie von ihren Ausreißversuchen zurückgebracht wurden, habe festgestellt, dass sie zu diesem Zeit-

punkt bereits tablettenabhängig war und ihr gegen sexuelle Dienstleistungen weitere Medikamente verschafft.
Nach ihrem ersten Suizidversuch kam sie in eine Entzugsklinik, wo sie eine Pflegerin kennenlernte, die sie an Kindes statt bei sich zu Hause aufnahm. Aus unbekannten Gründen musste sie dieses Haus aber nach einigen Monaten wieder verlassen. Zu diesem Zeitpunkt war sie fünfzehn Jahre alt, nahm sich eine eigene Wohnung und begann, in einer Bar zu arbeiten, um sich ihren Lebensunterhalt zu finanzieren, zunächst als Kellnerin. Später sei sie dazu angehalten worden, sich mit den Männern sexuell zu beschäftigen. Sie habe, berichtet sie, viel Diazepam genommen, um das zu ertragen.
Nach einiger Zeit sei sie von einem amerikanischen Soldaten schwanger (V1) geworden, der sie gern mochte und auch das Kind bejaht habe. Er habe sie überzeugen wollen, in die USA nachzukommen. Sie habe sich aber nicht getraut. Nach ihrer Ablehnung wurde die in die USA mitgenommene Tochter auf tragische Weise vom Hund dieses Mannes durch Bisswunden tödlich verletzt, worauf dieser sich das Leben nahm.
Auch die zweite Schwangerschaft, aus der Peter hervorging, entstand durch einen nichtidentifizierten »Kunden« (V2) in der Bar. Sie habe ihren Zustand zunächst verleugnet und viel Sport getrieben, um das Kind zu verlieren. Weiterhin habe sie ständig Diazepam genommen und viel Alkohol getrunken. Nach einigen Monaten habe sie sie die Schwangerschaft akzeptiert und sich hilfesuchend ans Jugend- und Sozialamt gewandt. Mit deren Hilfe konnte sie ihre süddeutsche Heimatregion verlassen, wohl auch um ihre Geschichte hinter sich zu lassen, und kam so in ein Mutter-Kind-Heim im Rheinland.
Wegen Fruchtwasserverlustes habe sie die letzten drei Wochen liegen müssen und ihr Sohn Peter kam schließlich in der 31. Schwangerschaftswoche und mit 1.850 g Körpergewicht per Saugglocke zur Welt. Er wurde zunächst beatmet, zweimal war ein Blutaustausch notwendig, Peter hatte eine Gelbsucht und blieb über vier Wochen im Inkubator. Danach habe sie sich als Mutter nicht gut um ihn kümmern können, weil sie im Heim habe mitarbeiten müssen, während der Junge von Erzieherinnen versorgt wurde. Gestillt habe sie ihn auch nicht. Bis zum dritten Lebensjahr habe sich keine rechte Mutter-Kind-Beziehung entwickeln können.
In einer Art Torschlusspanik habe sie ihren jetzigen Mann (V3) nach wenigen Wochen Bekanntschaft geheiratet. Sie hatten sich, etwa ein Jahr nach Peters Geburt, über eine Heiratsanzeige kennengelernt. Er war selbst ein kontaktgehemmter und sich minderwertig fühlender Mensch und hatte angenommen, eine Frau mit Kind würde ihn eher nehmen als eine ohne. Und er verliebte sich in Frau G. Diese ließ sich auf ihn ein, weniger aus Liebe, sondern als Möglichkeit,

aus dem Heim herauszukommen und versorgt zu sein. Das Paar zog zunächst in die Wohnung seiner Eltern. Zwei Jahre später – die Familie hatte inzwischen eine eigene Wohnung bezogen – kam als erstes und einziges gemeinsames Kind die Tochter Iris (I) auf die Welt. Der Vater hatte Peter mittlerweile adoptiert, um es »leichter zu machen«.

Kommentar: Eine Geschichte von Bindungstraumatisierungen, Verlusten und Schmerzen, aber auch von enormen Ressourcen und Lebenswillen. Offensichtlich hatte das junge Mädchen eine besondere Fähigkeit, andere Menschen positiv für sich einzunehmen, und einen klaren Wunsch nach »geordneten« Verhältnissen, Zugehörigkeit, Zuneigung.

Peters weitere Jahre bis zur Klinikaufnahme: Im Alter von zwei Jahren kam Peter zur Beobachtung wieder in eine Kinderklinik. Schon seit dem achten Lebensmonat sei er sehr unruhig gewesen, habe schlecht gegessen und viel geschrien und sich auf kein Spiel konzentrieren können. Damals wirkte die Mutter auf die behandelnden Ärzte in der Erziehung sehr unsicher und ambivalent ihrem Sohn gegenüber. Peter hatte wegen seiner Unruhezustände bereits in der Kindergartenzeit verschiedene Psychopharmaka bekommen. Vom körperlichen und psychischen Gesamtverhalten wirkte er zunächst altersgemäß, interessiert und sehr durchsetzungsstark. Wegen seiner Verhaltensauffälligkeiten wurde bereits zu diesem Zeitpunkt Spieltherapie und Erziehungsberatung empfohlen und auch durchgeführt, allerdings ohne dauerhaft positive Auswirkungen. Wegen einer Sprachentwicklungsverzögerung erhielt Peter auch Sprachtherapie.
Während dieser Zeit verliebte sich die Mutter in den Sohn (V4) der Kindergartenleiterin, in der sie eine Ersatzmutter für sich sah. Ihr Ehemann hatte sich von seiner Frau mittlerweile deutlich zurückgezogen und sah die Ehe eher als Versorgungsgemeinschaft. Der Stiefvater blieb die Woche über oft über Nacht im Büro und kam nur am Wochenende nach Hause. Er gab an, den »Freund« der Ehefrau teilweise sogar als Entlastung zu erleben, weil dieser sich um die Frau und die Kinder kümmerte. Er selbst war froh, von seiner Frau im Alltag versorgt zu werden, erlebte die Anwesenheit dieses Mannes, der wie ein Sunnyboy auftrat, lebendig war und auch Spaß an den Kindern hatte, aber auch als narzisstische Kränkung und erhebliche Störung der familiären Einheit.
Zu Beginn der Schulzeit wurde Peter sehr aggressiv und unruhig, er schlug andere Kinder und kotete ein. Mit acht Jahren kam er wieder in die Kinderklinik, weil er absichtlich Geschirrspülmittel geschluckt und Reißzwecken in seinen Arm gebohrt hatte. Als »Grund« nannte er ein von der Mutter als Strafe verhängtes Fernsehverbot. In dieser Zeit gab es phasenweise Zustände mit gro-

ßer Unruhe, er sei dann zeitweise »nicht ansprechbar«, laufe ziellos umher und uriniere in diverse Zimmer.
Ein Jahr später erfolgte ein weiterer Kinderklinikaufenthalt, in dem seine nächtlichen Abwesenheitszustände differentialdiagnostisch abgeklärt und als Somnambulismus (= Schlafwandeln) gedeutet wurden. Im EEG fanden sich zu diesem Zeitpunkt leichte Allgemeinveränderungen. Wegen der motorischen Unruhe wurde auch eine Schilddrüsendiagnostik durchgeführt, mit negativem Ergebnis.
Psychologische Untersuchungen sprachen damals für einen überdurchschnittlichen Intelligenzquotienten. Auch wurde bereits von mehreren Seiten befürchtet, dass eine Heimunterbringung des Jungen nicht zu vermeiden sei.
Zum Zeitpunkt der Vorstellung Peters in der Ambulanz plante Frau G., sich von ihrem Mann zu trennen und bei ihrem Freund oder auch allein zu bleiben. »Eigentlich brauche ich keinen Mann«, sagte sie einmal. Kurz darauf wurde sie von diesem Freund schwanger. Dies stürzte die Familie zunächst in eine neue Krise, die aber während Peters Behandlungszeit in der Tagesklinik konstruktiv gelöst werden konnte. Marie (M), das vierte Kind, wurde geboren. Seit dieser Zeit leben Vater (Herr G.), Mutter, Peter, Iris und Marie zusammen.
Familie G. wirkte von außen gesehen wie eine durchschnittliche bürgerliche Familie. Aber ihre Mitglieder erlebten sich immer wieder massiven, subjektiv kaum zu bewältigenden Stresssituationen ausgesetzt: im Zusammenhang mit Aktualisierungen der eigenen Vorgeschichte, mit eigenen inneren Bildern und dem alltäglichen Lebenskampf.

Peters Weg in die Tagesklinik: Nach systemischem und bindungswissenschaftlichem Verständnis beginnt eine therapeutische Beziehung mit der persönlichen Anmeldung, spätestens aber in der ersten Begegnung zwischen Hilfesuchendem und helfenden Fachkraft (siehe Abbildung 12). Systemisch-bindungsorientiertes Handeln beginnt bereits in der Kontaktaufnahme; daher ist es wesentlich, diese Phase sorgfältig zu planen, durchzuführen und zu reflektieren, um für alle Beteiligten günstige Ausgangsbedingungen zu schaffen (Staats, 2017).

Wie so oft wurden wir mit einer dramatischen und bewegenden Geschichte konfrontiert, die zu spontanen Reaktionen »verführt«. Wir können kaum anders, als mimisch, gestisch, verbal zu reagieren und interpunktieren so das Geschehen, geben ungewollt Bewertungen ab. Ab diesem Zeitpunkt bilden alle Beteiligten bereits Hypothesen, die erkenntnis- und schon handlungsleitend sind: das Helfersystem über die psychische und interaktionelle Dynamik aufseiten der Klienten und die Klienten über die Institution und die Personen, auf die sie treffen. Damit wird diese Phase der ersten Kontaktaufnahme prägend, wenn nicht entscheidend für den weiteren Verlauf.

In diesem Fall ließen die bei der Anmeldung von der Mutter gegebenen Vorinformationen und die Berichte der überweisenden Beratungsstelle bei den Ambulanztherapeutinnen eine tagesklinische Behandlung bei Peter sinnvoll erscheinen. Daher wurde ich als Tagesklinikleiter eingeladen.

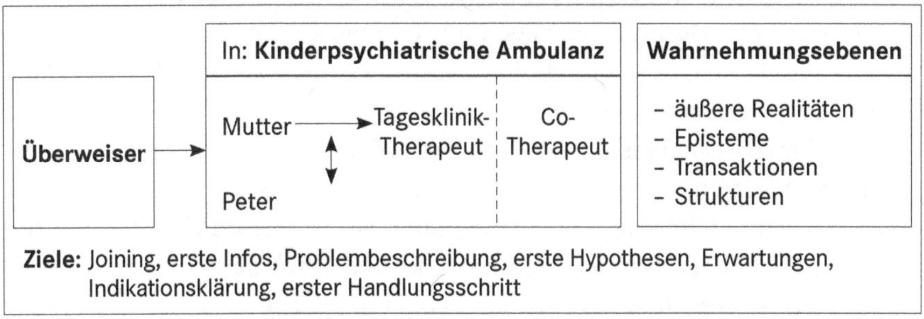

Abbildung 12: Erstes Familiengespräch vor der Aufnahme in die Tagesklinik

Symptomschilderungen sind die übliche Eintrittskarte in einen Behandlungskontext, sowohl für die Hilfesuchenden wie für die Hilfeanbietenden: Erstere müssen plausibel machen, warum genau sie hier und jetzt Unterstützung brauchen. Sie registrieren dabei blitzschnell, mittels ihres vorsprachlichen Sensoriums, ob sie willkommen sind, auf Augenhöhe betrachtet, akzeptiert werden und vor allem, ob es hier sicher ist. Angesichts ihres subjektiven Leids, mit dem sie sich entblößen, ist ihr Bindungssystem hochaktiviert, d. h., Muster wie Vermeidung, Ambivalenz, Desorganisation liegen gleich unter der Oberfläche.

Das Gegenüber befindet sich zunächst in einer komfortablen professionellen Situation. Sein Alarmsystem wird meist erst dann aktiviert, wenn Hilfesuchende subtil oder offen angreifen, entwerten, ablenken usw. Daher sind rituelle Anfänge wie Smalltalk, kleine Komplimente für beide Seiten wichtig. Erste Signalaustausche können das Bindungssystem vorübergehend beruhigen und dem Behandelnden einen ersten Zugang ermöglichen.

Dieser kleine Zyklus wird sich bei emotionalen Themen mehrfach wiederholen, bis zu einer, je nach initialem Misstrauen regelmäßig überprüften, tragfähige Arbeitsbeziehung. Da psychische Erkrankung mit Minderung des epistemischen Vertrauens (siehe Kapitel 3.5.3) einhergeht, ist diese Anfangssituation doppelbödig: Ich brauche Hilfe, vertraue aber nicht darauf. Behandelnde sollten das berücksichtigen.

Meist scheinen dann schon Teile der aktuellen Familiendynamik und intergenerationale Aspekte durch. Kinder treffen ja mit dem Zeitpunkt ihrer Zeugung auf ein familiäres System, das durch die individuelle Geschichte der Eltern geprägt wurde und das dem Kind bereits bestimmte Wahrnehmungs-, Kommunikations-, und Entwicklungsmöglichkeiten erleichtert und andere erschwert. In den Gesprächen mit Peters Familie setzten wir daher immer wieder, mittels zirkulärer Fragen und Visualisierungen, z. B. durch das nach und nach entstandene Genogramm, die aktuelle Situation mit der Vorgeschichte in Bezug. Bereits im ersten Gespräch wie auch im weiteren Diagnostik- und Therapieprozess und dann in der Tagesklinik versuchten wir, die Wirklichkeit der Familie auf mehreren Ebenen zu fassen:

- die äußeren Realitäten, die »*Fakten*«, wie z. B. Geburts-, Heirats- Trennungs- und Todesdaten;
- die Bedeutungsgebungen *(Episteme)* über das, was geschieht. Diese Ebene meint den Sinngehalt, den Menschen den äußerlich beobachtbaren Ereignissen zuweisen, die sie bei sich und anderen erleben.
- Wir nahmen die *Interaktionen* sowie *Transaktionen* innerhalb der Familie in den Blick. Der Begriff »Transaktionen« meint hier die wiederkehrenden Muster im Handlungs- und Gesprächsablauf. Hier achten wir insbesondere auf bindungsrelevante Ereignisse, Zu- oder Abwendung, Bewertung des kindlichen und des eigenen Verhaltens, die Kongruenz von verbalem und nonverbalem Verhalten sowie mentalisierende Gesprächsanteile.
- Wie erleben und deuten Familienmitglieder *strukturelle Aspekte* innerhalb dieser Familie, wie Koalitionen, Grenzen nach innen und nach außen, Beziehungsmuster, die schon Generationen übergreifend beobachtet werden (Levold, 1984)?

Zu den Hypothesen: Peter schien sowohl eine sichere Bindung als auch ein sicherer Halt in seinem Leben zu fehlen, insbesondere in seiner Familie. Die körperlichen und seelischen Bedrohungen der Schwangerschaft, seiner Geburt und Frühkindheit hatten dazu geführt, dass er in seiner frühen Ich-Entwicklung gestört war, mit stark eingeschränktem Vertrauen in sich und seine Bezugspersonen. Die frühe Mutter-Kind-Interaktion und der Bindungsaufbau waren nicht gut gelungen. Damit blieb er teilweise fixiert in der ersten Lebensphase, in der es um das Ankommen in der Welt geht, in der das Lebensthema »Urvertrauen versus Urmisstrauen« (Erikson, 1971) eine große Rolle spielt und noch nicht entschieden ist.

An dieser Stelle wird das besprochene Thema des »epistemischen Vertrauens« relevant (siehe Kapitel 3.5.3). Peter war zu keinem Zeitpunkt psychotisch, aber wir erlebten in der Behandlung immer wieder paranoide Tendenzen, Spaltungsprozesse und eine massive frei flottierende Angst, heute würde man sagen: posttraumatische und dissoziative Symptome im Kontext einer ausgeprägten Bindungsunsicherheit.

Die Entwicklung der Bindungen zu seinen primären Bezugspersonen blieb bis zum Zeitpunkt der tagesklinischen Behandlung konflikthaft und unklar. In psychiatrischen Begriffen müssen wir von einer Bindungsstörung sprechen, aus psychodynamischer Perspektive aber von einer schweren narzisstischen Störung, die wahrscheinlich im späteren Jugendalter als Borderlinestörung diagnostiziert worden wäre. Aus diesen Hypothesen leiteten wir ab, dass er verstärktes »Holding« (»Gehaltenwerden«) im Sinne Winnicotts und Bowlbys brauchte: Sicherheit und Klarheit, eine deutliche Beziehungsstruktur und viel Verlässlichkeit der – möglichst stabilen – Bezugspersonen (siehe Kapitel 7.2.4).

Aus der Vorgeschichte konnten wir auch die Annahme ableiten, dass Frau G. in ihrem Leben nie eine ungestörte, ressourcenvolle Beziehung zu einem Mann gehabt hatte und sich vermutlich auch selbst kaum annehmen konnte. Gleichzeitig fiel auf, dass Peter das einzige männliche Kind dieser Frau war. Wir mussten also, auch nach ihren Schilderungen über die Art der Erziehungsschwierigkeiten, von einer sehr frühen ambivalenten und gleichzeitig symbiotischen Mutter-Kind-Beziehung ausgehen: Die Individuen waren relativ schlecht voneinander getrennt, die Rollen diffus. Einerseits war Peter Ergebnis eines »Berufsunfalls« und von daher nicht das à priori gewollte und geliebte Kind, gleichzeitig war er ein Junge bei einer Mutter, die mit Männern nur ausbeuterische und negative Erfahrungen gemacht hatte, wobei sie sich andererseits nach einer kraftvollen väterlich-männlichen Figur sehnte. Aber es schien auch so, als ob beide Eltern sich nach ihrem gegengeschlechtlichen Elternteil sehnten und in der Partnerschaft erhofften. Mit Peter verband Frau G. eine enge Schicksalsgemeinschaft, die intensivste Bindung, die sie vermutlich je hatte.

Es musste also ein Rahmen für die Verantwortungsbereiche und Ziele festgelegt werden: Es schien dazu absolut wünschenswert, den (Adoptiv-)Vater einzubeziehen. Bis dato nahmen wir an, dass er in der Familie eine eher periphere Position hatte. Als wir erfuhren, dass er während des Erstkontaktes im Auto draußen wartete, ging ich anschließend zu ihm hinaus und berichtete ihm, dass ich sehr davon beeindruckt sei, wie die Familie bislang mit dem schwierigen Jungen umgegangen ist und dass die Behandelnden, um Peter helfen zu können, sein väterliches Wissen und seine Erfahrung mit dem Kind bräuchten. Der Vater konnte dies zunächst kaum glauben, war aber bereit, beim nächsten Termin mitzukommen.

Beim zweiten Termin, bereits in der Tagesklinik, waren der Vater, die gemeinsame Tochter Iris, die Mutter und Peter anwesend (siehe Abbildung 13). Es ging jetzt darum, die Einrichtung anzusehen, Einblick in die Institution zu erhalten, in die das Kind vielleicht gegeben werden sollte. Ebenso sollten die Betreuenden erste Bekanntschaft mit der Familie machen, und es sollte eine Bezugsbetreuerin gefunden werden. Während das Erstgespräch darauf abzielte, überhaupt eine Behandlungsmöglichkeit in der Tagesklinik abzuklären, sollte beim zweiten Termin bereits der mögliche Behandlungsrahmen abgesteckt werden. In Anwesenheit der Bezugsbetreuerin (Patin) wurden neue Informationen gesammelt, es wurde versucht, eine erste Zielbeschreibung von den Eltern zu hören und sie mit unseren Möglichkeiten in Einklang zu bringen. Dabei war die Suche nach Ressourcen innerhalb des Familiensystems von Anfang an besonders wichtig.

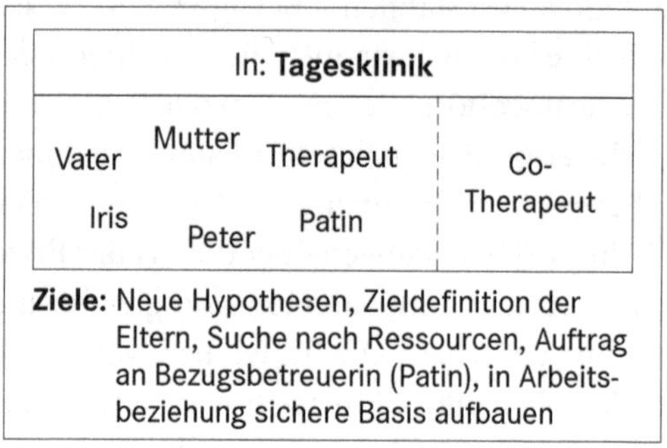

Abbildung 13: Zweites Familienvorgespräch

Diesen Eltern in einem systemisch-bindungsorientierten Verständnis zu begegnen, hieß, ihre vielleicht ihnen selbst gering erscheinenden Ressourcen hervorzuheben, sie als Kraftquellen zu nutzen und im Sinne einer besseren Selbstakzeptanz zu stärken: Wer sich selbst besser akzeptiert, kann auch andere besser annehmen. Damit würde auch die Fähigkeit verbessert, Grenzen zu anderen zu halten und zu setzen.

Zu den Ressourcen in dieser Familie:

- Es bestand die Bereitschaft, etwas zu tun und sich Hilfe zu holen.
- Die Mutter liebte ihren Sohn, wenn auch ambivalent. Sie hatte es geschafft, trotz ihres eigenen Schicksals als Kind, den Jungen zu behalten und ihm immer wieder Unterstützungs- und Bindungsangebote zu machen.
- Der Vater »hielt die Stellung«, obwohl er wie ein »getretener Hund« wirkte.
- Der Vater war bereit, am Therapieprozess teilzunehmen, auch wenn er laut eigener Aussage keinen »Nutzen« von der Therapie erwartete.
- Der Vater war trotz der Kränkung, die er seitens seiner Frau erlebt hatte, bereit, bei ihr zu bleiben.
- Peter war intelligent und in guten Zeiten sozial wach und hilfsbereit.
- Die Kinder waren trotz der nicht einfachen Patchworksituation im positiven Sinn aufeinander bezogen.

- Die Mutter war in der Lage, eine funktionierende Alltagsstruktur aufrechtzuerhalten und Menschen für sich einzunehmen.

Am dritten Vorgespräch nahm zusätzlich Peters zukünftige Lehrerin in der Tagesklinik teil (siehe Abbildung 14). Da die Kinder fast die Hälfte ihres Tages in der Schule verbrachten, war eine gute Kooperation mit der Lehrerin und eine Abstimmung der Therapieinhalte und Therapieziele ebenso wie der pädagogischen Aspekte der Behandlung essenziell. Die Lehrerin hatte auch zu entscheiden, ob sie dieses Kind mit in ihre Klasse nehmen wollte.

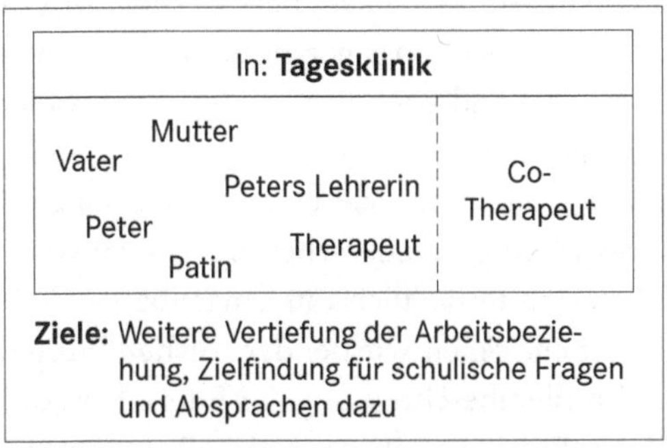

Abbildung 14: Drittes Familienvorgespräch

Das entspricht dem *Prinzip des »vollen Ja«* zu dem Kind, das sich die Tagesklinik zu eigen gemacht hatte. Nur so kann im systemisch-bindungsorientierten Sinne die sichere Basis geschaffen werden. Fast alle Kinder, die schwerere psychische Symptome aufweisen, haben nach unserer Erfahrung über längere Zeit, oft von Beginn ihres Lebens an, wiederholte »Jeins« aus ihrer sozialen Umgebung erfahren. Dieses »Jein« sehen wir als wesentlichen Teil des Problems an, da es das Kind in unsicherer und unklarer Beziehungsposition lässt. Das Prinzip des »vollen Ja« betrifft also nicht nur die Lehrerin, sondern auch die Patin und den Therapeuten. Alle Teammitglieder, die in signifikanter Weise mit dem Kind und seiner Familie zu tun haben werden, lernen die Familie kennen und können in etwa einschätzen, mit wem sie »das Risiko« und die Beziehung eingehen. Dabei werden emotional begründete Vorbehalte ebenso ernst genommen wie fachlich formulierte. Bleibt es trotz versuchter Klärung bei deutlichen Einwänden gegen die Behandlung, wird eine neue Konstellation gesucht oder – im Extremfall – kommt die Behandlung nicht zustande.

Dies ist praktisch nie vorgekommen: Die prinzipielle Möglichkeit einer Ablehnung sowohl seitens der Familie als auch aufseiten der Tagesklinik unterstreicht aber die fachliche und personale Eigenständigkeit und Verantwortlichkeit der therapeutisch und pädagogisch tätigen Mitarbeitenden sowie auch des Patientensystems. Es fördert zudem die Motivation der Beteiligten und eine Bereitschaft, in Krisensituationen durchzuhalten.

Nur bei einem klaren »Ja« kommt ein Therapievertrag zustande: Das Kind bekommt einen festen Platz auf der Warteliste. Während einer eventuellen Wartezeit finden bereits stützende und klärende Familiengespräche statt. In Peters Fall erfolgte die Aufnahme wenige Tage nach dem dritten Vorgespräch.

Exkurs »Behandlungsziele«: Für eine gelingende Kooperation von Kind, Familie und Tagesklinik ist es bedeutsam, wenn frühzeitig Behandlungsziele klar benannt und einvernehmlich akzeptiert werden. Mit der Frage »Woran werden Sie bzw. wir erkennen, dass genau das erreicht wurde, was Sie wollen?« wird bereits der Zustand nach der Lösung des Problems fokussiert. Es liegt in der Natur menschlichen Verhaltens, dass diese Ziele im Behandlungsverlauf auf koevolutive Weise modifiziert werden. Die Operationalisierung der Ziele hilft zudem, notwendige Trauerarbeit bei unrealistischen Zukunftsvorstellungen einzuleiten und tatsächlich nur »machbare« Veränderungen anzusteuern. Wie beschrieben, gehen wir bei der Aushandlung des Behandlungskontraktes von der Problembeschreibung der Eltern bzw. des Überweisenden aus und treten mit den Beteiligten in einen zirkulären Prozess der Zielfindung und Zieldefinition ein.

Generell ließen sich drei Hauptkategorien bei den von Eltern angegebenen Zielen herausfiltern:

1. *Kontrolle:* »Marius soll das Richtige zur rechten Zeit am rechten Platz tun« → Mutter eines Jungen mit einer leichteren Stoffwechselkrankheit, der im Unterricht wie ein Hund bellend umherkroch oder laut Kirchenlieder sang.
2. *Entwicklung:* »Patrick soll mehr Selbstbewusstsein bekommen und mehr Kontakt zu Gleichaltrigen« → Eltern eines emotional gestörten und psychosomatisch reagierenden neunjährigen Jungen.
3. *Hilfe für die Familie:* »Frieden in der Familie soll wiederhergestellt werden!« »Wie können wir mit Nena besser umgehen, sie besser verstehen?«

Aus den Zielen ergibt sich häufig auch der *Typ des Behandlungsauftrages:* Während bei der Aufnahme der ersten Kohorte unserer Tagesklinik unter zwanzig Prozent der Eltern die Symptomatik als Familienproblem angesehen hatten, so waren es zum Zeitpunkt der Entlassung über 80 Prozent. Im Verlauf der Behandlung ist also eine »Verflüssigung« der Sichtweisen eingetreten, eine wichtige Voraussetzung für eine Entwicklung der familiären Dynamik.

Das Definieren der Verantwortungsbereiche: Die Betreuerin ist die hauptverantwortliche pädagogische Bezugsperson während des tagesklinischen Aufenthalts des Kindes (siehe Abbildung 15). Mit dem zuständigen Elternteil handelt sie ihre Aufgaben in der etwa folgenden Weise aus:

- »Worauf soll ich in der Zeit des Aufenthaltes erzieherisch besonders achten«?
- »Welche Schwierigkeit wird für mich vermutlich zu erwarten sein«?
- »Was genau soll ich tun, wenn das Kind das von Ihnen geschilderte kritische Verhalten zeigt und was auf jeden Fall nicht«?
- Wie werde ich erfahren, wenn Sie mit meinen Maßnahmen nicht einverstanden sind?

Für Eltern, die sich inkonsequent und wenig durchsetzungsfähig darstellen, hat sich dieses Vorgehen als wirksame therapeutische »Falle« erwiesen. Sie *müssen* Stellung beziehen, Verantwortung übernehmen und Autorität (mit ihren Konsequenzen) annehmen oder offen »Nein« dazu sagen. In jedem Fall eröffnet sich so für das Kind und andere Beteiligte eine Chance, Klarheit zu gewinnen. Nach Gesprächen, die dem Herstellen einer therapeutisch wirksamen Beziehungsstruktur dienen, Erwartungen und Ziele aufseiten des Kindes, seiner Familie und der Tagesklinik abklären, kann die Aufnahme in die teilstationäre Behandlung erfolgen

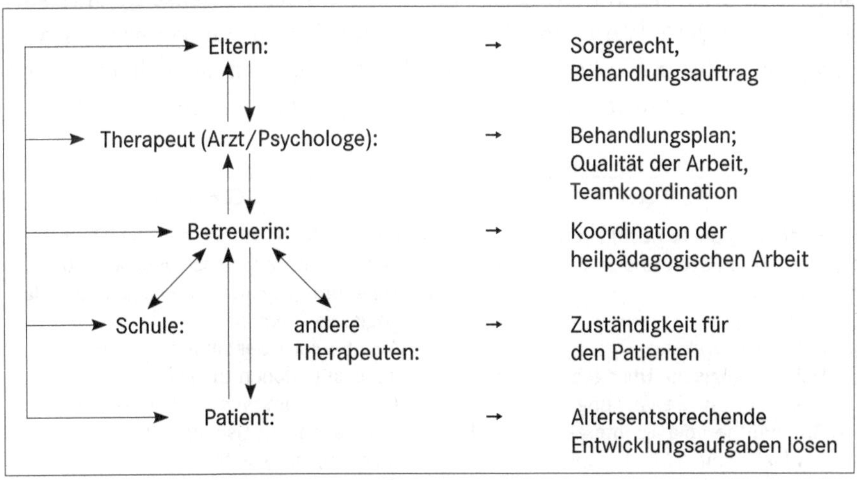

Abbildung 15: Definition der Verantwortungsbereiche

Wie im klinischen Rahmen üblich, wurde nach Absprache mit den Bezugspersonen eine ausführliche Diagnostik durchgeführt, insofern dies nicht im Vorfeld schon geschehen ist. Parallel dazu begannen der Alltag in der Tagesklinik, der Schulunterricht, die Therapien.

Die Ebenen der therapeutischen Arbeit: Bei Peter arbeiteten wir unter einer tiefenpsychologischen und familiendynamischen Gesamtperspektive sowohl einzel- als auch gruppen- und milieutherapeutisch. Hinzu kamen funktionelle Trainings zur Förderung bestimmter Einzelaspekte (siehe Abbildung 16).

Die *einzeltherapeutische* Arbeit übernahm Peters Betreuerin, eine erfahrene Kinderkrankenschwester mit mehreren Zusatzausbildungen inklusive systemischer Therapie, und viel klinischer Erfahrung in der Kinder- und Jugendpsychiatrie. In Abstimmung mit dem ärztlichen Leiter bot sie körpernah, struktur- und haltgebend Unterstützung bei der Bewältigung seiner basalen Ängste an.

In der ersten Zeit »rastete« Peter regelmäßig »aus«. Er hatte intensive paranoide Ängste: Die Suppe sei vergiftet, man wolle ihm etwas Böses. Er fühlte sich bedroht von der ganzen Welt. In diesem Außer- und Neben-sich-Sein atmete sie mit ihm, hielt ihn fest, sprach mit ihm, streichelte ihn – und unternahm all das, was nötig war, um ihm ein Stück basaler Sicherheit zu vermitteln. Diese Art der Therapie geschah naturgemäß situationsgebunden und nicht in Form von terminlich fixierten Einzelstunden.

Bei dieser Familie war ein regelmäßiger, manchmal täglicher Telefonkontakt zwischen Mutter und Betreuerin notwendig und sinnvoll. So konnten sich beide über das, was vorgefallen war, austauschen, gegenseitig unterstützen und auf diese Weise eine Symmetrie herstellen, die aufkeimende Rivalitätsgefühle über die Rolle der »besseren Mutter« überwinden half und zusätzlich als adäquate Antwort auf Peters manchmal paranoides Misstrauen hilfreich

<table>
<tr><th>Peter</th><th>Eltern</th></tr>
<tr><td>- Einzeltherapie (Bindungs- und körperorientierte Psychotherapie/therapeutisches Halten)
- Musikstunden
- Autogenes Training
- Heilpädagogische Übungsbehandlung
- Motopädische Behandlung
- Gruppentherapie als Interaktions- und Konflikttraining, Maltherapie

- Schulische Förderung in Kleinstklasse (5–6 Schüler)</td><td>- Einzel-/Paargespräch mit ärztlichem Leiter/heilpädagogisch ausgebildeter Erzieherin (psychodynamische und pädagogische Themen)
- Anleitung zur Gestaltung von Entspannungssituationen zuhause
- Anleitung zum therapeutischen Halten, zum heilpädagogischen Spiel
- Anleitung zur kreativen Konfliktbewältigung
- Lehrerkontakte/Absprachen über Hausaufgaben/Übungen</td></tr>
<tr><td colspan="2">Regelmäßige familientherapeutische Sitzungen zur aktuellen und tieferen Bearbeitung auftretender Konflikte, zur Integration aller Behandlungsmaßnahmen.

– Integration aller Behandlungsmaßnahmen –</td></tr>
</table>

Abbildung 16: Ebenen der therapeutisch-heilpädagogischen Arbeit

war. Durch diese Kommunikation auf Augenhöhe konnte mit der Mutter quasi ein Feinfühligkeits- und ein Mentalisierungstraining durchgeführt werden, ohne dass vorhandene Insuffizienzgefühle, die sie ja oft erlebte, verstärkt wurden.

In den parallel zur tagesklinischen Behandlung stattfindenden *familientherapeutischen Gesprächen* (alle drei bis vier Wochen) kamen neben den aktuellen häuslichen Themen auch die Paarbeziehung und biografische Aspekte der Eltern zur Sprache. Zudem wurden diese zum therapeutischen Halten angeleitet: Das in der Tagesklinik sich bewährende Vorgehen konnte so auf den häuslichen Bereich übertragen werden. Dies war insbesondere deshalb wichtig, weil die Mutter sich sehr erziehungsunsicher fühlte und mit dem körperlichen Halten eine Alternative zum eigenen Nervenverlieren, Ausrasten oder Schlagen angeboten wurde, die beiden Seiten guttat.

Zu Peters Auffälligkeiten gehörte ebenfalls, dass er nicht gut spielen konnte. So spielte die Betreuerin oft mit ihm, zunächst allein, dann in kleineren Gruppen und auch gemeinsam mit den Eltern, im Sinne systemischer Spieltherapie (Pleyer, 2001; siehe auch S. 212). Dies ermöglichte neue Verbindungsebenen mit emotional freudvollen Momenten zwischen dem Kind, seiner Mutter und ansatzweise auch seinem Stiefvater.

Heilpädagogische Übungsbehandlung und *motopädische Behandlung* wurden als Verfahren zur Verbesserung von Koordination, Feinmotorik, Balance- und Raumempfinden, Hautwahrnehmung und Handlungsplanung eingesetzt. Im Laufe der Jahre wurde dieser Bereich in Klinken und Praxen erheblich ausgebaut, da bindungstraumatisierte Kinder überproportional häufig von Teilleistungsschwächen und Verarbeitungsstörungen betroffen sind.

Autogenes Training und *Musikstunden:* Weniger zur Förderung von Einzelfertigkeiten als zur Anbahnung von innerer Entspannung und zur Verbesserung des Kontaktes zu sich selbst erlernte Peter – trotz seiner hyperkinetischen Verhaltensweisen – das autogene Training in einer Kleingruppe mit anderen Kindern. Zusätzlich erhielt er musiktherapeutische Stunden, mit deren Hilfe er (über sein Rhythmusgefühl und seinen Sinn für Töne) zu einem inneren Zustand kam, der ihm Ruhe gab.

Neben den individuumzentrierten Förder- und Behandlungsmaßnahmen nahmen die Tagesklinikkinder auch an gruppentherapeutischen Aktivitäten teil: In der *Interaktionsgruppe* wurden Konflikte zwischen den Kindern aufgegriffen und modellhaft besprochen, in der *Gruppenmaltherapie* spezifische Themen unter tiefenpsychologischer Perspektive auf nonverbaler Weise behandelt. Dem entspricht auf der *Ebene der Elternarbeit* eine Anleitung zur kreativen Konfliktbewältigung im häuslichen Bereich.

Einen großen Raum nahm die *schulische Förderung* in der Kleinstklasse ein. Auf der Elternebene entsprachen dem wiederum regelmäßige Kontakte zwischen Schule und Eltern, Absprachen über Hausaufgaben, zusätzliche Übungen, die meist unter der Betreuung der Patin, manchmal aber auch zu Hause unter elterlicher Supervision abgeleistet wurden.

Eine Integration sämtlicher pädagogischer und therapeutischer Maßnahmen fand in den familientherapeutischen Kontakten statt, die je nach Bedarf in unterschiedlichen Settings, unter Einbeziehung der Eltern des Kindes, der Lehrer, der Betreuerinnen oder auch einzelner Therapeuten aus den anderen Bereichen, verabredet wurden.

Zum Verlauf der Behandlung: Nach Peters Aufnahme in die Tagesklinik bestätigte sich rasch der Eindruck, dass Peter emotional sehr verunsichert war und ständig überprüfen musste, ob er noch in seiner Familie bleiben konnte. Schließlich schwebte ja das Damoklesschwert der drohenden Heimeinweisung über ihm. Das Kind musste austesten, inwieweit es einen Platz in dieser Familie hatte. Er zeigte durch sein gesamtes Verhalten immer wieder, dass er Halt und Sicherheit suchte. Durch das therapeutische Halten konnten Unruhezustände in Entspannungszustände überführt werden, und es gelang uns, Peter nach und nach in eine triadische Beziehung zu seinen Eltern einzuführen, die bislang nicht möglich gewesen war.

Ein Beispiel: Wir schlugen vor, dass er abends vom Vater auf den Schoß genommen wurde, während die Mutter ihm vorlas. Die Mutter hatte ja dem Vater immer wieder den Auftrag gegeben, mit dem Jungen zu spielen, was dieser jedoch nicht gut konnte. Das einfache Auf-den-Schoß-Nehmen mit dem Zulassen von Körperkontakt machte dann auf eine andere Weise seine Präsenz und Bedeutung deutlich. Es half Herrn G. auch, einen neuen Platz innerhalb dieser Familie zu finden. Durch die Anwesenheit des vorübergehenden Freundes der Mutter, die neue Schwangerschaft und die unklare Beziehungsdefinition war seine Position ja sehr undeutlich gewesen.

Die vierte Schwangerschaft der Mutter wurde dann auch intensiver Gegenstand der familientherapeutischen Beratungen. Es gelang ihr schließlich, sich für ihren Mann zu entscheiden und das Kind in die Familie mit einzubringen. Dadurch wurde die »Wertigkeit« des Vaters erhöht und er nahm aktiver an der ganzen Behandlung teil. Auch das Baby nahm er schließlich sehr liebevoll an.

Nach und nach gelang es, das aufgeregte und schreiende Kommunizieren von Peter zugunsten einer gelasseneren und altersentsprechenderen Interaktion zu vermindern. Sein Misstrauen, er würde Gift bekommen (fußend auf seiner früheren Erfahrung von Beruhigungsmitteln im Essen) trat langsam in den Hintergrund.

Über eine längere Zeit zeigte Peter eine, tiefenpsychologisch ausgedrückt, »anale« Problematik: Tagelang hielt er seinen Stuhl inne, schmierte mit Kot und thematisierte immer wieder die Fragen von Wahrheit und Lüge. Zu Hause erzählte er in den ersten Wochen haarsträubende Geschichten über die Tagesklinik, die die Mutter verunsicherten. Wir verstanden das als unbewussten Ausdruck eines Verlangens von sehr enger Kooperation zwischen der Tagesklinik und seiner Mutter. Dies führte zu den erwähnten, oft täglichen Telefonkontakten, die das Misstrauen überwinden halfen und für Peter eine gute Beziehungsbasis zwischen Elternhaus und Tagesklinik schafften.

Allerdings war Peter auch sehr bereit, loszulassen, wenn er vorgelesen bekam oder eine Einzelzuwendung erhielt. Die anfangs starken Konzentrationsstörungen konnten durch die einzelne Zuwendung von Erwachsenen auf diese Weise meist kompensiert werden. Eine Medikation setzten wir nicht ein.

Immer wieder »schaffte« es Peter, die Mutter zum Zweifeln zu bringen, ob die Behandlung nützlich war. Vor allem der Vater war eine lange Zeit der Auffassung, dass sich sowieso nichts ändern könne, und wir scheiterten immer wieder darin, ihm durch die real erfahrenen Verbesserungen bei Peter vom Gegenteil zu überzeugen. Erst nach einiger Zeit verstanden wir diese Aussage von Herrn G. als Metapher für sein eigenes Bedürfnis nach Sicherheit vor zu großer Veränderung. Wir akzeptierten dann, dass er dies sagte, und arbeiteten fortan mit ihm nur noch daran, wie wir mit konkreten Schwierigkeiten umgehen könnten, ohne »Veränderung« als Ziel zu formulieren. Durch unser Annehmen seines Weltbildes konnte er seine Haltung dann nach und nach etwas lockern, sodass er bei der Entlassung verhalten lächelnd einräumen musste, dass sich doch einiges verändert hätte.

Während die Einzelarbeit mit der Mutter vor allem die Betreuerin übernahm, führte der Vater von sich aus mehrere Einzelgespräche mit mir als ärztlichem Leiter, zu dem er Vertrauen fasste und über seine eigenen Ängste und Befürchtungen sprechen konnte. Dies betraf nicht nur seine eigenen Lebensängste, sondern vor allem auch seinen schwierigen Kontakt zu Peter, den er ja auf der einen Seite ablehnte, was er sich aber auf der anderen Seite nicht eingestehen konnte. Nachdem wir ihm ausdrücklich die »Erlaubnis« zur Ablehnung gegeben hatten und dazu, seine leibliche Tochter mehr lieben zu dürfen als seinen Adoptivsohn, entspannte sich dieses Verhältnis zunehmend: Er konnte, weil er es nicht musste, den Jungen besser annehmen und später mit Freude auch mit ihm spielen.

Peters schulische Entwicklung in der Tagesklinik: In der Grundschulklasse wurde Peter zusammen mit einigen anderen Kindern beschult. Auch hier verhielt er sich häufig unkonzentriert, ablenkbar und störend. Er benötigte zusätzliche heilpädagogische Übungsbehandlung, um seine Konzentrations- und Wahrnehmungsfähigkeiten zu verbessern. Die Schulleistungen, im ersten Halbjahr sehr mäßig, verbesserten sich nach und nach, Ausdauer und Konzentration normalisierten sich fast. Nach einiger Zeit machte er sogar seine Hausaufgaben selbstständig, nachdem die Mutter gelernt hatte, mehr spielerisch mit seinem Kampfverhalten in dieser Thematik umzugehen. Im Sachkundeunterricht fiel er sogar durch besonders gutes Wissen auf.

Wie es nach der Behandlung weiterging: Gegen Ende des Schuljahres entschlossen sich die Eltern – dabei ging die Initiative vom Vater aus –, den Sohn erst einmal aus der Tagesklinik herauszunehmen und in die Grundschule zurückzuschicken. Wir befürchteten zunächst, dass der Vater mit diesem Schritt das Scheitern der Maßnahme dokumentieren und allen beweisen wollte, dass Peter nun doch ins Heim müsste. Der Übergang in eine Regelschule erschien uns zu diesem Zeitpunkt nahezu aussichtslos. Allerdings bedeutete die Initiative des Vaters aber auch eine Veränderung im familiären Transaktionsgefüge. Seine Aufwertung als Person und seine deutlicher werdende Stellung als Familienoberhaupt war nicht zu übersehen. Aus diesem Grund stimmten wir diesem Vorschlag dennoch mit Überzeugung zu. Die Lehrerin bahnte Kontakte zur überweisenden und wiederaufnehmenden Grundschule an, und deren Rektor bemühte sich persönlich um die Wiedereingliederung des Jungen. In dieser kleinen, dörflichen Grundschule nahm er ihn in seine eigene Klasse und beaufsichtigte ihn auch noch nachmittags bei den Hausaufgaben. Nach einigen anfänglichen Schwierigkeiten fügte sich Peter gut in die Gruppe ein und die Mutter, die früher auf einer eher geschwisterlichen Ebene um die Erledigung der Hausaufgaben gekämpft hatte, war von dieser Arbeit jetzt völlig entlastet. Zu Hause war Peter nur noch selten angespannt. Er schrie kaum mehr, sodass die Eltern auch nicht befürchten mussten, zur Räumung der Wohnung gezwungen zu werden.

Ein halbes Jahr später war sogar der Vater mit der Situation sehr zufrieden. Alle in der Familie hatten einen neuen Platz gefunden. Peter kam ab und zu in die Tagesklinik, brachte einmal einen selbstgebackenen Kuchen mit – eine Metapher dafür, dass er nun auch für sich selbst sorgen konnte.

Nach zwei, vier, sechs und zehn Jahren führten wir eine Nachkontrolle durch: Peter war erwachsen geworden; er lebte in einer eigenen Wohnung und arbeitete, hatte aber wenig Kontakte. Die Eltern lebten im eigenen Haus, waren aber als Paar getrennt. Alle Beteiligten hatten sich weiterentwickelt, waren im Umgang mit sich selbst und anderen sicherer geworden, hatten etwas mehr Wahlfreiheit gewonnen und kamen mit ihrem Leben zurecht. Wir konnten helfen, an einer biografischen Station Stagnation zu lösen; die rigiden Strukturen sind durchlässiger geworden, Wunder sind allerdings nicht geschehen.

Schlussbetrachtung: Der beschriebene Fall ist hochkomplex, aber für ein klinisches Setting nicht ungewöhnlich. Er gab damit Gelegenheit, Normales und Auffälliges, Risiken und Ressourcen und den Therapieprozess von allen Seiten zu betrachten. Damals war bindungstheoretisches und traumaorientiertes Denken im klinischen Raum noch nicht verbreitet; wir hatten aber mit über neun Monaten wesentlich mehr Zeit für eine vertiefte therapeutische Beziehung und Wirksamkeit, als das heute möglich ist. Die systemisch-ganzheitliche Arbeitsweise im Team ermöglichte schließlich, dass hier nicht nur Funktionsbeziehungen, sondern sekundäre Bindungsbeziehungen entstanden und gestaltet werden wollten. Peters Eltern waren bereit, sich im Sinne der »Gute-Großeltern-Übertragung« (siehe Kapitel 7.4.4) nachbeeltern zu lassen, Peter entwickelte im Zusammenhang mit den subsidiären Funktionen der Therapeuten/Bezugsbetreuerinnen die Bereitschaft, elterliche Bindung anzunehmen und sein begründetes Misstrauen partiell aufzugeben. Damit konnte sich Entwicklung auf vielen Ebenen ereignen und die Beteiligten wurden zufriedener mit ihrem Leben.

Soweit zur systemischen Behandlung, aber welche (obligaten) ICD-10-Diagnosen wären zu vergeben gewesen? Nach dem *multiaxialen Klassifikationsschema* galten zu bestimmten Zeitpunkten in der Entwicklung und Behandlung Peters die folgenden Diagnosen; nicht alle trafen zum selben Zeitpunkt zu:

1. **Achse: Klinisch-Psychiatrisches Syndrom**
   F90.1 Hyperkinetische Störung des Sozialverhaltens
   F92.8 Kombinierte Störung des Sozialverhaltens und der Emotionen
   F 98.1 Enkopresis
2. **Achse: Umschriebene Entwicklungsstörungen**
   F80 Umschriebene Entwicklungsstörung des Sprechens und der Sprache
   F82 Umschriebene Entwicklungsstörung der motorischen Funktionen: leichte Koordinationsstörungen, feinmotorische Störung, neurologische Unreife
3. **Achse: Intelligenzniveau**
   Überdurchschnittliche Intelligenz
4. **Achse: körperliche Symptomatik**
   P00 Komplikationen bei der Entbindung, Frühgeburt,
   P50 erheblicher Neugeborenenikterus (Gelbsucht)
5. **Achse: Assoziierte aktuelle abnorme psychosoziale Umstände**
   1.1 Disharmonie in der Familie zwischen Erwachsenen
   1.2 Sündenbockzuweisung gegenüber dem Kind

2.0 Psychische Störung / abweichendes Verhalten eines Elternteils
4.1 Unzureichende elterliche Aufsicht und Steuerung
Abweichende Elternsituation

6. **Achse: Globale Beurteilung der psychosozialen Anpassung**
Zu Beginn der Behandlung: 5–6 = Deutliche und tiefgreifende soziale Beeinträchtigung in den meisten Bereichen.
Am Ende der Behandlung: 2 = Leichte soziale Beeinträchtigung. Adäquate Anpassung in den meisten Bereichen, aber leichte Schwierigkeiten, z. B. im Umgang mit den Familienmitgliedern, ineffektiver Bewältigung von sozialen Situationen.

Wie hätten uns, dem Kind, seiner Familie, dem Behandlungsteam diese diagnostischen Festlegungen bei der Behandlung genutzt? Und in welchen Aspekten vielleicht geschadet? Eine Bindungsstörung, damals noch nicht diagnostizierbar, war anzunehmen, vermutlich bei beiden Eltern wie auch bei Peter; die entsprechenden ICD-10-Diagnosen, eher F94.1 als F94.2, wären bei ihm zwar von der Ätiologie, nicht aber von der Symptomatik her eindeutig zu konstatieren gewesen. Dies entspricht der Symptomwandlung mit zunehmendem Alter und den dann diagnostizierbaren Folgestörungen oder auch Komorbiditäten. Der systemische Zugang ermöglichte eine umfassendere interdisziplinäre Behandlung, die durch die professionelle Bezogenheit aller beteiligten Teammitglieder ständig abgeglichen, reflektiert, modifiziert, supervidiert wurde.

Zentrale Elemente einer systemischen Fallkonzeption, beispielhaft für dieses Patientensystem:

a) Eine umfassende, gemeinsam mit Patienten und Angehörigen erstellte Systemanalyse unter Berücksichtigung von Interaktions- und Kommunikationsmustern, Beziehungsstrukturen, Bedeutungsgebungen und kontraproduktiven Lösungsversuchen wird zu einem schlüssigen Narrativ zusammengefasst. So wird eine Problemdefinition gefunden, die vom Patienten/seinen Eltern bejaht und mitgetragen wird.
b) Es soll deutlich werden, wie bestimmte interaktionelle Erfahrungen sich auf den Patienten und bei der Entstehung der Probleme ausgewirkt haben: Im Fall »Peter« beginnen diese Erfahrungen bereits in der Großelterngeneration mit der Traumatisierung der Mutter, der ungewollten Schwangerschaft und der schwierigen Bindungsentwicklung zwischen Mutter und Kind. Die aktuelle Familiensituation mit einem Stief- bzw. Adoptivvater, der bis dahin kaum

eine Beziehung zu dem Jungen aufgenommen hatte und dessen Mutter in der Be- und Erziehungsarbeit kaum unterstützen konnte, verschärfte die Situation für die Beteiligten noch.

c) Es soll deutlich werden, wieso sich gerade jetzt die Symptomatik verschlimmert hat und wie das Verhältnis zu Belastungen und Ressourcen die Hoffnung auf eine Überwindung der aktuellen Beschwerden und der Aktivierung des Selbstorganisationspotenzial nähren. Häufig sind sich, gerade bei schwereren Problematiken, Eltern über das Verhältnis von Belastungen und Ressourcen nicht einig. In unserem Fall hatte die Mutter die Hoffnung, dass eine Behandlung dem Jungen wirklich helfen könnte; sie hatte sich auf einen Lösungsweg begeben und wollte ihr Familienleben konsolidieren; sie wurde in der Beziehungsaufnahme zum Sohn von Peters Kindergartenleiterin dann nochmal »Opfer« ihrer Liebessehnsucht, brachte aber auch das in den Behandlungskontext ein. Der Vater war sehr lange skeptisch, konnte dieses stabile Muster aber verändern, als er sich als Person mit dieser Skepsis akzeptiert fühlte und dann wirksam wurde, indem er die Behandlung beendete und den Jungen in seine Heimatschule unter die »Supervision« des Schulrektors brachte. Eine Randbemerkung: Manchmal zeigen die Systemmitglieder mit den größten Zweifeln die interessantesten Ressourcen.

d) Aus der aktuellen Lebenssituation, den Belastungen und den Beschwerden kann wiederum kooperativ ein konkreter, nachvollziehbarer Behandlungsplan aufgestellt werden. Dieser enthält störungsspezifische Vorgehensweisen, z. B. die haltende Zuwendung in paranoiden Phasen und auch generische Aspekte, wie die Verbesserung der Kommunikation in der Familie und die ich-stärkende Unterstützung beider Eltern und des Jungen. Im Behandlungsplan sollen konkrete Ziele für die Zukunft genannt werden und wie sie erreicht werden können.

e) Nach Psychotherapie-Richtlinie liegt der Behandlungsfokus in der Veränderung von symptomfördernden, insbesondere familiären und sozialen Interaktionen, narrativen und intrapsychischen Mustern hin zu einer funktionaleren Selbstorganisation der Patientin und des für die Behandlung relevanten sozialen Systems, wobei die Eigenkompetenz der Betroffenen genutzt wird (PT-RL § 18).

f) Nicht in der Richtlinie aufgeführt, aber bereits mehrfach erwähnt: Ziele, Behandlungsmethoden und die Gestaltung der Arbeitsbeziehung verändern sich rekursiv in der Ko-Konstruktion von Lösungen. Ein Beispiel ist die Druckentlastung bei dem Vater und seine darauffolgende Bewegung in die Familie hinein, nach der »Erlaubnis«, seinen Stief- bzw. Adoptivsohn nicht lieben zu müssen.

7.4.6 Bindungsstörung mehrgenerational in der stationären Behindertenhilfe

Die zwölfjährige Lina wurde in eine Familie mit einer zwei Jahre älteren Schwester und einem gegen die Mutter und die Kinder gewalttätigen Vater hineingeboren. Die Mutter war lange vorher bereits mit chronischer ADHS und Depression diagnostiziert worden. Als Lina zwei Jahre alt wurde, ging die Mutter für ein Jahr in eine Klinik; in dieser Zeit bestand quasi kein Kontakt. Danach hatte sie eine längere Zeit eine Lebenspartnerin, später – und bis ein Jahr nach Linas Aufnahme in die Wohngruppe mit neun Jahren – eine weitere.
Lina erhielt bereits in der Kita wegen heftigen Aggressionsverhaltens Integrationshilfe. Mit drei Jahren wurde ADHS diagnostiziert. Auch in den ersten Grundschuljahren blieb sie »Integrationskind«, kam dann in eine Tagesklinik, wo sie Medikamente erhielt, und anschließend in eine Förderschule. Mit neun Jahren lebte sie erstmalig in einer stationären Wohngruppe, aus der sie mehrmals weglief. In der Einrichtung zeigte sie wiederholt selbstgefährdendes Verhalten, es kam zu einem Wohngruppenwechsel, dann folgte eine Tagesgruppe, sodann weitere Wechsel, einmal auch eine Bereitschaftspflegefamilie. Dann lebte Lina ein Jahr in einer Heimeinrichtung, und zum Berichtszeitpunkt seit zwei Jahren in der mir als Supervisor vertrauten, geschlossenen stationären Wohngruppe für intellektuell leicht eingeschränkte Jugendliche.
Das Team vermittelt ihr – ein für Lina ganz neues Erlebnis –, dass sie nicht entlassen wird, egal, wie sie sich verhält. Lina erhält also eine Zusage, dass sie ohne Bedingung bleiben darf. Das Mädchen hat zu dem Zeitpunkt bereits insgesamt 13 stationäre Aufenthalte in einer Kinderpsychiatrie hinter sich. Klinische Diagnosen: Bindungsstörung, ADHS, IQ < 80.
Sechs Wochen nach der Aufnahme stellt das – hochprofessionelle – Team Lina in der Supervision vor. Die Mitarbeitenden berichten von großer Anstrengung, aber auch Zuneigung zu ihr. Lina sei – auf den ersten Blick – ein hübsches, zierliches, altersentsprechend und gepflegt aussehendes Mädchen. Sie knuddele einerseits gern und nehme in therapeutischen Situationen oft Körperkontakt auf. Andererseits kokettiere sie mit ständiger Selbstverletzung, laufe weg, lege sich auf eine verkehrsreiche Straße und fordere die Polizei auf, sie zu erschießen. Sie uriniere im Zimmer und verteile ihren Kot, schlucke Glasscherben. Die Beschulung sei herausfordernd, da Lina nur über eine sehr kurze Aufmerksamkeitsspanne und eine geringe Frustrationstoleranz verfüge. Lina sauge wie drei Kinder und spalte immer wieder das Team. Wir verabreden erlaubte Unterschiedlichkeit in der Behandlung, die aber kommuniziert werden muss, möglichstes Ertragen mit Humor und Leichtigkeit sowie einen Tokenplan. Letzterer ließ sich aber kaum einhalten.

Zwei Monate später berichtete das Team, es habe sich was getan. Lina provoziere weiter, binde sich mal einen Arm oder ein Bein ab und wolle dann befreit werden, sie könne sich aber bei ruhiger und klarer pädagogischer Haltung regulieren und sei deutlich beziehungsfähiger geworden. Sie mache neuerdings Unterschiede zwischen den Personen. Zuletzt sei sie, trotz von ihr geklautem Fensterschlüssel, nicht weggelaufen. Sie kontrolliere die Beziehungen nun weniger, sondern lasse eher kraftvolle Begegnungen seitens des Personals zu. Wir verabreden eine weiterhin konsequent ressourcenorientierte und traumapädagogische Haltung. Lina entwickelte zunehmenden Ehrgeiz, dem Personal zu gefallen und Lob zu bekommen: »Wenn ich es schaffe, wärst du stolz auf mich?«
Weitere sechs Monate später: Seit einiger Zeit war Lina wieder sehr dysreguliert, sie brauchte ständig eine Bedarfsmedikation. Die – trotz allem – sorgeberechtigte Mutter war wieder näher dran, griff in viele Abläufe ein, ohne allerdings Interesse an der emotionalen Entwicklung ihrer Tochter zu zeigen. Dies schien die Quelle von Linas zunehmender Verunsicherung zu sein. Familientherapeutische Arbeit im engeren Sinne war aus Ressourcen- und Zeitgründen kaum möglich; die Rolle der Partnerin der Mutter blieb unklar.
Lina hatte durch die hochdosierte Medikation mit Neuroleptika deutlich zugenommen; einerseits wollte sie die Medikamente reduzieren, hatte andererseits aber Angst davor und agierte mit heftigen Verhaltensauffälligkeiten. Sie beanspruchte wieder in extremem Ausmaß das Team, das aber weiterhin die Bereitschaft zu hohem Einsatz für sie zeigte. In der Supervision ergab sich eine Inszenierung von großer Diskussionsfreude, die ziellos, agitiert, aber bezogen erschien. Ich deutete sie als Gegenübertragung zu Linas Verfasstheit. Lina schaffte es weiterhin, Menschen für sich zu engagieren und ihre Ambivalenzen so zu verteilen, dass sie immer wieder mit den Beziehungen spielen konnte, ohne aber dabei festen Boden unter ihre Füße zu bekommen. Eine »zielkorrigierte Partnerschaft«, also das Wissen um die Unterschiedlichkeit ihrer Bindungsbeziehungen, konnte sie nur manipulativ einsetzen. Sie war damit erfolgreich, geriet aber immer wieder in große Spannung. Das Team erlebte sie als »Fass ohne Boden«, mit sehr eingeschränkten Entwicklungsmöglichkeiten, war aber weiterhin bereit, an ihrer Seite zu bleiben.
Weitere neun Monate später ergibt sich folgendes Bild: die mittlerweile deutlich pubertierende Lina hat, zusammen mit dem Team, gelernt, Kompromisse zu machen. Der strikte Plan weicht zunehmend einem Aushandeln mit für beide Seiten befriedigenden Ergebnissen. Dadurch gibt es viel weniger Konfrontation, und der Token-Plan funktioniert jetzt. Lina spürt besser, wie es ihr geht, und kann dies in die Verhandlungen über größere Freiheiten einbringen: wegen ihrer großen Unruhe »muss« sie z. B. nach dem Abendessen raus. Mit den größeren

Freiheiten sind Eskalationen viel seltener geworden das betrifft das ›Schrauben schlucken‹, Selbstverletzungen, Arme abbinden, usw. Sie entweicht noch gelegentlich, aber ohne sich in Gefahr zu bringen, und hält sich eher an vertraute Wege. Wenn sie halbwegs ruhig ist, kann sie ihre Gefühle benennen, ihr Schmerzempfinden lokalisieren, und sich um Unterstützung bittend an Mitarbeiterinnen wenden. Nach und nach hat sie differenziertere Beziehungen zu den einzelnen Teammitgliedern aufgebaut. Sie hat unter ihnen jetzt drei Frauen gefunden, die für sie eine sichere Basis darstellen; ein männlicher Mitarbeiter ist zur guten Vaterfigur geworden. Insgesamt ist das Vertrauen der MitarbeiterInnen zu ihr deutlich angewachsen; bei Regelübertretungen sind die Konsequenzen kurz und klar. Lina fordert Rituale wie ›ins Bett bringen‹ selbst ein, und sie funktionieren. Lina fordert auch mehr Schule ein. Und seit kurzer Zeit geht sie selbstständig außerhalb der Station zur Schule und macht Fortschritte. Linas Mutter hatte sich vor einem halben Jahr von ihrer Partnerin getrennt, zwischendrin eine andere Beziehung zu einem Mann gehabt. Das Gruppenteam erlebt sie wie eine ältere Ausgabe ihrer Tochter, mit der sie oft einen impulsiven und »zickenden« Umgang pflegt. Allerdings benennt sie klar - und das ist neu -, dass Lina nicht mehr zu Hause wohnen wird. Auch die früher für alle überfordernden Urlaubszeiten werden auf Initiative der Station, aber mit Einverständnis aller Beteiligten, reduziert. Lina ist weiterhin intensiv auf ihre Mutter bezogen, allerdings nicht im Sinne einer sicheren Basis, sondern eher in Rollenumkehr: Lina macht sich Sorgen um sie. Natürlich ist die Behandlung immer noch eine große Herausforderung, aber die Fortschritte in der Bindungsentwicklung - und damit in der gesamten Persönlichkeitsentwicklung - sind nicht zu übersehen.

Kommentar: Auch wenn wir – wie leider häufig bei psychisch erkrankten Kindern wie Erwachsenen – nur wenig über die ersten Lebensjahre von Lina wissen, dürfen wir annehmen, dass die psychiatrisch diagnostizierte Mutter, die dazu in dieser Zeit Gewalt erleben musste, für ihr Kind nicht hinreichend präsent und feinfühlig sein konnte. Die erste größere, sicherlich traumatische Trennung erfolgte, als das Kind noch keine zwei Jahre alt war. Lina war offensichtlich bereits in der Kindergartenphase verhaltensauffällig, also dysreguliert in Affekt- und Impulskontrolle, was darauf hinweist, dass sie bis zu dieser Zeit noch kein stabiles Selbstbild und kein Vertrauen in ihre Umwelt entwickelt hatte. Ihre erste psychiatrische Diagnose (ADHS) erhält sie bereits mit drei Jahren und benötigt seit diesem Zeitpunkt sonderpädagogische Förderung. Mit neun Jahren beginnt eine kontinuierliche Serie von Fremdunterbringungen – ein Ausdruck der Hilflosigkeit ihrer Umgebung, das Kind adäquat zu versorgen und zu beeltern. Eine intellektuelle Beeinträchtigung gilt als zusätzlicher psychopathologischer Risikofaktor, weil die entwicklungsformenden Selbstorganisationsprozesse, also ein gleichzeitig stabiles und flexibles Selbstkonzept, ein sicheres Bild von den existenziellen nahen Beziehungen und ein altersgemäßes Begreifen von Welt erschwert sind. Dies verlangt vom Behandlungsteam hohe Professionalität bei gleichzeitigem Langmut und der Bereitschaft, neue Schritte sehr geduldig einzuüben (Buscher u. Hennicke, 2017).

Mit der aktuellen Unterbringung versucht das Team der Wohngruppe, diese Zyklen von Aufnahme und Ausstoßung, von inadäquater Behandlung zu durchbrechen und Lina erstmalig eine stabile emotionale Repräsentanz gegenüberzustellen. Die kognitive Entwicklung ist unterdurchschnittlich; allerdings kann Lina recht gut abschätzen, wie sie ihre Umgebung testen und an den Rand des Aushaltbaren bringen kann. Sie zeigt teilweise abstruse Verhaltensauffälligkeiten, die zu den unterschiedlichsten Entwicklungsphasen eines Vorschulkindes passen, und bislang nur wenige Züge einer altersgemäß Pubertierenden. Erfolg hat das Team mit einer ressourcengestützten, an Bindungswissen orientierten Haltung, so wie es gute Eltern mit ihren Säuglingen und Kleinkindern machen. Dies führte, fast erstaunlich, zu großen Veränderungen der Selbst- und Fremdwahrnehmung bei Lina: Sie spürt sich genauer, kann Beziehungen differenzierter gestalten und ihre Affektivität besser mentalisieren.

Wilhelm Rotthaus beschrieb bereits 1990, wie ein systemisches, wachstumsorientiertes Milieu in einer (kinder- und jugendpsychiatrischen) Klinik beschaffen sein sollte, und hob dazu die *Milieufunktionen nach John G. Gunderson* (1978) hervor, die ich auch heute noch für gültig ansehe, auch wenn ich sie nach 35 Jahren in Details vielleicht anders akzentuieren würde. Sie passen gut zu dem geschilderten Fall und sollen im Folgenden kurz ausgeführt werden.

Containment: Im Sinne einer responsiven Beachtung der – entwicklungsorientierten – physischen und psychischen Grundbedürfnisse wie auch Einschränkungen der Patienten. Dazu gehören gegebenenfalls auch Schutzaspekte, wie transparent begründet geschlossene Türen, aber auch Entlastung von gerade überfordernden Selbstregulationsaufgaben.

Support: Unterstützung im Sinne der Förderung von Selbstwirksamkeit, partieller Übernahme von Ich-Funktionen, Ermunterung und Erziehung; vergleichbar mit der unterstützenden und ermutigenden Absicherung eines Kindes auf dem Klettergerüst eines Spielplatzes durch ein Elternteil, eine angemessene Balance zwischen Bindung (sichere Basis) und Exploration (Neues wagen).

Structure: Verlässlichkeit, die Sicherheit gibt, Vereinbarungen, wie z. B. ein Tokenplan, strukturiertes Tagesprogramm, Rituale, therapeutische Verträge, Medikamente, Handy-Zeiten etc. Auch hier spielt größtmögliche Transparenz eine zentrale Rolle: Welche Idee steckt hinter der Maßnahme? Was soll sie bewirken, was nicht?

Involvement: Dieser Begriff meinte ursprünglich nicht das persönliche Engagement der Mitarbeitenden, obwohl dieses tatsächlich ein wesentliches Agens für einen Behandlungserfolg darstellt, gerade auch im beschriebenen Fall. Heute würde ich darunter den Mentalisierungsaspekt fassen, nämlich die Unterstützung bei der Verbalisierung von Gefühlen und Befindlichkeiten auf der Patientenseite, aber auch, in markierter Form, aufseiten der Teammitglieder. Dieser Dialog enthält natürlich auch Bestärkung ebenso wie angemessene Konfrontation zur Mobilisierung von Ressourcen. Es ist gut nachgewiesen, dass diese Art des Dialogs das Vertrauen der Patienten in die Maßnahme und die beteiligten Personen erhöht und somit zur Ich-Stärkung beiträgt.

Validation: Der Begriff ist mittlerweile auch in der eingedeutschten Form gebräuchlich; gemeint ist die Akzeptanz einer Person durch die nichtwertende Anerkennung dessen, was diese Person tut und empfindet. Dazu zählen auch Symptome, Regressionen, Fehler, die als das aktuell Bestmögliche und als Basis für weitere Entwicklung validiert werden.

Rotthaus (1990, S. 230 ff.) benennt weitere Faktoren, die er für ebenfalls bedeutsame Merkmale eines therapeutischen Milieus hält. Von diesen möchte ich eines hervorheben, das für ein funktionierendes Milieu notwendig ist, das weder die Patientinnen noch die Mitarbeitenden dauerhaft überfordert und Sicherheit schafft: Rotthaus nennt es *»gemeinsame Überzeugungen«*. So wie Eltern zumindest annähernd geteilte Grundüberzeugungen, Wertorientierungen und Sinnzuschreibungen, insbesondere, was das Leben ihrer Kinder betrifft, für eine gelingende Entwicklungsbegleitung benötigen, so stellt sich das auch für ein förderliches Stationsmilieu dar. Im Binden-Halten-Lösen-Modell für die bindungsorientierte systemische Arbeit (siehe Kapitel 7.2.4) findet sich dieser Aspekt am Pol »Halten« als Haltungen, die für Mitarbeitende wie Patientinnen gleichermaßen haltgebend sind. Die Gunderson'schen Milieufunktionen entsprechen weitgehend den wissenschaftlich begründeten heutigen Anforderungen an und Charakteristika von gute(r) Elternschaft und wirken damit ausgesprochen bindungsfördernd.

7.5 Mentalisierungsinspirierte Systemische Therapie (MIST)

In den vergangenen Jahren haben sich mentalisierungsbasierte Psychotherapieverfahren für Erwachsene, Jugendliche und Gruppen wie auch für Familien speziell bei schweren Störungen wie Persönlichkeitsstörungen, psychosomatischen Erkrankungen und auch Dissozialität etabliert und bereits bewährt. Mit nachdrücklicher Empfehlung gerade für die Behandlung von Bindungsstörungen möchte ich daher an dieser Stelle das aktuelle MIST-Modell von Eia Asen (Asen u. Fonagy, 2023) vorstellen, eine trotz des etwas erstaunlichen Akronyms wunderbaren Behandlungsmethode (Trost, 2023).

Der systemische und der Mentalisierungsansatz teilen neben vielem anderen die Annahme, dass die meisten seelischen Probleme interaktionell, zwischenmenschlich entstehen. Neueste Forschungen und konzeptionelle Überlegungen (Taubner u. Sharp, 2023) gehen davon aus, dass bei schweren Störungen – hierzu zählen auch die Bindungsstörungen – das Persönlichkeitsfunktionsniveau so herabgesetzt ist, dass die notwendige Ich-Flexibilität, um beispielsweise eine korrigierende emotionale Erfahrung in der Therapie längerfristiger nutzen zu können, kaum verfügbar ist. Maladaptive Muster der Beziehung zu sich und zur sozialen Umwelt reduzieren die Fähigkeit, sich auf die ja immer unvorhersehbaren Interaktionen und Anforderungen im Leben flexibel einzustellen. *Mentale Flexibilität* wird so zu *der* Variable, die Psychopathologie reduziert und gleichzeitig die Resilienz erhöht.

Interessanterweise war es ja immer ein zentrales Anliegen systemischen Arbeitens, die Wahlfreiheit in konflikthaften Situationen zu erhöhen; sie hält dafür auch zahlreiche Techniken (Reframing, Externalisieren, Experimentieren) bereit. Dies geschieht als Frage und Antwort, Geben und Nehmen, Fühlen und Denken, innerhalb einer Sicherheit und Raum gebenden therapeutischen Beziehung.

Wenn wir – wiederum – das Modell der Lernprozesse am Beginn des Lebens heranziehen, also die redundanten Interaktionen zwischen den primären Bindungspersonen und dem Kind, finden wir ein Muster der Reziprozität von Anfang an, wie beim Tennis: Aufschlag und Rückgabe. Das Ganze wird durch die analoge, zunächst vorsprachliche Kommunikation moduliert und findet implizit statt. Bindungssicherheit wird beispielsweise nicht durch einen Vortrag (Psychoedukation) oder auch eine Einsicht vermittelt, sondern durch körperlichen, auditiven und visuellen Informationsaustausch, der zirkulär über das jeweilige Feedback moduliert, erweitert, unterbrochen wird. Mikrosignale und Mikroprozesse formen diesen Austausch- und Lernprozess; und sie transportieren die Haltung des Caregivers: Interesse, Neugier, Freundlichkeit, *Osten-*

sive Cues (siehe Kapitel 3.5.3), oder aber Ungeduld, Spannung, Unsicherheit, Desinteresse. Durch diesen zigtausendfachen Austausch zwischen Bindungsperson und Kind wird eine Matrix gemeinsamen Wissens geschaffen, eine prozedural verankerte mentale Kompetenz für die Auseinandersetzung mit künftigen Lebensherausforderungen. Das macht flexibel und führt zu zunehmender Unabhängigkeit von Erziehenden, Lehrenden, Experten auf dem Weg zu eigenen Lösungen oder, im schlechten Fall, eben nicht.

Dieser Weg von einem zunächst hilflosen, aber umfassend lernbereiten Säugling zu einem vollwertigen Mitglied einer Gemeinschaft wurde seit 100 Millionen Jahren in immer feiner abgestimmten Interaktionsmustern in der Säugetierentwicklung ausdifferenziert. Wir Menschen haben das am meisten entwicklungsoffene Gehirn aller Lebewesen, mit den bekannten unendlichen Möglichkeiten und Risiken. Neuere Forschungen (Narvaez u. Bradshaw, 2023) zeigen die große Vielfalt sozialer Lernprozesse bei vielen Spezies auf, die sie in ihrer evolutionären Nische heimisch werden und überleben lässt. Dabei geht es z. B. darum, dem Nachwuchs gemeinsam auf die Welt zu helfen, ihn vor Gefahren zu schützen, das wechselseitige Stillen, biparentale Aufzucht, das Erlernen des freien Spiels, Emotionsausdruck oder moralisches Engagement. Soziales Lernen ist somit immer schon ein charakteristisches Entwicklungskriterium von Säugetier- (und Vogel-)Gemeinschaften.

Analog zu dem Modell frühester Beziehungserfahrungen bei Menschenkindern erkunden mentalisierungsinspirierte Therapeutinnen mit ihren Patienten diesen gemeinsamen Erlebens- und Beziehungsraum. Aus einer Position strikten Nichtwissens, von Neugier und dem Willen zu verstehen – auf der Basis einer Vertrauen ermöglichenden Arbeitsbeziehung – passen sie sich an das Niveau der aktuellen Anspannung, des Mentalisierens ihres Gegenübers an, koregulieren, explorieren, erweitern, stellen Überzeugungen infrage und validieren empathisch.

In der MIST stehen dazu passende Techniken aus der mentalisierungsbasierten Therapie (MBT) zur Verfügung. Anders als in klassischen Modellen psychotherapeutischer Arbeitsbeziehung *lebt* die Therapeutin eher die »echte« gefühlte Beziehung, anstatt diese als Übertragung zu deuten, legt eigene Gedanken und Gefühle offen, wenn dies zur Perspektivenerweiterung hilfreich ist. Sie mentalisiert das Gegenüber und sich selbst und wird so zum impliziten Modell effektiven Mentalisierens für den Patienten. Gerade kommunikativ misslungene Situationen bergen so die Chance einer vertieften Klärung, emotionaler Resonanz und Benennung eigener Empathielücken wie in der *interactive repair* der frühen Eltern-Kind-Interaktion (siehe Kapitel 3.3.1). Man nimmt an, dass dadurch der »mentalisierende Muskel« trainiert wird (Taubner u. Sharp, 2023). Trainingseffekt wäre so eine implizite korrigierende Lernerfahrung und eine Öffnung des Kanals für soziales Lernen, der bislang aufgrund des niedrigen epistemischen Vertrauens blockiert war.

In Situationen von Angst, gefühlter Ausweglosigkeit, Verzweiflung, Abgelehntwerdens usw. ist unser Bindungssystem hochaktiviert oder deaktiviert, manchmal auch chaotisch dazwischen pendelnd. Dann verlieren wir oft die Fähigkeit, explizit (bewusst) zu mentalisieren, und müssen uns auf automatisierte, einfache und nicht gut der Situation angepasste Reaktionsmechanismen verlassen (siehe Kapitel 3.2.2). Jeder kennt das gelegentlich, aber in der Behandlung schwerer Störungen finden wir solche Muster immer wieder, oft als rigides Muster. »Diagnostisch« ist es dann sinnvoll, diese Muster wahrzunehmen, mittels systemisch-mentalisierender Methoden infrage zu stellen und gemeinsam Alternativen zu erarbeiten:

»*Anzeichen von ineffektivem Mentalisieren*

- Unvermögen, eine Situation sowohl aus der eigenen als auch aus anderen Perspektiven zu betrachten
- unbegründete Gewissheit in Bezug auf die eigenen mentalen Zustände und die mentalen Zustände anderer
- ausschließliche Fokussierung auf konkrete äußere Faktoren
- nicht begründbare Zuschreibung von Gedanken oder Gefühlen an andere
- Überwiegen von nicht durchdachten automatischen Annahmen
- offenkundiger Mangel an Interesse an mentalen Zuständen
- Herleitungen von eigenen Gedanken und Gefühlen, die im Widerspruch zur Realität stehen
- übertrieben detaillierte Schilderungen von Ereignissen
- Herleitungen von Gedanken und Gefühlen, die wenig oder keine Verbindung zur Realität erkennen lassen
- Idealisierung oder Abwertung von Diskursen
- Überfokussierung oder Fixierung auf eine einzige Dimension des Mentalisierens, also: implizit (automatisch) vs. explizit (kontrolliert); affektiv vs. kognitiv; außengeleitet (über Äußerliches) vs. innengeleitet (innere Vorgänge); Mentalisieren des Selbst vs. Mentalisieren des anderen« (Asen u. Fonagy, 2023, S. 49; Hervorh. durch den Autor).

Die folgenden Haltungen und Fertigkeiten kennzeichnen gelingende kommunikative Sequenzen in therapeutischen Situationen wie auch im Alltag. Sie laden ein zum Kopieren und Üben.

Typische Anzeichen von effektivem Mentalisieren
Effektives Mentalisieren (E. M.) geschieht in drei Bereichen, die sich in konkreten Interaktionen natürlich überlappen: E. M. des Selbst, E. M. anderer Personen und E. M. im Kontext sozialer Gruppen (»relational«). Es entspricht dem Wir-Modus, dem »Wir« der themenzentrierten Interaktion (Cohn, 1975), das über die Summe der einzelnen mentalen Zustände hinausgeht. In Bezug auf Familien wären dies gemeinsame Perspektiven auf die Familie als Ganzes, geteilte Intentionen, der gemeinsame Glaube an etwas, das der Einzelne nicht allein bewältigen kann, usw. Dazu gehören folgende Elemente:

- »Offenheit für Entdeckungen (›Neugier‹)
- empathische Haltung
- Position des Nichtwissens: der Wunsch zu verstehen wird aktiv gezeigt
- Demut
- Fähigkeit zum Perspektivwechsel
- spielerische Haltung und selbstironischer Humor
- Fähigkeit zum Sprecher- und Akteurwechsel;
- Fokussierung auf mentale Zustände sowie die Fähigkeit, zwischen Gefühlen und Gedanken zu unterscheiden
- reflektierende Kontemplation;
- bewusste Wahrnehmung eigener innerer Konflikte
- Affekt- und Arousal-Steuerung
- Gewahrsein des eigenen Einflusses auf andere
- Vertrauensfähigkeit
- Fähigkeit zur Kooperation
- Glaube an Veränderbarkeit
- Verantwortung für eigene Worte und Taten übernehmen und akzeptieren
- vergeben können
- Herstellen von autobiografischer Kontinuität/von narrativer Kontinuität/einer Entwicklungsperspektive« (Asen u. Fonagy, 2023, S. 44 ff.).

Wie nun kommen wir von A nach B, vom stressbedingten Rückfall in prämentalisierende Modi zum »reifen« Reflektieren? Entscheidende Voraussetzung zur Lösung der komplexen psychosozialen Probleme ist eine echte emotionale Verbindung zu den Klientinnen, die zum Zusammenführen von Denken und Fühlen anregt und motiviert, sodass alle Beteiligten wieder zu einer Haltung der Neugier zurückfinden, flexibler werden und sich so für Veränderungen öffnen können. Einfach aussehende Techniken, die allerdings oft geübt werden müssen, können dazu beitragen, die spontanen und positiven Prozesse des Denkens und Fühlens zu deblockieren. Über diese rekursiven Vorgänge kann die – aus guten

Gründen – hohe epistemische Wachsamkeit nach und nach einem zunehmenden epistemischen Vertrauen weichen. Das Zauberwort der MBT-Therapeuten heißt *Mentalisierungsschleifen.* Diese beinhalten folgende Aspekte:

- *Interpunktieren:* Ich bemerke, dass, wenn A mit B spricht, C sich wegdreht.
- *Überprüfen:* Hat noch jemand das festgestellt?
- *Mentalisieren:* Was glaubst du, worum es hier gerade geht? Was bringt C dazu, sich wegzudrehen? (Dies zirkulär fortsetzen.) Wie mag es C gehen, und was bewirkt das bei B usw.?
- *Generalisieren:* Lässt sich diese Sequenz auch in anderen Kontexten beobachten? Wie ist es dann?
- *Revidieren:* Welche Gefühle und Gedanken sind heute hier zum Ausdruck gekommen? Wie werten Sie jetzt diese Erkenntnis/Verständigung/Erhellung?

Dabei ist effektives Mentalisieren immer im Fokus; nichtmentalisierende, eingefahrene Narrative (»Wegen der Depression kann sie nicht antworten«, »Es ist einfach so!«) werden hinterfragt durch *stop and stand,* also Innehalten: »Lassen Sie uns diesen Punkt nochmal genauer anschauen.« *Stop and rewind* meint hingegen, an den Punkt zurückgehen, als die intensiven Gefühlsregungen ein Nachdenken noch nicht unterbrochen hatten. Wie generell in der systemischen Therapie ist auch leichtes »Verstören«, irritierendes Fragenstellen und humorvolles »Challenging« fixierter Denk- und Fühlmuster manchmal hilfreich.

Sodann wird die Affektivität selbst mentalisiert: Wir kontextualisieren, explorieren, differenzieren die in der Situation aufgekommenen Affekte. Insbesondere aggressive Gefühle signalisieren oft zentrale Themen. In der bei der gemeinschaftlichen Bearbeitung schwieriger Probleme bewährten Multifamilientherapie (Asen u. Scholz, 2012; Asen u. Fonagy, 2023) stehen dazu viele MIST-Interventionen wie Rollen- oder andere Gruppenspiele zur Verfügung. In der Einzelarbeit, mit älteren Kindern und Jugendlichen, bisweilen auch in der Familientherapie, ist auch der Umgang mit Übertragungen für Mentalisierungsfortschritte gut nutzbar. Gerade die Reflexion der Arbeitsbeziehung, z. B. bei aufkommenden Gefühlen des Nicht-Verstehens, Ärger über den Therapeuten, starken Wünschen an ihn oder Ähnliches, vertieft die Allianz. Das gemeinsame Mentalisieren darüber verbessert zudem das epistemische Vertrauen und öffnet damit den Lernkanal.

Mentalisieren der Übertragung:

- projektive Zuschreibungen als Möglichkeit zur Klärung verstehen, nicht vorschnell zurückweisen (»Ich bin aber nicht Ihre Mutter!«);

- Validieren des subjektiven Erlebens (»Ach so, mein kurzes Wegschauen bedeutet für Sie, dass ich kein Interesse an Ihrer Geschichte habe, jetzt kann ich Ihren Ärger besser verstehen«);
- Untersuchung der aktuellen Beziehungssituation;
- Akzeptanz und Untersuchung des eigenen *enactments* (Beitrag und Verzerrungen der Therapeutin/Pädagogin);
- Entwicklung eines gemeinsamen Verständnisses;
- Vorschlag einer alternativen Perspektive;
- Beobachtung der Reaktion des Klienten;
- Befragen zur Reaktion des Klienten bezüglich der neuen Verständigungsmöglichkeit.

Es versteht sich von selbst, dass all diese Techniken situationsangemessen und alltagssprachlich ihre Anwendung finden. Wie immer in der systemischen Arbeit lassen wir uns dabei vom Feedback des Gegenübers leiten. Dazu brauchen wir etwas Mut zur Selbstoffenbarung und die Lust an kleinen Herausforderungen. An dieser Stelle offenbart sich ein Grundprinzip jeglicher systemischer Arbeitsbeziehung: Der Therapeut ist gleichzeitig Beobachter, Erforscher des Klientensystems und zugleich Teil des Behandlungssystems, er verändert dieses und wird von ihm verändert. Auch wenn er nicht zur Familie gehört, beeinflusst jede seiner Handlungen, ob verbal oder körpersprachlich, dieses System und umgekehrt. Mit diesem Bewusstsein entgeht er der Falle, quasi von außen zu intervenieren, und er kann seine Verwobenheit im Behandlungssystem annehmen und wertschätzen. Die Professionalität besteht im aktiven Pendeln zwischen der Außen- und Innenposition, ohne in einer der beiden zu versinken.

Wie wir im Verlauf des Buches erfahren haben, wird die diagnostischen Klassifikation der Bindungsstörungen schrittweise vom kategorialen Denken des Entweder-oder abgelöst zugunsten einer dimensionalen Sichtweise des Mehr-oder-weniger und Sowohl-als-auch. Die bindungsorientiert-inspirierte systemische Therapie setzt dieses Grundprinzip in der Behandlung um: im Neu-Rahmen (Re-Framing) des Dramas, im Defizit die Ressourcen sehen, das Schlechte im Guten, das Gute im Schlechten erspürend, mentalisierend von rigiden zu flexibleren Fühl-, Denk- und Handlungsmustern kommen. Sie verwirklicht darin die Prinzipien, die Kurt Ludewig bereits 1998 für die Evaluation von (gelingenden) Psychotherapien aufgestellt hat: Nutzen, Schönheit, Respekt.

Dies wird seit Jahrtausenden von Philosophen als ein Weg zu besserer Erkenntnis, zu mehr Zufriedenheit, vielleicht Glück angesehen. Die – nach der Vertreibung aus dem Paradies – in den Dualismus geworfene Menschheit erlebt, dass Erkennen zunächst nur über Unterscheidung, Trennung möglich ist. Nach meiner Überzeugung ist eine gelingende Behandlung immer durch zunehmende Ambivalenz- und Ambiguitätstoleranz gekennzeichnet. Die Unterscheidungsfähigkeit nimmt dadurch nicht ab, ganz im Gegenteil.

7.6 Systemische Profis und ihre Bindungsstile

In den vorigen Abschnitten dürfte deutlich geworden sein, wie anspruchsvoll die Begleitung und Behandlung von bindungstraumatisierten (Familien-)Systemen ist. Daher benötigen systemische Fachkräfte ein methodisches Repertoire, das sowohl systemische Techniken als auch angewandtes Bindungswissen umfasst, inklusive Methoden der Mentalisierungsförderung, und nicht zuletzt eine sorgfältig reflektierende Haltung in Bezug auf die Arbeitsbeziehung. Insbesondere die Kenntnis und Reflexion des eigenen Bindungsstils in der Wechselwirkung mit dem des Gegenübers kann helfen, unbewusstes Agieren in der systemischen Arbeit mit den Klienten zu vermeiden, deren meist unsichere Bindungssysteme aufgrund der Problemlagen und der Beratungssituation häufig aktiviert sind.

Bindungsgeschehen ist primär präverbal und rechtshemisphärisch (Schore, 2019); das bedeutet, es vermittelt sich oft unterhalb der bewussten Kognitionsschwelle durch kleine nonverbale mimische und Körpersignale. Professionelle systemisch-bindungsorientierte Arbeit zeichnet sich dadurch aus, dass solche Signale von der Therapeutin wahrgenommen und als Ressource genutzt werden. Die Klienten nehmen sie sowieso wahr, aber aufgrund der eigenen Bindungstraumatisierung oft verzerrt, verunsichernd bis bedrohlich. Das verlangt hohe Präsenz und immer wieder ein geübtes Balancieren zwischen Beziehungsangeboten, Haltgebung und Lösungsorientierung. Wesentliche Variablen einer tragfähigen Arbeitsbeziehung sind rechtshemisphärisch: Regression, Übertragung und Gegenübertragung. Systemische Arbeit erscheint hingegen oft linkshemisphärisch, bedient sich aber (wie Hypnotherapie) Konfusionstechniken, die linkshemisphärisch blockieren und rechtshemisphärischem Erleben und Handeln Raum geben. Auch gekonntes zirkuläres Fragen erzeugt einen Trancezustand, der rechtshemisphärisches Denken fördert und das effektive Mentalisieren anregt.

Die wenigen Forschungsergebnisse zu den Bindungsstilen bei Fachleuten belegen, dass sicher gebundene Helfende effektiver bei ihren Klienten sind. Dies ist umso bedeutender, als wir in eigenen Studien, die aktuell mehr als 1.600 Fachkräfte aus dem psychosozialen Spektrum umfassten (Psychotherapeutinnen, Sozialarbeiter, Ehe- und Familienberater, systemische Therapeutinnen), überwiegend unsichere Bindungsstile fanden. Auch in der systemischen Community konnte eine kleinere Kohorte (N = 276) mit einem bewährten, an einer Repräsentativstichprobe reanalysierten (Brähler, Höger u. Stöbel-Richter, 2008) Fragebogenverfahren, dem BFPE (Höger u. Buschkämper, 2002), befragt werden. Hier fand sich bei über 64 Prozent ein hochaktiviertes Bindungssystem (in etwa entsprechend einer unsicher-ambivalenten Bindungsrepräsentation), mehr als in allen anderen untersuchten Gruppen aus helfenden Berufen, und nur bei 12,4 Prozent ein sicherer/bedingt sicherer Bindungsstil. Das Ergebnis unterschied sich stark vom Bevölkerungsquerschnitt (42 Prozent sicher/bedingt sicher, 38 Prozent ambivalent). Eine detailliertere Darstellung wurde in Trost (2018) veröffentlicht.

Wenn eine Therapeutin über ein tendenziell hochaktiviertes Bindungssystem verfügt, kann das durchaus zur Ressource werden: Es bedeutet gute Antennen für die Nöte und Bedürfnisse anderer, hohe Präsenz und Einfühlungsbereitschaft. Allerdings besteht ein Risiko, von den Schilderungen und Affekten des Gegenübers getriggert und dann von eigenen Affekten überflutet zu werden, die Grenze hin zum anderen zu verlieren. Durch diese, im Berufsalltag oft dauerhafte Überbelastung kann dann anstelle einer angemessenen Distanzierung eine Pseudo-Metaposition mit Empathieverlust und gegebenenfalls Rationalisierung des Scheiterns resultieren. Bei unsicher gebundenen Helferinnen (Pentz u. Trost, 2015) steigt zudem das Risiko einer sekundären Traumatisierung (Daniels, 2011), also der traumagleichen Belastungsreaktion durch die Arbeit mit traumatisierten Klienten. Deswegen ist es so wichtig, dass Mitarbeitende durch ein wertschätzendes und kooperatives Arbeitsklima in der eigenen Institution *contained* (gehalten) werden und in Supervision und Intervision die eigenen Arbeitsprozesse, die Arbeitsbeziehung, insbesondere die Übertragungs- und Gegenübertragungs-Dynamiken, sorgfältig reflektieren. Daneben brauchen wir als systemische Fachleute ein regelmäßiges Update unseres Wissens zu Bindung und Mentalisierung, entsprechend dem rasant fortschreitenden Erkenntnisstand. Des Weiteren ist regelmäßige und effektive Selbstfürsorge notwendig.

Singer und Klimecki (2014) unterscheiden als Ergebnis vieler MRT-Untersuchungen zwischen Empathie, die zu Distress führen kann (»Burnout«), und Mitgefühl. Letzteres stellt eine Emotion dar, die mit positiven Gefühlen für eine Person einhergeht, die z. B. unter starkem seelischen Schmerz oder einem anderen Trauma leidet. Diese Emotion geht mit der Bereitschaft zu Nähe und hilfreichem Handeln einher und entsteht aus einer Position des eigenen Wohlbefindens heraus. Empathischer Distress bedeutet eine auf sich selbst bezogene belastende Emotion, die oft in Rückzug und nicht bezogenem Sozialverhalten und zunehmend verschlechterter Gesundheit mündet. Diese beiden Aspekte von Empathie werden im Gehirn in sehr unterschiedlichen neuronalen Netzwerken aktiviert. Neurowissenschaftliche Untersuchungen, auch an buddhistischen Mönchen, zeigen, dass das – hilfreiche – Mitgefühl gut trainierbar ist (Singer u. Engert, 2019). In Bindungsbegriffen: Das Üben von Mitgefühl einschließender Mentalisierung verbessert auch die eigene »earned security«.

7.7 Zur Behandlung von Menschen mit Bindungsstörungen: Merksätze für die Praxis

- Generelles Therapieziel ist die Wahrnehmung der eigenen Bedürfnisse und Kompetenzen, die zunehmende Selbstregulation der Klientin. Das Selbstwerterleben und die eigene Handlungsfähigkeit können so gesteigert werden. Zusammen damit verbessert die konstruktive Reflexion der Beziehungsbotschaften aus der Vergangenheit die eigene Beziehungs-, letztlich Bindungsfähigkeit. Diese Arbeit wirkt auch präventiv gegen die transgenerationale Weitergabe traumatischer Bindungserfahrungen
- Die therapeutische wie auch die pädagogische Fachkraft muss sich als sichere Basis für ihr Gegenüber etablieren: kongruent und empathisch in der nonverbalen und verbalen Kommunikation, transparent und verlässlich, warmherzig und klar: das schafft affektives und epistemisches Vertrauen.
- Das primär unbegrenzte Vertrauen eines bindungstraumatisierten Kleinstkindes in seine ersten Bezugspersonen wurde nachhaltig ge-/zerstört. Vertrauensaufbau ist daher essenziell und gleichzeitig anspruchsvoll, erfordert Echtheit, Kunstfertigkeit und Durchhaltewillen.
- Containing und Affektregulation je nach aktueller Situation gestalten; die Bindungsdimension jederzeit berücksichtigen und wertschätzen und: Immer wieder Mentalisieren – im dialogischen Prozess – fördern.
- Die Bedeutung von Würde, Gleichrangigkeit und Asymmetrie in der Arbeitsbeziehung achten. Dies beinhaltet markierte, kontrollierte Selbstmitteilung, ebenso wie die Fähigkeit, eigene Fehler in der Kommunikation zu erkennen, einzuräumen und zu korrigieren.
- Die emotionale Dichte in Interaktion und Setting dem Gegenüber und seiner aktuellen Verfassung angemessen regulieren. Dabei dem Schmerz über das Erlebte nicht ausweichen, sondern gegebenenfalls Raum geben; den weitergehenden Einfluss dieser Erfahrungen anerkennen.
- Bindungsgestörte Menschen können noch weniger als bindungssichere »alles« hinter sich lassen und »ganz von vorne« anfangen. Aber wir können sie dabei unterstützen, eine Wahl zu treffen, was sie aus der Vergangen-

heit wiederholen wollen und was nicht, und dazu die nötigen Ressourcen aufspüren (Schieche, 2025). Das verbessert die Realitätseinschätzung und das Selbstwirksamkeitserleben.

- Auch bindungsgestörtes Erleben und Verhalten ist, ebenso wie spätere Folgediagnosen, eine adaptive Antwort auf unhaltbare Beziehungssituationen und verdient, validiert zu werden.
- Die Exploration von nahen Beziehungen, auch in der Mehrgenerationenperspektive, ressourcenorientiert unterstützen. Wenn immer möglich, mentalisierungsinspirierte Arbeit mit Eltern/-teilen und anderen zentralen Betreuungspersonen durchführen (Asen u. Fonagy, 2023, Diez-Grieser, 2025).
- Systemdynamiken beachten, dabei kontext- und traumasensibel vorgehen. Kontextfaktoren auch des erweiterten Familiensystems, der sozialräumlichen Bezugsgruppe und der politischen Sphäre einbeziehen.
- Begegnung (Binden), Struktur (Halten) und Förderung von Neugier und Kreativität (Lösen) im Behandlungsprozess dynamisch ausbalancieren.
- Auf Übertragungsprozesse in der Arbeitsbeziehung und eigene Gegenübertragungsreaktionen sowie Reinszenierungen alter Muster achten. Die eigenen Bindungsstile kennen und bei der Arbeit berücksichtigen.
- Achtsam mit Trennungen (Urlaube, Abschiede) umgehen: Anker mitgeben, Erreichbarkeit, wann immer möglich garantieren, aber auch umfassende Selbstfürsorge der Behandelnden beachten: Team, Containing in der Institution, Intervision, Supervision.
- Bindungsprävention im systemischen Blick haben, anstoßen, durchführen.

8 Bindung braucht Prävention – Konsequenzen für die Politik

Life is not a matter of holding good cards, but playing a poor hand well
(Motto von Emmy Werner, nach R. L. Stevenson, 1850–1894)

»Mit einer sicheren Bindung werden die Eltern große Freude an ihrem Kind haben, weil sicher gebundene Kinder eine bessere Sprachentwicklung haben, flexibler und ausdauernder Aufgaben lösen, sich in die Gefühlswelt von anderen Kindern besser hineinversetzen können, mehr Freundschaften schließen und in ihren Beziehungen voraussichtlich glücklichere Menschen sein werden«
(Brisch, 2023).

Zu Beginn dieses Buches, im Abschnitt Kulturhistorie der Kindheit (siehe Kapitel 2.1), wurde verdeutlicht, wie lange es in der Menschheitsgeschichte gedauert hat, bis die Bedürfnisse und Rechte von Kindern anerkannt wurden. Deren Verwirklichung ist eine zentrale Aufgabe von Primärprävention; sie steht angesichts der weltweiten Kämpfe um Macht und Ressourcen noch weitgehend aus. Praktische (sekundäre) Prävention von Bindungsstörungen wird in erster Linie als Kinderschutzansatz, z. B. im Konzept »Systemischer Kinderschutz« der DGSF (2020), grundlegend und praxisnah ausgeführt. Eine weitere wichtige, z. B. in den Niederlanden bereits verpflichtende, Maßnahme wäre ein Erwachsenenscreening von Eltern bis 18-jähriger Kinder, die wegen Partnergewalt, Substanzmissbrauch oder Suizidalität in eine Notaufnahme kommen (AWMF, 2022, S. 195). Mehrere Studien und Metaanalysen zur transgenerationalen Weitergabe von Bindung (van Ijzendoorn, 1995; Gloger-Tippelt, 1999; Verhage et al., 2016; siehe auch Kapitel 8.4, S. 277) ergaben Übereinstimmungen zwischen 75 und 87 Prozent. Angesichts dieser für die individuelle Lebensbewältigung sowie für eine friedliche, kooperative und produktive Zivilgesellschaft bedeutsamen Erkenntnisse ist es unabdingbar, geeignete Ansätze zur Prävention von Bindungsstörungen und ihren Folgen zu entwickeln und flächendeckend umzusetzen.

Zur Förderung einer sicheren Bindungsentwicklung haben sich in den vergangenen Jahrzehnten eine Reihe von Präventionsprogrammen – meist in den

Feldern Früher Hilfen – etabliert. Sie stützen sich auf bindungstheoretische Erkenntnisse und werden durch systemische und behavioral-kognitive Methoden wie Psychoedukation, Videoanalyse und Hausaufgaben ergänzt. Einige der bewährten und gut evaluierten Verfahren sollen an dieser Stelle vorgestellt werden.

8.1 SAFE® und B.A.S.E.® – Babywatching

Das Präventionsprogramm SAFE®,Sichere Ausbildung für Eltern (Brisch, 2024), richtet sich an alle werdenden Eltern, mit verfügbaren Programmadaptationen für spezifische Zielgruppen wie z. B. psychisch kranke oder suchtkranke Eltern. In zehn ganztägigen Sonntagsseminaren kommen werdende Eltern in Gruppen zusammen und setzen sich, unter Anleitung von jeweils zwei SAFE-Mentorinnen, mit ihrer eigenen Bindungs- und gegebenenfalls Traumageschichte auseinander. So sensibilisiert können sie die Beziehung zu ihrem Kind reflektiert und positiv gestalten. Dies wird durch ein vorgeburtliches Feinfühligkeitstraining vorbereitet und nach der Geburt durch videobasiertes Feinfühligkeitsfeedback in Alltagssituationen sowohl für die Mutter als auch für den Vater begleitet. Während der gesamten Kurszeit ist für die Teilnehmenden tagsüber eine Telefonhotline eingerichtet.

Mittlerweile wurden einige tausend Mentoren in dem Verfahren geschult. Erste Evaluationsstudien zeigten, dass eine konsequente Teilnahme am SAFE®-Programm Traumaauswirkungen bei den Eltern auffangen kann und bei den Kindern oft zu höherer Bindungssicherheit führt.

Ein weiteres, unkonventionelles und sogar kostenneutrales Programm zur primären wie auch sekundären Prävention ist B.A.S.E.® –Babywatching (Baby-Beobachtung im Kindergarten und in der Schule gegen Aggression und Angst zur Förderung von Sensitivität und Empathie). Es wurde nach Studien des Kinderanalytikers Henri Parens zur Vorbeugung von aggressiven Verhaltensstörungen bei Kindergartenkindern entwickelt, ebenfalls von Karl Heinz Brisch (Hollerbach, 2017). Eine in dem Ansatz fortgebildete B.A.S.E.®-Gruppenleiterin sitzt mit einer Kindergruppe im Stuhlkreis. Sie beobachtet über den Zeitraum eines ganzen Jahres wöchentlich circa eine halbe bis Dreiviertelstunde lang gemeinsam eine Mutter oder einen Vater mit ihrem zu Beginn wenige Wochen alten Baby. Diese befinden sich in der Mitte des Kreises auf einer Decke und widmen sich Alltäglichem wie Spielen, Stillen, Wickeln. Durch eine mentalisierungsfördernde Fragetechnik lernen die Kinder in diesen Interaktionsbeobachtungen, sich in die Gefühle und Motive des Elternteils und des Babys einzufühlen.

Erste Evaluationsstudien zeigen, dass auf diese Weise sowohl die Empathiefähigkeit als auch ein positives Sozialverhalten der Kinder gefördert wird. Sie beginnen, diese Fähigkeit auf alltägliche Situationen mit ihren Peers zu übertragen, zeigen sich weniger ängstlich und aggressiv und dazu sozialer (Hollerbach, 2017). Auch dieses Verfahren ist mittlerweile international gefragt; es wird in Kindergärten, (Sonder-)Schulen, Tagesstätten, Gefängnissen und Senioreneinrichtungen eingesetzt.

8.2 Circle of Security (CoS) – Kreis der Sicherheit

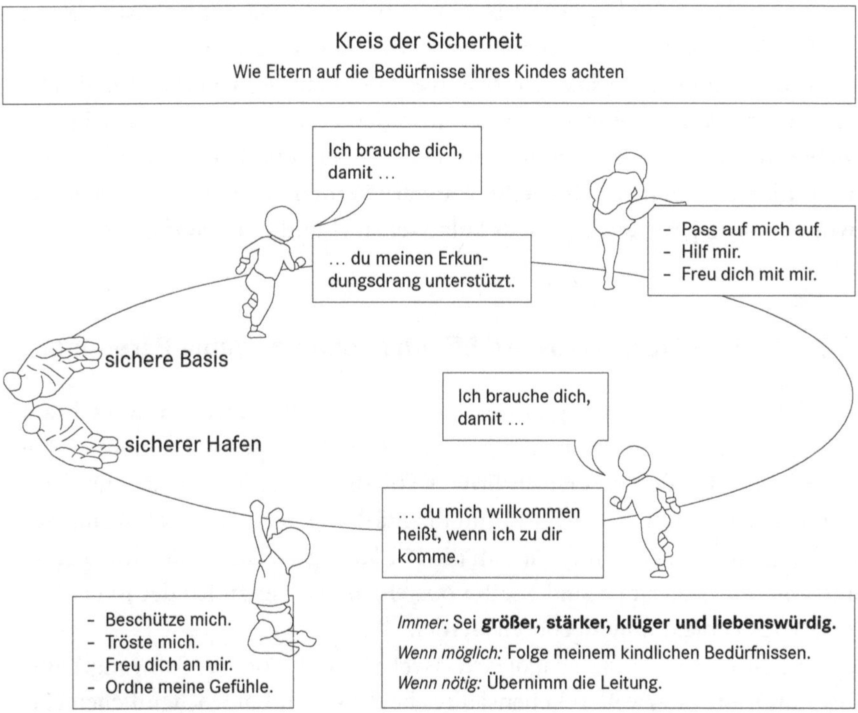

Abbildung 17: Der Kreis der Sicherheit (Marvin, Cooper, Hoffman u. Powell, 2002)[11]

Bob Marvin und Kollegen entwickelten bereits 2002 diese Grafik (siehe Abbildung 17) im Rahmen eines Unterstützungsprogramms für hochbelastete Mütter von Kleinkindern, um ihnen den Kern der Bindungstheorie nahezubringen und Verständnis für die Entstehung zerstörerischer Verhaltensweisen bei ihrem Kind

11 https://www.circleofsecurityinternational.com (Zugriff am 07.04.2025).

zu wecken. Sie stellt eine Art kognitive Landkarte zur Diagnostik der Schwierigkeiten in der Erziehung und Beziehung dar. In der Gruppentherapie dient sie als Referenzrahmen, in dem die Eltern sich und ihr Kind positionieren und Fehlabstimmungen erkennen können. Daraus entstand ein hochdifferenziertes Interventionsprogramm, das auch in der vierwöchigen Kurzform (CoS-P) eine hohe Wirksamkeit zeigt. Gerade auch bei initial desorganisiert gebundenen Kindern wurde eine signifikante Verbesserung des Bindungsstatus beobachtet.

CoS-P beginnt mit einer leichtverständlichen Einführung in bindungstheoretische Konzepte anhand von Videoclips und führt dann über ein Feinfühligkeitstraining zur Stärkung der Mentalisierungsfunktion in Bezug auf die Kinder. Mit wachsender Vertrautheit von Berater und Bezugsperson wird dann auf die eigenen Stärken und das Bindungsmuster der Mütter fokussiert. Ziel ist es, die Fähigkeit zur Koregulation der Erwachsenen als Schritt zur kindlichen Selbstregulation zu stärken. Destruktives Verhalten des Kindes wird als Hilferuf an die – kompetentere – Mutter umgedeutet, und es werden Fertigkeiten zu beruhigender, strukturierender und liebevoller Hilfestellung vermittelt. CoS ist mittlerweile in mehr als dreißig Ländern verbreitet, über 35.000 Menschen wurden darin geschult. Es gilt als kultursensibel und traumainformiert.

8.3 STEEP™ (Steps Toward Effective and Enjoyable Parenting)

STEEP™ ist ein seit dreißig Jahren laufendes, auch in unserem Sprachraum überaus erfolgreiches (Suess, Bohlen, Carlson, Spangler u. Frumentia Maier, 2016) aufsuchendes Programm Früher Hilfen zur Förderung sicherer Eltern-Kind-Bindungen. Dabei geht es um die Stärkung der elterlichen Kompetenz im Umgang mit dem Kind und um die Förderung sozialer Unterstützung und Integration. Zielgruppe sind Mütter oder Familien, deren Kinder in ein hochbelastetes Umfeld hineingeboren werden.

Die Mütter werden pädagogisch-psychologisch von der Schwangerschaft bis zum Ende des zweiten Lebensjahres begleitet, und in wöchentlichen Hausbesuchen werden Feinfühligkeit eingeübt und die individuellen Ressourcen der Mütter gestärkt. Dies geschieht unter anderem durch die Videointervention »Seeing is Believing™«. Die Videoaufnahmen werden im Sinne einer Stärkung der reflexiven Funktionen der Mutter gemeinsam besprochen. Das aufsuchende Vorgehen wird durch ein Gruppenangebot ergänzt.

Bei STEEP™ ist die Person der Beraterin von zentraler Bedeutung, das Ergebnis des Prozesses hängt daher relativ stark von ihrer Ausbildung, Persönlichkeit und eigenen Bindungssicherheit ab. Ein besonderer Fokus der deutschen

Interventionsstudie ist die *Freude am Kind.* Die Langzeit-Minnesota-Studie der konzeptionellen Eltern von STEEP™ (Egeland u. Erickson, 1999) hatte ergeben, dass die erreichte sichere Eltern-Kind-Bindung nur dann aufrechterhalten wird, wenn die belasteten Mütter Freude im Umgang mit ihren Kindern empfinden und das Zusammensein mit ihnen auch genießen können.

8.4 Mind-Mindedness – ein Ansatz zwischen Prävention und Therapie

Bei der Klientel der Frühen Hilfen (Trost, 2021a, 2021b) oder bei Müttern mit postpartaler Depression kann eine professionelle Unterstützung des Mentalisierens enorm wirksam sein. Meins und Kollegen (2012) entwickelten dazu, zunächst für die Behandlung postpartal depressiver Mütter, ein manualisiertes Feinfühligkeitstraining (»Mind-Mindedness«), dessen erfolgreiche Durchführung trotz mütterlicher Bindungsunsicherheit häufig eine sichere Bindung beim Kleinkind ermöglicht. Dies ist ein wichtiger Hinweis darauf, dass die intergenerationale Übertragung unsicherer Bindungsmuster grundsätzlich unterbrochen werden kann.

8.5 Die Grow Together Methode und Haltung

Basierend auf einer humanistischen Grundhaltung betont die Grow Together Methode Begriffe wie Liebe, Beziehung und Nähe als entscheidend für die Weiterentwicklung von Bindung zwischen dem Kind und den primären Bezugspersonen (Abbildung 18). Ebenso wichtig werden die emotionale Fürsorge, Ermutigung und Begleitung für hochbelastete Eltern durch die sozialpädagogischen und therapeutischen Fachkräfte genommen. Im Sinne des Mentalisierungskonzeptes geht es um eine echte, dabei professionelle Beziehung auf Augenhöhe. Fürsorge für die in der Regel bindungstraumatisierten, oft auch selbst als Kinder vernachlässigten Mütter und Väter wird ergänzt durch die Modellfunktion und transgenerationale Nachbeelterung im Sinne der »Gute-Großmutter-Übertragung« (Stern, 1998).

Der Ansatz hat sich seit zehn Jahren insbesondere in Österreich verbreitet, wird forschend begleitet, und hat sich als effektives Instrument zur Verbesserung der Sicherheit für die Kinder und zur Steigerung der Lebensqualität in den Familien, gerade auch in Zwangskontexten bewährt (Kruppa u. Priewasser, 2025).

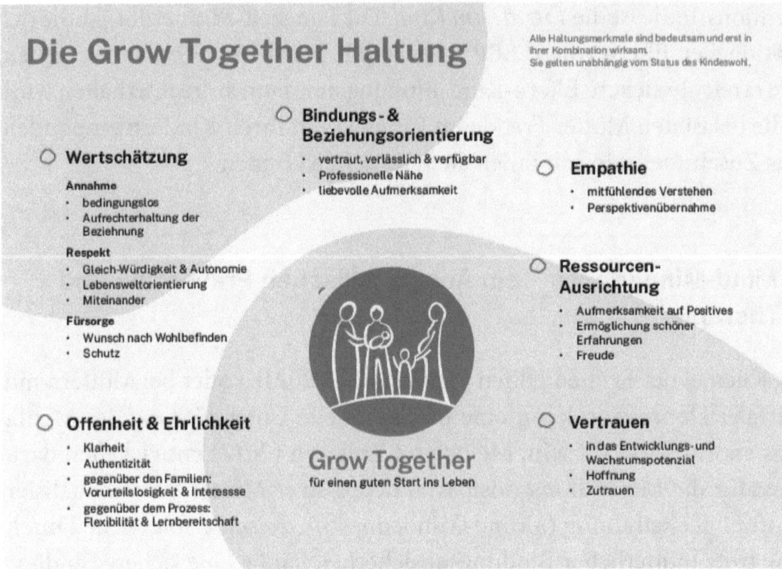

Die Grow Together Haltung
Alle Haltungsmerkmale sind bedeutsam und erst in ihrer Kombination wirksam.
Sie gelten unabhängig vom Status des Kindeswohl.
Bindungs- & Beziehungsorientierung
vertraut, verlässlich & verfügbar
Professionelle Nähe
liebevolle Aufmerksamkeit
Wertschätzung
Annahme
bedingungslos
Aufrechterhaltung der Beziehnung
Respekt
Gleich-Würdigkeit & Autonomie
Lebensweltorientierung
Miteinander
Fürsorge
Wunsch nach Wohlbefinden
Schutz
Empathie
mitfühlendes Verstehen
Perspektivenübernahme
Ressourcen-Ausrichtung
Aufmerksamkeit auf Positives
Ermöglichung schöner Erfahrungen
Freude
Offenheit & Ehrlichkeit
Klarheit
Authentizität
gegenüber den Familien: Vorurteilslosigkeit & Interessse
gegenüber dem Prozess: Flexibilität & Lernbereitschaft
Grow Together
für einen guten Start ins Leben
Vertrauen
in das Entwicklungs- und Wachstumspotenzial
Hoffnung
Zutrauen

Abbildung 18: Die Grow Together Haltung[12]

8.6 Effekte bindungsorientierter Prävention und Behandlung

Bakermans-Kranenburg, van IJzendoorn und Juffer (2003) untersuchten in einer Metaanalyse die Effektivität präventiver und therapeutischer Interventionen, die auf eine Verbesserung der elterlichen Feinfühligkeit und der frühkindlichen Bindungssicherheit zielten. Interventionen, die effektiver die Feinfühligkeit verbesserten, waren das auch in Bezug auf die Bindungssicherheit, was die mittlerweile bewiesene Annahme der kausalen Rolle der Feinfühligkeit beim Bindungsaufbau stützt. Je früher und je nachhaltiger ein kindliches Gehirn Erfahrungen mit Feinfühligkeit, Mentalisierungsförderung und bindungsstärkenden Angeboten macht, umso nachhaltiger und gründlicher wird der Effekt sein. Eine aktuelle (625 Institutionen umfassende) Studie und Metaanalyse (Wright et al., 2023) untersuchte im gesamten Vereinigten Königreich die Effekte solcher Interventionsprogramme. Besonders wirksam, auch in der Verbesserung von Bindungssicherheit bei hochunsicher gebundenen Kindern, waren Video-Feedback-Interventionen für positive Elternschaft, aufsuchende Bindungsberatung der Eltern, das Circle-of -Security-Training und Eltern-Säuglings-Psychotherapie.

12 https://www.growtogether.at/was-wir-tun/#haltung (Zugriff am 10.06.2025).

Auch in Adoptions- und Pflegefamilien und in stabilen und dauerhaften stationären Kinder- und Jugendhilfe-Settings ist – abhängig von der genetischen Vulnerabilität und den frühesten Erfahrungen – viel erreichbar. Häufig kann eine sekundäre Bindungssicherheit *(earned security)* erreicht werden; wesentlich für ein Gelingen ist dabei eine kompetente, emotional verfügbare fachliche Begleitung von Kindern und ihren Ersatzelternteilen (Brisch, 2015a). Es ist ermutigend, dass therapeutische Interventionen wirklich helfen und primär unsichere Bindungsmuster durch liebevolle und klar strukturierte Aufwachsbedingungen zu einem guten Teil kompensiert werden können.

8.7 Primärprävention als gesellschaftspolitisches Desiderat

In einer Veröffentlichung der Konferenz über psychische Gesundheit der europäischen Mitgliedstaaten der Weltgesundheitsorganisation (WHO) im Januar 2005 in Helsinki wird u. a. auf die Eltern-Kind-Interaktion eingegangen:

»Beispielsweise hängt die psychosoziale und die kognitive Entwicklung von Säuglingen und Kleinkindern von der Interaktion zwischen Eltern und Kind ab. Maßnahmen, die diese Beziehungen verbessern können, und zwar durch den Kontakt zu den Diensten der Primärversorgung während der Phase um die Geburt und in der frühkindlichen Entwicklungsphase, können die emotionale, soziale, kognitive und körperliche Entwicklung von Kindern wesentlich fördern« (Weltgesundheitsorganisation, 2006).

Wir können also nicht mehr so tun, als wüssten wir nicht, wie entscheidend die ersten Lebensjahre für die »Menschwerdung« sind. Hier wird festgelegt, ob ein Mensch eine sichere Bindung und damit die erste und notwendige Voraussetzung für balanciertes Fühlen, Handeln, Reflektieren als Individuum in einer Gemeinschaft erwirbt.

Wir müssen also deutlich über den systemisch-psychotherapeutischen Tellerrand hinausschauen und auch über Bindungsorientierung als politisch-soziale Aufforderung sprechen. Prävention von Bindungsstörungen als gesellschaftsprägende Selbstverständlichkeit gibt es nur vereinzelt auf der Welt, auch nicht in unserem so reichen Land mit so hochdifferenzierten Sozialsystemen. Finnland geht seit über siebzig Jahren mit dem »Neuvola«-Programm einen anderen Weg (Poutiainen, Hakulinen, Mäki u. Laatikainen, 2016; Hakulinen-Viitanen, Pelkonen u. Haapakorva, 2005).

Was zunächst die Verringerung von Säuglingssterblichkeit zum Ziel hatte, wurde zu einem flächendeckendes Unterstützungssystem für werdende und junge Eltern, das größtmögliche Bindungssicherheit auf den Weg bringt. Besonders wichtig aber scheint ein hohes epistemisches Vertrauen in das Funktionieren des Gemeinwesens zu sein, die Überzeugung, dass niemand zurückgelassen wird, in eine vielleicht nicht optimale, aber doch hinreichend gute Berücksichtigung der Bedürfnisse des Einzelnen wie der Gemeinschaft.

2023 konnte ich mich bei einem fachlichen Austausch in mehreren Institutionen in Helsinki davon überzeugen, dass dieser Weg auch gelebt und trotz aktuell zahlreicher widriger Umstände weitererforscht und verbessert wird. Die Finnen bezeichnen sich mit ihrem wiederholten ersten Platz auf dem »Globalen Glücksindex« auch nicht unbedingt als überglücklich, sondern eher als »zufrieden«; die Lebensqualität sei gut und für alles Wichtige sei gesorgt.

Der Neuvola-Ansatz wird mittlerweile auch mit großem Interesse in anderen Ländern rezipiert, z. B. in Japan. In Deutschland gibt es schon lange Stimmen, die ab der Schwangerschaft verbindlich bessere Bedingungen für Schwangere, junge Eltern und ihre kleinen Kinder fordern, allerdings keine flächendeckende Norm, die sich an den Bindungsbedürfnissen orientiert. Argumente dafür kommen häufiger noch aus den Wirtschafts- als aus den Sozialwissenschaften.

Wir wissen seit Langem, dass frühe Unterstützung, Frühe Hilfen, Frühförderung effektiv sind im Hinblick auf die Kosten-Nutzen-Relation gesellschaftlicher Investitionen. Heckman und Masterov wiesen schon 2007 darauf hin, dass sich bereits im mittleren Schulalter solche Investitionen ökonomisch nicht mehr auszahlen. Was bis dahin nicht gefördert wurde, kostet ab dann nur noch. Pfeiffer und Reuß (2008) berechneten, dass die frühe und die mittlere Kindheit zu 71 Prozent die Höhe des Lebenseinkommens bestimmen und schlussfolgern, »dass die ertragreichste Politik zur Steigerung des Humankapitals und zur Reduktion von Ungleichheit eine effiziente Familienpolitik ist«. Die in der Regel zu spät einsetzenden Maßnahmen der Jugendhilfe sind dementsprechend extrem teuer und leider ineffektiv.

Der Psychohistoriker Sven Fuchs (2019) beschreibt in seiner Monografie »Die Kindheit ist politisch« die traumatische (Früh-)Kindheit ausgewählter politischer Führer von Ludwig XIII. über Napoleon, Hitler, Stalin, Clinton und Bush. Aktuelle Machtpolitiker und Wirtschaftsbosse lassen sich hier einreihen. Dies postuliert natürlich kein lineares Ursache-Wirkungsverhältnis: Bindungstraumata sind aber ein relevanter Teil eines systemischen Bedingungsgefüges zwischen Krieg und Frieden. Hannah Arendt (1963/1986) richtete in ihrem Buch zum Eichmann-Prozess ihre Aufmerksamkeit auf die potenziell globale Größenordnung von Verbrechen, die auf defizitäres und verzerrtes Mentalisieren zurückgehen.

Allan, Fonagy und Bateman (2016) nennen dies »Geistesblindheit«, also die für jede Gesellschaft hochgefährliche Unfähigkeit, andere als eigenständige, menschliche Wesen zu mentalisieren und zu respektieren. Moralentwicklung ist notwendigerweise selbstreflexiv: Erst wenn ich weiß, dass ich hasse, liebe, Angst habe, kann ich eine Haltung dazu entwickeln und mich fragen, ob dies gut, schlecht, sinnvoll ist. Damit beruht das Moralempfinden einer Gesellschaft auf der Fähigkeit und Bereitschaft, sich und andere wahrzunehmen, zu mentalisieren, mithin auf einer gelungenen Bindungsentwicklung. Soziale Umwelten, in denen nicht oder kaum mentalisiert wird, handeln *teleologisch* (also in einem frühen prämentalisierenden Modus des Weltbezugs; siehe Kapitel 3.5.1), bevorzugen somit primär Aktion und weniger Kommunikation und Reflexion. Problemlösungen, die der Komplexität unserer Welt angemessen wären, werden dadurch quasi verunmöglicht.

In der Konsequenz heißt das, wenn wir etwas tun wollen für die Resilienz der Menschen, letztendlich für unsere Gesellschaft, müssen wir endlich unseren Aufmerksamkeitsfokus auf die frühen Bindungsbeziehungen richten und diese optimal fördern. Pränatale und postnatale Einflüsse auf die Stressregulation in den allerersten Lebensjahren bilden eine lebenslange Grundlage für den Umgang mit intensiven Gefühlen in existenziellen Daseinssituationen. Mithin ist dies auch der wichtigste Aspekt des Konzeptes »Resilienz«, also der Kompetenz, mit aversiven und bedrohlichen Lebenssituationen konstruktiv fertigzuwerden. Emmy Werner belegte das bereits in den 1960er Jahren in ihrer eindrucksvollen Längsschnittstudie an allen 698 Kindern der zum Hawaii-Archipel zugehörigen Insel Kauai. Gerade bei den Hochrisikokindern war die entscheidende Ressource für ein gelingendes Leben trotz widriger Umstände der sichere Bindungsaufbau zu einer responsiv-fürsorglichen Person im ersten Lebensjahr (Werner, 1989).

Alan Sroufe, Co-Autor der großen US-Längsschnittstudien zur Bindungsentwicklung, schreibt: »Wir haben die erforderlichen wissenschaftlichen Nachweise, wenn auch vielleicht noch nicht alle notwendigen Instrumente, um [...] große gesellschaftliche Probleme in Angriff zu nehmen« (Sroufe, 2022, S. 204). Wie also wäre es, wenn »Bindungssicherheit« als Staatsziel genauso wichtig genommen würde wie »Wirtschaftswachstum«, wenn durch Präventivprogramme Bindungsstörungen weitgehend verhindert würden, wenn 20 Prozent mehr Menschen sicher gebunden wären? Hätten wir dann schon die kritische Masse, die für rationaleres Denken und Handeln in Politik und Wirtschaft, Bewahrung der Schöpfung und Kooperation miteinander steht?

Professionelle, »gute« bindungsorientiert-systemische Behandlung und Pädagogik ist ein – wenn auch kleiner – Beitrag zur Beendigung der intergenerationalen Weitergabe hochunsicherer Bindungsmuster, somit letztlich ein Beitrag zum Frieden.

Fazit und Ausblick

Die Bedeutung von gestörten Bindungen, von Bindungsstörungen, für das Gesundheitssystem und die Gesellschaft allgemein wird erheblich unterschätzt. Nach Jahrtausenden, in denen die frühkindliche Bindung kein Gegenstand von Reflexion oder Erörterung gewesen war, sind viele der Länder aus dem sogenannten »westlichen« Kulturkreis gegen Ende des 20. Jahrhunderts in eine Phase getreten, in der Bindung extrem bedeutsam wurde und intensiv in den gesellschaftlichen Diskurs zu Erziehung und Beziehung einbezogen wurde. Bindungsstörungen im engeren Sinne wurden erst um 1990 in den Diagnosenkatalog des Gesundheitswesens aufgenommen. Neurobiologische und bindungswissenschaftliche Erkenntnisse haben zu einem Verständnis von Bindungsstörungen als Folge traumatisierender früher Beziehungen zwischen dem Kind und seinen ersten Bezugspersonen geführt. Dabei sind die gängigen Klassifikationssysteme (ICD und DSM) als vorläufige, letztlich wenig erhellende Konstruktionen anzusehen. Hiernach diagnostiziert, gelten 1 bis 1,5 Prozent aller Kinder als bindungsgestört. In Hochrisikogruppen, z. B. bei Heimkindern mit häufigem Betreuungswechsel, bei Kindern gravierend psychisch kranker Eltern steigt diese Zahl bis auf 70 Prozent an. Die Folgestörungen langdauernder Frühtraumatisierung treten im Gewand aller gängigen kinder- und jugendpsychiatrischen Störungen auf und werden mit zunehmendem Alter häufiger als Persönlichkeitsstörungen klassifiziert, und so vom Ursprung des Dramas entkoppelt. Sie tauchen in der Statistik nicht mehr als Bindungsstörungen auf.

Neuere Forschungen zeigen, dass die trennscharfe Abgrenzung einzelner Diagnosen angesichts der übergreifenden Symptomkonstellationen wenig zielführend ist. Stattdessen gibt es mittlerweile mit dem »p-Faktor« einen starken, empirisch gestützten Hinweis darauf, dass psychopathologische Entwicklungen auf dem Hintergrund von fehlendem epistemischen Vertrauen entstehen. Dies bedeutet, dass der Aufbau von Vertrauensbeziehungen als Tor zum sozialen Lernen durch die frühe Bindungstraumatisierung korrumpiert wurde. Damit fehlt dem Kind sowohl der sichere Hafen als auch die sichere Basis für eine altersgemäße Exploration. Die andauernde Notwendigkeit, mit hyperaktiviertem

Bindungssystem die eigene Existenz abzusichern, führt zur Blockade des Lernkanals für die Erweiterung des Erfahrungsspektrums, mit der Folge, dass die resultierende geringe psychische Flexibilität eine Befreiung aus dem Gefängnis der Psychopathologie verhindert.

Die Behandlung von Kindern mit einer Bindungsstörung und ihren Bezugssystemen gilt als schwierig, so die Expertenmeinung. Bislang gibt es nicht das eine hinreichend erfolgreiche therapeutische Behandlungskonzept. Ein systemisch-integrativer und interdisziplinärer Zugang ist aber aussichtsreich, vorausgesetzt, ich lasse mich als Behandler auf einen langen Therapie- und Begleitungsprozess ein, rechne mit Rückschlägen, Misslingen in unterschiedlichen Aspekten, und habe Freude an kleinen Fortschritten, die sich dann gelegentlich als große entpuppen. Dieser Ansatz, der gleichzeitig die aktuellen interpersonalen Systemdynamiken wie auch die Niederschläge der redundanten Interaktionen der ersten Lebensjahre in Gehirn und Psyche der betroffenen Person mentalisierend in den Blick nimmt, ist erfolgversprechend. Anhand von zahlreichen Fallbeispielen aus der eigenen Praxis habe ich versucht zu zeigen, wie unterschiedlich angemessene Vorgehensweisen in der Behandlung dieser komplexen Problematiken aussehen können.

Allen Herausforderungen gemeinsam aber ist die Notwendigkeit einer therapeutischen und pädagogischen Beziehungsgestaltung, die das Kind, später den Jugendlichen, die Erwachsene, an der Stelle abholt, an der die psychosoziale Entwicklung eingefroren war: beim Aufbau einer tragfähigen Vertrauensbeziehung, die, auf Augenhöhe, mit Zuneigung, Humor und gelegentlicher Herausforderung, den Wind vor den Segeln nutzt, um neue Möglichkeitsräume zu eröffnen. Dazu gehört auch die Selbstdefinition der Behandlerin als nichtwissende, neugierige Person an der Seite der betroffenen Patientin. Das verlangt vom Therapeuten ein hohes Maß an Selbstreflexion, Stabilität und Bereitschaft zum Perspektivenwechsel. Katamnestische Untersuchungen zeigen, dass unter solchen Bedingungen Entwicklung wieder in Gang kommt, sich neue Wege eröffnen und die Betroffenen wie auch die Angehörigen eine bessere Lebensqualität erreichen.

Unbedingt erstrebenswert, aber leider unter den aktuellen gesellschaftlichen Bedingungen unwahrscheinlich, wäre es, wenn Politik und Gesellschaft die Erkenntnis umsetzen würden, dass der primären Prävention von Bindungsstörungen eine absolute Priorität einzuräumen ist. Dies wäre auch ökonomisch sinnvoll, denn bindungsgestörte, schwer traumatisierte Patienten sind nicht nur unglücklich; sie belasten auch die Sozialsysteme erheblich.

Manche bindungsgestörte Menschen, die den unbedingten Überlebenswillen mit Intelligenz und Machtinstinkt kombinieren, schaffen es bis an zentrale Schaltstellen in Staat und Wirtschaft und können an diesen Stellen durch die fehlende Reflexion und Integration ihrer frühen Traumatisierung großen Schaden anrichten. Dazu gibt es genug aktuelle Beispiele.

Wenn eine wissende und empathische Begleitung früher Elternschaft und ein umfassender Schutz des jungen Lebens gesellschaftlich genauso bedeutend wäre wie z. B. »Wirtschaftswachstum«, käme dann auf die Dauer die kritische Masse zusammen, die für eine Bewahrung unserer Lebensgrundlagen auf dieser Erde, für das Blühen und Wachsen einer partizipativen Zivilgesellschaft notwendig ist? Diese Frage muss vorerst unbeantwortet bleiben; zum Abschluss möchte ich aber die Begründer des biologischen Konstruktivismus zitieren:

»Ohne Liebe, ohne dass wir andere annehmen und neben uns leben lassen, gibt es keinen sozialen Prozess, keine Sozialisation und damit keine Menschlichkeit. Alles, was die Annahme anderer untergräbt, vom Konkurrenzdenken, über den Besitz der Wahrheit bis hin zur ideologischen Gewissheit – unterminiert den sozialen Prozess, weil es den biologischen Prozess unterminiert, der diesen erzeugt« (Maturana u. Varela, 1987, S. 266).

Ein kraftvolles Argument für das Erlernen von Empathie, Mitgefühl und Perspektivenübernahme, und damit für die Prävention von Bindungsstörungen, wie ich finde.

Literatur

AACAP Official Action (2005). Practice parameter for the assessment and treatment of children and adolescents with reactive attachment disorder of infancy and early childhood. Journal of the American Academy of Child and Adolescent Psychiatry, 44, 1206–1219.

AACAP Official Action (2016). Practice parameter for the assessment and treatment of children and adolescents with reactive attachment disorder and disinhibited social engagement disorder. Journal of the American Academy of Child and Adolescent Psychiatry, 55, 990–1003.

Aarts, M. (2011). Marte Meo – Ein Handbuch. Eindhoven: Aarts Productions.

Aderhold, V. (2017). Das Un-Wesen psychischer Krankheiten. Familiendynamik, 42 (2), 112–120.

Anda, R. F., Dong, M., Brown, D. W., Felitti, V. J., Giles, W. H., Perry, G. S., Edwards, V. J., Dube, S. R. (2009). The relationship of adverse childhood experiences to a history of premature death of family members. BMC Public Health, 9 (1), 1–10.

Ahnert, L., Keller, H. (2020). Die Bindungstheorie in der Frühpädagogik – ein Streitgespräch. Frühe Kindheit, 23 (3), 44–53.

Ainsworth, M. D. S., Blehar, M. C., Waters, E., Wall, S. (1978/2003). Patterns of attachment: A psychological study of the strange situation. New York: Psychology Press.

Allan, J. G., Fonagy, P., Bateman, A. W. (2016). Mentalisieren in der psychotherapeutischen Praxis. Konzept und Umsetzung aus einer Hand. Stuttgart: Klett-Cotta.

American Psychiatric Association (APA) (1952). Diagnostic and statistical manual: Mental disorders (DSM-I). Washington, DC: American Psychiatric Association.

Antonovsky, A. (1979). Health, Stress and Coping. San Francisco: Jossey-Bass.

Antonovsky, A. (1997). Salutogenese. Zur Entmystifizierung der Gesundheit. Tübingen: DGVT-Verlag.

Arendt, H. (1963/1986). Eichmann in Jerusalem. Ein Bericht von der Banalität des Bösen. München: Piper.

Ariès, P. (1960). L'enfant et la vie familiale sous l'Ancien Regime. Paris: Plon.

Ariès, P. (1978/2014). Geschichte der Kindheit. München: dtv.

Aristoteles (1970/2023). Metaphysik. Buch IX, 8. Übers. u. herausgegeben von Franz F. Schwarz. Vollst. durchges., überarb. und mit einem Nachwort versehen von Wolfgang Detel. Ditzingen: Reclam.

Asen, E., Fonagy, P. (2023). Mentalisieren in der systemischen Praxis. Eine Einführung in die mentalisierungsinspirierte systemische Therapie. Heidelberg: Carl-Auer.

Asen, E., Scholz, M. (2012). Praxis der Multifamilientherapie (2., vollständig überarb. und erw. Aufl.). Heidelberg: Carl-Auer.

Asendorpf, J. B., Van Aken, M. A. (1993). Deutsche Versionen der Selbstkonzeptskalen von Harter. Zeitschrift für Entwicklungspsychologie und Pädagogische Psychologie, 25 (1), 64–86.

AWMF online. Portal der wissenschaftlichen Medizin (2022). S3-Leitlinie Kindesmisshandlung, -missbrauch, -vernachlässigung unter Einbindung der Jugendhilfe und Pädagogik (Kinderschutzleitlinie). https://register.awmf.org/de/leitlinien/detail/027-069 (Zugriff am 17.03.2025).

Bakermans-Kranenburg, M. J., IJzendoorn, M. H. van, Juffer, F. (2003). Less is more: Meta-analyses of sensitivity and attachment interventions in early childhood. Psychological Bulletin, 129 (2), 195–215.

Bateman, A., Fonagy, P. (Hrsg.) (2015). Handbuch Mentalisieren. Gießen: Psychosozial-Verlag.

Bateson, G. (1981). Ökologie des Geistes. Anthropologische, psychologische, biologische und epistemologische Perspektiven. Frankfurt a. M.: Suhrkamp.

Baumann, S., Hermans, B. E. (2024). Mission completed? Der lange Weg der Systemischen Therapie durch die Institutionen. Kontext – Zeitschrift für systemische Perspektiven, 2, 125–136.

Beck, N. (2024). Kooperation von Kinder- und Jugendpsychiatrie und Jugendhilfe. In M. Macsenare, K. Esser, E. Knab, S. Hiller, D. Kieslinger (Hrsg.), Handbuch der Hilfen zur Erziehung. Freiburg i. Brsg.: Lambertus.

Beher, S., Bräutigam, B., Haun, M., Kuchler, B. (Hrsg.) (2024). Systemik und Systemtheorie – Engel und Teufel? Kontext – Zeitschrift für systemische Perspektiven, 1.

Bion, W. R. (1963). Elements of Psycho-Analysis. London: Heinemann.

Blümel, M. (2011). Römer töteten ungewollte Kinder. https://www.spektrum.de/news/roemer-toeteten-ungewollte-kinder/1071124 (Zugriff am 11.06.2025).

Blumenthal, I. (2002). Shaken baby syndrome. Postgraduate Medical Journal, 78 (926), 732–735. doi:10.1136/pmj.78.926.732; PMID: 12509690; PMCID: PMC1757926.

Boger, K. (2022). Integrative Bindungsorientierte Traumatherapie bei Säuglingen, Kleinkindern und Vorschulkindern. Stuttgart: Kohlhammer.

Bolten, M., Equit, M., Gontard, A. von, In-Albon, T. (2021a). Strukturiertes Interview für das Vorschulalter (SIVA: 0–6). Trier: Leibniz-Archiv für Psychologie (Testarchiv).

Bolten, M., Schanz, C., Equit, M. (2021b). Bindungsstörungen. Göttingen: Hogrefe.

Booth, R. (2024). Young people becoming less happy than other generations, research shows. The Guardian, 20.03.2024. https://www.theguardian.com/society/2024/mar/20/young-people-becoming-less-happy-than-older-generations-research-shows (Zugriff am 01.03.2025).

Borg-Laufs, M., Breithaupt-Peters, M., Jankowski, E. (2021). Bindung und Bindungsstörungen. Weinheim: Beltz.

Boris, N., Hinshaw-Fuselier, S., Smyke, A., Scheeringa, M., Heller, S., Zeanah, C. H. (2004). Comparing criteria for attachment disorders: Establishing reliability and validity in high-risk samples. Journal of the American Academy of Child and Adolescent Psychiatry, 43 (5), 568–577.

Borke, J., Lamm, B., Schröder, L. (2019). Kultursensitive Entwicklungspsychologie. Göttingen: Vandenhoeck & Ruprecht.

Boszormenyi-Nagy, I., Spark, G. M. (1973/2013). Unsichtbare Bindungen. Die Dynamik familiärer Systeme. Stuttgart: Klett-Cotta.

Bovenschen, I. (2023). Spezifische Beziehungsstörung der frühen Kindheit. In R. Kißgen, K. Sevecke (Hrsg.), Psychische Störungen und Verhaltensauffälligkeiten in den ersten Lebensjahren (S. 361–368). Bern: Hogrefe.

Bowlby, J. (1944). Forty-four juvenile thieves: Their characters and home. International Journal of Psychoanalysis, 25, 19–25.

Bowlby, J. (1958). Über das Wesen der Mutter-Kind-Bindung. Psyche, 13 (7), 415–456.

Bowlby, J. (1970). Attachment and loss. Vol. 1. Attachment. London: The Hogarth Press.

Brähler, E., Höger, D., Stöbel-Richter, Y. (2008). Reanalyse des Bielefelder Fragebogens zu Partnerschaftserwartungen (BFPE). Psychotherapie und Psychosomatische Medizin, 7, 284–294.

Brauner, F. (2018). Mentalisieren und Fremdenfeindlichkeit. Psychoanalyse und Kritische Theorie im Paradigma der Intersubjektivität. Gießen: Psychosozial-Verlag.

Brem-Gräser, L. (2023). Familie in Tieren (13. Aufl.). München: Reinhardt.

Brentano, F. (1874a). Psychologie vom empirischen Standpunkt. Erster Band. Leipzig: Duncker & Humblot.

Brentano, F. (1874b). Psychologie vom empirischen Standpunkt. Zweiter Band. Leipzig: Duncker & Humblot.

Brisch, K. H. (1999/2022). Bindungsstörungen. Von der Bindungstheorie zur Therapie (19. Aufl.). Stuttgart: Klett-Cotta.
Brisch, K. H. (2014). Säuglings- und Kleinkindalter. Bindungspsychotherapie. Bindungsbasierte Beratung und Psychotherapie. Stuttgart: Klett-Cotta.
Brisch, K. H. (2015a). Bindung und Adoption: Diagnostik, Psychopathologie und Therapie. Praxis der Kinderpsychologie und Kinderpsychiatrie, 64 (10), 793–815.
Brisch, K. H. (2015b). Psychosomatik, Bindung und Trauma in der Kinderklinik. In K. H. Brisch (Hrsg.), Bindung und Psychosomatik (S. 276–318). Stuttgart: Klett-Cotta.
Brisch, K. H. (2015c). Kindergartenalter. Bindungspsychotherapie. Bindungsbasierte Beratung und Psychotherapie. Stuttgart: Klett-Cotta.
Brisch, K. H. (2023). Vorwort. Early-Life-Care-Website. https://www.earlylifecare.at/ (Zugriff am 24.06.2024).
Brisch, K. H. (2024). SAFE®. Sichere Ausbildung für Eltern. Stuttgart: Klett-Cotta.
Brisch, K. H. (2025). persönliche Mitteilung, Salzburg 23.5.
Brisch, K. H., Buchheim, A., Kächele, H. (1999). Diagnostik von Bindungsstörungen. Praxis der Kinderpsychologie und Kinderpsychiatrie, 48, 425–437.
Brisch, K. H., Hilmer, C., Oberschneider, L., Ebeling, L. (2018). Bindungsstörungen. Kinderheilkunde, 6, 533–544.
Bronfenbrenner, U. (1981). Die Ökologie der menschlichen Entwicklung. Natürliche und geplante Experimente. Stuttgart: Klett-Cotta.
Brosat, H., Tötemeyer, N. (2019). Der Mann-Zeichen-Test nach Herman Ziler (13. Aufl.). Münster: Aschendorff.
Buber, M. (1923/1983). Ich und Du (11. Aufl.). Heidelberg: Schneider.
Bundesinstitut für Arzneimittel und Medizinprodukte (BfArM) (2023). ICD-10-GM 2024: BfArM veröffentlicht endgültige Fassung. https://www.bfarm.de/DE/Kodiersysteme/News/ICD-10-GM_2024_BfArM_veroeffentlicht_endgueltige_Fassung.html (Zugriff am 07.04.2025).
Buscher, M., Hennicke, K. (2017). Psychische Störungen bei Kindern und Jugendlichen mit Intelligenzminderung. Heidelberg: Carl-Auer.
Cabrera, N. J., Volling, B. L., Barr, R. (2018). Fathers are parents, too! Widening the lens on parenting for children's development. Child Development Perspectives, 12 (3), 152–157.
Caffey, J. (1972). On the theory and practice of shaking infants. Its potential residual effects of permanent brain damage and mental retardation. American Journal of Diseases of Children, 124 (2), 161–169.
Caspi, A., Houts, R. M., Belsky, D. W., Goldman-Mellor, S. J., Harrington, H., Israel, S., Meier, M. H., Ramrakha, S., Shalev, I., Poulton, R., Moffitt, T. E. (2014). The p Factor: One General Psychopathology Factor in the Structure of Psychiatric Disorders? Clinical Psychological Science, 2 (2), 119–137. doi:10.1177/2167702613497473. PMID: 25360393; PMCID: PMC4209412.
Caspi, A., Moffitt, T. E. (2018). All for one and one for all: Mental disorders in one dimension. American Journal of Psychiatry, 175 (9), 831–844.
Cassidy, J., Shaver, P. R. (Eds.) (2018). Handbook of Attachment. New York: Guilford Press.
Ciompi, L. (1982). Affektlogik. Über die Struktur der Psyche und ihre Entwicklung. Ein Beitrag zur Schizophrenieforschung. Stuttgart: Klett-Cotta.
Ciompi, L. (1993). Die Hypothese der Affektlogik. Spektrum der Wissenschaft, 2, 76–82.
Ciompi, L. (1997). Die emotionalen Grundlagen des Denkens. Entwurf einer fraktalen Affektlogik. Göttingen: Vandenhoeck & Ruprecht.
Cloitre, M., Shevlin, M., Brewin, C. R., Bisson, J. I., Roberts, N. P., Maercker, A., Karatzias, T., Hyland, P. (2018). The International Trauma Questionnaire. Development of a self-report measure of ICD-11 PTSD and complex PTSD. Acta Psychiatrica Scandinavica, 138, 536–546. https://doi.org/10.1111/acps.12956 (Zugriff am 12.03.2025).

Coe, C. L., Lulbach, G. R., Schneider, M. L. (2002). Prenatal disturbance alters the size of the corpus callosum in young monkeys. Developmental Psychobiology, 41 (2), 178–185.

Cohn, R. C. (1975). Von der Psychoanalyse zur Themenzentrierten Interaktion. Stuttgart: Klett-Cotta.

Comenius, J. A. (2022). Große Didaktik. Die vollständige Kunst, alle Menschen alles zu lehren. Stuttgart: Klett-Cotta.

Conway, C. C., Krueger, R. F., HiTOP Consortium Executive Board (2021). Rethinking the diagnosis of mental disorders: Data-driven psychological dimensions, not categories, as a framework for mental-health research, treatment, and training. Current Directions in Psychological Science, 30 (2), 151–158. doi.org/10.1177/0963721421990353 (Zugriff am 11.03.2025).

Cordes, A., Schulz-Venrath, U. (2015). Mentalisieren im System. Familiendynamik, 40 (2), 128–141.

Crittenden, P. M. (1995). Attachment and psychopathology. In S. Goldberg, R. Muir, J. Kerr (Eds.), Attachment theory: Social, developmental, and clinical perspectives (pp. 367–406). Hillsdale, NJ: The Analytic Press.

Dagan, O., Sagi-Schwartz, A. (2021). Early attachment networks to multiple caregivers: History, assessment models, and future research recommendations. New Directions for Child and Adolescent Development, 2021, 9–19. https://doi.org/10.1002/cad.20446 (Zugriff am 03.03.2025).

Daniels, J. (2011). Sekundäre Traumatisierung in der Traumaarbeit. In S. Friedrich (Hrsg.), Umgang mit Traumatisierung – an der Schnittstelle zwischen Psychologie, Pädagogik und Sozialer Arbeit (S. 27–36). Morrisville: Lulu.

Degkwitz, R., Helmchen, H., Kockott, G., Mombour, W. (Hrsg.) (1980). Diagnosenschlüssel und Glossar psychiatrischer Krankheiten. ICD-9. Berlin u. a.: Springer.

DeKlyen, M., Greenberg, M. (2016). Attachment and Psychopathology in Childhood. In J. Cassidy, P. R. Shaver (Eds.), Handbook of Attachment (pp. 639–666). New York: Guilford Press.

DeMause, L. (1977). Hört ihr die Kinder weinen. Eine psychogenetische Geschichte der Kindheit. Frankfurt a. M.: Suhrkamp.

Destatis – Statistisches Bundesamt (2017). Zahl der Woche Nr. 31 vom 1. August 2017. https://www.destatis.de/DE/Presse/Pressemitteilungen/Zahl-der-Woche/2017/PD17_31_p002.html (Zugriff am 11.11.2018).

Deuser, H. (2016). Der haptische Sinn. Beträge zur Arbeit am Tonfeld. Dortmund: verlag modernes lernen.

Deutsches Kinderhilfswerk (2023). Die Geschichte der Kinderrechte. https://www.kinderrechte.de/kinderrechte/geschichte-der-kinderrechte/ (Zugriff am 14.11.2023).

De Waal, F. (2011). Das Prinzip Empathie, Was wir von der Natur für eine bessere Gesellschaft lernen können. München: Hanser.

DGSF (2020). Systemischer Kinderschutz (2. Aufl.). Köln: DGSF e. V.

Dilling, H., Mombour, W., Schmidt, M. H. (1991/2022). ICD-10, Kapitel V (F) (10. überarb. Aufl.). Bern: Hogrefe.

Dickens, C. (1838/1914/2011). Oliver Twist. Übers. von Gustav Meyrink. Berlin: Insel.

Diez-Grieser, T. (2015). Mentalisieren in der Elternarbeit. Stuttgart: Klett-Cotta.

Dingemanse, M., Enfield N. J. (2024). Interactive repair and the foundations of language. Trends in Cognitive Sciences, 28 (1), S. 30–42.

Ditzen, B., Heinrichs, M. (2016). Neurobiologie der Bindung. In B. Strauß, H. Schauenburg (Hrsg.), Bindung in Psychologie und Medizin. Grundlagen, Klinik und Forschung – Ein Handbuch (S. 122–134). Stuttgart: Kohlhammer.

Döpfner, M., Görtz-Dorten, A. (2017). DISYPS-III. Diagnostik-System für psychische Störungen nach ICD-10 und DSM-5 für Kinder und Jugendliche – III. Göttingen: Hogrefe.

Dornes, M. (1993). Die frühe KIndheit -Entwicklungspsychologie der ersten Lebensjahre. Frankfurt a. M.: Fischer.

Egeland, B., Erickson, M. F. (1999). Findings from the parent-child-project and implications for early Intervention. Zero to Three Journal, 20 (2), 3–10.
Egle, U. T., Hardt, J., Nickel, R., Kappis, B., Hoffmann, S. O. (2002). Früher Stress und Langzeitfolgen für die Gesundheit. Wissenschaftlicher Erkenntnisstand und Forschungsdesiderate. Zeitschrift für Psychosomatische Medizin und Psychotherapie, 48 (4), 411–434.
Ehrlich, K., Miller, G., Jones, D., Cassidy, J. (2016). Attachment and psychoneuroimmunology. In J. Cassidy, P. R. Shaver (Eds.), Handbook of Attachment (pp. 180–201). New York: Guilford Press.
Eilers, R., Rosner, R. (2021). Die einfache und komplexe PTBS in der Praxis. Kindheit und Entwicklung, 30 (3), 144–153.
Emde, R. N., Sorce, J. G. (1983). The rewards of infancy: Emotional availability and maternal referencing. In J. G. Call, E. Galenson, P. I. Tyson (Eds.), Frontiers of infant psychiatry (pp. 17–30). New York: Basic Books.
EMNID (1998). Der Wandel der Erziehungsziele in der Bundesrepublik Deutschland, 1951–1998. Umfrage & Analyse Nr. 11/12. Mit einer Einführung von Detlef Siegfried, 2011. https://www.1000dokumente.de/Dokumente/EMNID:_%27 %27Der_Wandel_der_Erziehungsziele_in_der_Bundesrepublik_Deutschland,_1951-1998%27 %27 (Zugriff am 12.06.2025).
Entringer, S. (2022). Frühe Stresserfahrungen und Programmierung von Gesundheit und Krankheit. In K. H. Brisch (Hrsg.), Trauma und Bindung zwischen den Generationen (S. 106–120). Stuttgart: Klett-Cotta.
Entringer, S., Kumstra, R., Hellhammer, D. H., Wadhwa, P. D., Wust, S. (2009). Prenatal exposure to maternal psychosocial stress and HPA-axis regulation in young adults. Hormones and Behavior, 55, 292–298.
Epplée, N. (2023). Die unbequeme Vergangenheit. Frankfurt a. M.: Suhrkamp.
Erikson, E. H. (1971). Kindheit und Gesellschaft. Stuttgart: Klett-Cotta.
Esposito, G., Setoh, P., Shinohara, K., Bornstein, M. H. (2017). The development of attachment: Integrating genes, brain, behavior, and environment. Behavioural Brain Research, 325, Part B, 87–89. doi:10.1016/j.bbr.2017.03.025.
Essen, S. (1993). Systemische Therapie als Praxis des Nichtanhaftens. Zeitschrift für systemische Therapie und Beratung, 11 (1), 32–38.
Faltermaier, T. (2017). Gesundheitspsychologie (2., überarb. Aufl.). Stuttgart: Kohlhammer.
Farau, A., Cohn, R. C. (1984). Gelebte Geschichte der Psychotherapie. Zwei Perspektiven. Stuttgart: Klett-Cotta.
Fearon, R. P., Bakermans-Kranenburg, M. J., IJzendoorn, M. H. van, Lapsley, A. M., Roisman, G. I. (2010). The significance of insecure attachment and disorganization in the development of children's externalizing behavior: a meta-analytic study. Child Development, 81 (2), 435–456. doi:10.1111/j.1467-8624.2009.01405.x (Zugriff am 08.03.2025).
Feinstein, A. R. (1970). The pre-therapeutic classification of comorbidity in chronic disease. Journal of Chronic Diseases, 23, 455–468.
Felitti, V. J. (2002). The relationship of adverse childhood experiences to adult health: Turning gold into lead. Zeitschrift für Psychosomatische Medizin und Psychotherapie, 48 (4), 359–369.
Ferenczi, S. (1933). Sprachverwirrung zwischen dem Erwachsenen und dem Kind. In S. Ferenczi, Schriften zur Psychoanalyse Bd. 2 (S. 303–313). Frankfurt a. M.: S. Fischer.
Feucht, E. (1986). Geburt, Kindheit und Ausbildung im Alten Ägypten. Zur Sozialgeschichte der Kindheit. Veröffentlichungen des Instituts für Historische Anthropologie 4 (S. 225–265). Freiburg/München: Propylaeum.
First, M. (2017). Handbuch der Differenzialdiagnosen. Hrsg. von W. Rief. Göttingen: Hogrefe.
Fivaz-Depeursinge, E., Corboz-Warnery, A. (2001). Das Primäre Dreieck. Vater, Mutter und Kind aus entwicklungstheoretisch-systemischer Sicht. Heidelberg: Carl-Auer.
Flammer, A. (2009). Entwicklungstheorien (4. Aufl.). Bern: Hogrefe.

Flückiger, C., Willutzki, U., Holforth, M. G., Wampold, B. E. (2024). Psychotherapie wirkt: Zugewandter Blick in die Zukunft einer modernen, kollaborativen Behandlung. Die Psychotherapie, 69 (1), 33–39.

Fonagy, P. (2001). Bindungstheorie und Psychoanalyse. Stuttgart: Klett-Cotta.

Fonagy, P., Gergely, G., Jurist, E. L., Target, M. (2008). Affektregulierung, Mentalisierung und die Entwicklung des Selbst. Stuttgart: Klett-Cotta.

Fonagy, P., Nolte, T. (Hrsg.) (2023). Epistemisches Vertrauen. Stuttgart: Klett-Cotta.

Fonagy, P., Target, M., Steele, H., Steele, M. (1998). Reflective-functioning manual. Version 5. London: University College London.

Fraiberg, S. (1982). Pathological defenses in infancy. Psychoanalytic Quarterly, 51, 623–634.

Fraiberg, S., Adelson, E., Shapiro, V. (1975). Ghosts in the nursery. Journal of the American Academy of Child Psychiatry, 14, 387–422.

Frankl, V. (1972). Der Mensch auf der Suche nach Sinn. Stuttgart: Klett.

Franzkowiak, P. (2025). Gesundheits-Krankheits-Kontinuum. In Bundesinstitut für Öffentliche Gesundheit (BIÖG) (Hrsg.), Leitbegriffe der Gesundheitsförderung und Prävention. Glossar zu Konzepten, Strategien und Methoden. https://doi.org/10.17623/BZGA:Q4-i026-2.0 (Zugriff am 01.07.2025).

Freud, S. (1917/1981). Vorlesungen zur Einführung in die Psychoanalyse. Nachdruck. Frankfurt a. M.: Fischer.

Fröbel, F. W. (1826). Die Menschenerziehung. Die Erziehungs-, Unterrichts- und Lehrkunst, angestrebt in der Allgemeinen Deutschen Erziehungsanstalt zu Keilhau. Band 1: Bis zum begonnenen Knabenalter. Keilhau: Verlag der Allgemeinen Deutschen Erziehungsanstalt.

Fromm, E. (1968). Das Menschliche in uns. Zürich: Diana.

Fuchs, S. (2019). Die Kindheit ist politisch. Heidelberg: Mattes Verlag.

Gallese, V. (2003). The roots of empathy: The shared manyfold hypothesis and the neural basis of intersubjectivity. Psychopathology, 36, 171–180.

Gallese, V. (2016). Finding the Body in the Brain. From Simulation Theory to Embodied Simulation. In H. Kornblith, B. McLaughlin (Eds.), Alvin Goldman and His Critics (pp. 297–317). New York: Blackwell.

Garbe, E. (2015). Das kindliche Entwicklungstrauma. Verstehen und bewältigen. Stuttgart: Klett-Cotta.

Gawehn, N., Hong, N., Besier, T., Künster, K. (2023). Erfassung und Förderung der Eltern-Kind-Interaktion mit der Entwicklungspsychologischen Beratung: EPB und EBT 4–10 – Anwendung, Evaluation, Forschung. In B. Priewasser (Hrsg.), Aufwachsen in unsicheren Zeiten. Stuttgart: Klett-Cotta.

GBD 2019 Mental Disorders Collaborators (2022). Global, regional, and national burden of 12 mental disorders in 204 countries and territories, 1990–2019: a systematic analysis for the Global Burden of Disease Study 2019. Lancet Psychiatry, 9, 137–50. https://doi.org/10.1016/S2215-0366(21)00395-3 (Zugriff am 10.03.2025).

Gebhardt, M. (2009). Die Angst vor dem kindlichen Tyrannen. Eine Geschichte der Erziehung im 20. Jahrhundert. München: DVA.

Geist, G. (2018). Cortisol-Studien und Neurobiologie. Gute erste Kinderjahre. https://gute-erste-kinderjahre.de/stresshormon-cortisol/ (Zugriff am 16.01.2025).

Gemeinsamer Bundesausschuss (G-BA) (2024). Beschluss des Gemeinsamen Bundesausschusses über eine Änderung der Richtlinie über die Durchführung der Psychotherapie (Psychotherapie-Richtlinie): Systemische Therapie bei Kindern und Jugendlichen. https://www.g-ba.de/beschluesse/6420/ (Zugriff am 20.03.2025).

Gibson, E., Walk, R. (1960). The visual cliff. Scientific American, 202 (4), 64–71.

Gillberg, C. (2010). The ESSENCE in child psychiatry: Early symptomtic syndromes eliciting neurodevelopmental clinical examinations. Research in Developmental Disabilities, 31, 1543–1551.

Gillberg, C. (2012). ESSENCE-Q-REV (Questionnaire). https://www.gu.se/sites/default/files/2020-04/essence-q-rev-deutsch.pdf (Zugriff am 11.06.2025).
Gloger-Tippelt, G. (1999). Transmission von Bindung über die Generationen – Der Beitrag des Adult Attachment Interview. Praxis der Kinderpsychologie und Kinderpsychiatrie, 48, 73–85.
Gloger-Tippelt, G., König, L. (2009). Bindung in der mittleren Kindheit. Das Geschichtenergänzungsverfahren zur Bindung 5- bis 8-jähriger Kinder (GEV-B). Weinheim/Basel: Beltz.
Gloger-Tippelt, G., Ziegenhain, U., Künster, A. K., Izat, Y. (2014). Entwicklungspsychologische Beziehungstherapie (EBT 4–10®) – Ein bindungsorientiertes psychotherapeutisches Modul zur Förderung der Beziehung zwischen Eltern und ihren Kindern im Vor- und Grundschulalter. Psychotherapie Forum, 19, 50–59.
Goethe, J. W. von (1808/2010). Faust. Eine Tragödie. In J. W. G., Faust-Dichtungen. Faust, erster Theil. Faust, zweyter Theil. Frühere Fassung (»Urfaust«). Paralipomena. Hrsg. und kommentiert von Ulrich Gaier. Stuttgart: Reclam.
Gordon, A. J. (2010). Physical illness and drugs of abuse. A review of the evidence. Cambridge: Cambridge University Press.
Graf, S., Schechter, D. (2024). The impact of maternal interpersonal violent trauma and related psychopathology on child outcomes and intergenerational transmission. Current Psychiatry Reports, 26, 166–175. https://doi.org/10.1007/s11920-024-01491-7 (Zugriff am 15.03.2025).
Granqvist, P., Sroufe, L. A., Dozier, M., Hesse, E., Steele, M., IJzendoorn, M. H. van, Solomon, J., Schuengel, C., Fearon, P., Bakermans-Kranenburg, M., Steele, H., Cassidy, J., Carlson, E., Madigan, S., Jacobvitz, D., Foster, S., Behrens, K., Rifkin-Graboi, A., Gribneau, N., Spangler, G., Ward, M. J., True, M., Spieker, S., Reijman, S., Reisz, S., Tharner, A., Nkara, F., Goldwyn, R., Sroufe, J., Pederson, D., Pederson, D., Weigand, R., Siegel, D., Dazzi, N., Bernard, K., Fonagy, P., Waters, E., Toth, S., Cicchetti, D., Zeanah, C. H., Lyons-Ruth, K., Main, M., Duschinsky, R. (2017). Disorganized attachment in infancy: A review of the phenomenon and its implications for clinicians and policy-makers. Attachment & Human Development, 19 (6), 534–558. https://doi.org/10.1080/14616734.2017.1354040 (Zugriff am 08.03.2025).
Grawe, K. (2004). Neuropsychotherapie. Göttingen: Hogrefe.
Green, J. G., McLaughlin, K. A., Berglund, P. A., Gruber, M. J., Sampson, N. A., Zaslavsky, A. M., Kessler, R. C. (2010). Childhood adversities and adult psychiatric disorders in the National Comorbidity Survey Replication I: Associations with first onset of DSM-IV disorders. Archives of General Psychiatry, 67, 113–123.
Grossarth-Maticek, R. (2003). Selbstregulation, Autonomie und Gesundheit. Krankheitsfaktoren und soziale Gesundheitsressourcen im sozio-psycho-biologischen System. Berlin: De Gruyter.
Grossarth-Maticek, R. (2008). Synergetische Präventivmedizin. Forschungsstrategien für Gesundheit. Heidelberg: Springer.
Grossmann, K., Grossmann, K. E. (2004/2012). Bindungen – das Gefüge psychischer Sicherheit. Stuttgart: Klett-Cotta.
Grossmann, K. E., Grossmann, K. (2021). Universal and culturally specific aspects of sensitive responsiveness to young children. Attachment & Human Development, 23 (2), 231–238. doi :10.1080/14616734.2020.1828550.
Grow together (2025). Grow together Methode. https://www.growtogether.at/was-wir-tun/#haltung (Zugriff am 10.06.2025).
Gunderson, J. G. (1978). Defining the therapeutic processes in psychiatric milieus. Psychiatry, 41, 327–335.
Guthkelch, A. N. (1971). Infantile subdural haematoma and its relationship to whiplash injuries. British Medical Journal, 2 (5759), 430–431.
Haarer, J. (1934). Die deutsche Mutter und ihr erstes Kind. München: Carl Gerber.
Haarer, J., Haarer, G. (2012). Die deutsche Mutter und ihr letztes Kind. Hannover: Offizin Verlag.
Häßler, F., Schepker, R., Schläfke, D. (Hrsg.) (2008). Kindstod und Kindstötung. Berlin: MWV.

Haken, H. (1984). Erfolgsgeheimnisse der Natur. Synergetik – die Lehre vom Zusammenwirken. Frankfurt a. M.: Ullstein.

Haken, H., Schiepek, G. (2010). Synergetik in der Psychologie – Selbstorganisation verstehen und gestalten (2. Aufl.). Göttingen: Hogrefe.

Hakulinen-Viitanen, T., Pelkonen, M., Haapakorva, A. (2005). Maternity and child health care in Finland. Helsinki: Ministry of Social Affairs and Health.

Hallett, C., Prout, A. (2003). Hearing the Voices of Children. London: Routledge.

Haselgruber, A., Sölva, K., Lueger-Schuster, B. (2020). Validation of ICD-11 PTSD and complex PTSD in foster children using the International Trauma Questionnaire. Acta Psychiatrica Scandinavica, 141, 60–73. https://doi.org/10.1111/acps.13100 (Zugriff am 12.03.2025).

Hanawalt, B. (1995). Narratives of a nurturing culture: parents and neighbors in medieval England. Essays of Medieval Studies, 12, 1–13.

Harrison, C., Fortin, M., van den Akker, M., Mair, F., Calderon-Larranaga, A., Boland, F., Wallace, E., Jani, B., Smith, S. (2021). Comorbidity versus multimorbidity: Why it matters. Journal of Multimorbidity and Comorbidity, 11:2633556521993993. doi:10.1177/2633556521993993. PMID: 33718251; PMCID: PMC7930649.

Havighurst, R. J. (1948/1972). Developmental tasks and education. New York: McKay.

Heckman, J. J. (2006). Skill formation and the economics of investing in disadvantaged children. Science, 312 (5782), 1900–1902.

Heckman, J., Masterov, D. (2007). The productivity argument for investing in young children. Review of Agricultural Economics, 29 (3), 446–493.

Helfer, R. E., Kempe, C. H. (1968). The battered child. Chicago: University of Chicago Press.

Hesse, E., Main, M. (2002). Desorganisiertes Bindungsverhalten bei Kleinkindern, Kindern und Erwachsenen. In K. H. Brisch, K. E. Grossmann, K. Grossmann, L. Köhler (Hrsg.), Bindung und seelische Entwicklungswege: Grundlagen, Prävention und klinische Praxis (S. 219–248). Stuttgart: Klett-Cotta.

Hexa6six (2009). Flug in ein Mandelbrot-Fraktal. YouTube-Video. https://www.youtube.com/watch?v=F6ct7uCKMgs (Zugriff am 27.08.2024).

Hodges, J., Tizard, B. (1989). Social and family relationships of ex-institutional adolescents. Journal of Child Psychology and Psychiatry, 30, 77–97.

Hoffman, L. (1985). Beyond power and control: Toward a »second order« family systems therapy. Family Systems Medicine, 3, 381–396.

Höger, D., Buschkämper, S. (2002). Der Bielefelder Fragebogen zu Partnerschaftserwartungen (BFPE). Ein alternativer Vorschlag zur Operationalisierung von Bindungsmustern mittels Fragebögen. Zeitschrift für Differentielle und Diagnostische Psychologie, 1, 83–98.

Hollerbach, J. (2017). Kinder lernen Empathie, Gefühle und Sprache: »B.A.S.E – Babywatching«. In K. H. Brisch (Hrsg.), Bindung und emotionale Gewalt (S. 50–58). Stuttgart: Klett-Cotta.

Holmes, J. (2017). Attachment, Psychoanalysis, and the Search for 21st-Century Psychotherapy practice. Psychoanalytic Inquiry, 37 (5), 1–11.

Huizink, A. C. (2008). Prenatal stress exposure and temperament: A review. International Journal of Developmental Science, 2 (1–2), 77–99.

Human Rights Watch (1998). Abandoned to the state – cruelty and neglect in Russian orphanages. New York u. a.: Human Rights Watch.

Husserl, E. (1901). Logische Untersuchungen (1. Aufl., Bd. II; S. 588, S. 620). Tübingen: Max Niemeyer-Verlag.

Hutsebout, J., Nijssens, L., van Vessem, M. (2024). Die Kraft des Mentalisierens – eine Einführung. Stuttgart: Klett-Cotta.

IJzendoorn, M. H. van (1995). Adult attachment representations, parental responsiveness, and infant attachment: A meta-analysis of the predictive validity of the adult attachment Interview. Psychological Bulletin, 117, 387–403.

IJzendoorn, M. H. van, Caspers, K., Bakermans-Kranenburg, M. J., Beach, S. R. H., Philibert, R. (2010). Methylation matters: Interaction between methylation density and 5HTT genotype predicts unresolved loss or trauma. Biological Psychiatry, 68, 405–407.

Insel, T. (2013). Tansforming Diagnosis. National Institute of Mental Health. https://psychrights.org/2013/130429NIMHTransformingDiagnosis.htm (Zugriff am 11.06.2025).

Institut für Schematherapie Rhein-Ruhr (2024). Modusmodell nach J. Young. https://schematherapie-rhein-ruhr.de/modusmodell-nach-j-young/ (Zugriff am 16.03.2025).

Iwanski, A., Zimmermann, P. (2013). Coding of attachment disorder behavior in children (CADBC). Unpublished Manual, University of Wuppertal (Germany).

Iwanski, A., Zimmermann, P. (2018). Beobachtung von Bindungsstörungssymptomen in der mittleren Kindheit. Praxis der Kinderpsychologie und Kinderpsychiatrie, 67 (4), 333–350.

Jurczyk, K., Voß, G. (2000). Entgrenzte Arbeitszeit – Reflexive Alltagszeit. Die Zeiten des Arbeitskraftunternehmers. In E. Hildebrandt (Hrsg.), Reflexive Lebensführung. Zu den sozialökologischen Folgen flexibler Arbeit (S. 151–205). Berlin: edition sigma.

Kalckreuth, B. von (2015). Baby-Kleinkind-Bildschirm-Eltern, eine neue Beziehungswelt: Was tun? Kinderärztliche Praxis, 96, 176–181.

Kapfhammer, H.-P., Lahousen, T. (2021). Psychobiologie von Bindung und Trauma. Jatros Orthopädie & Traumatologie Rheumatologie, 6, 49–56.

Kattula, D., Sarkar, R., Sivarathinaswamy, P., Velusamy, V., Venugopal, S., Naumova, E. N., Muliyil, J., Ward, H., Kang, G. (2014). The first 1000 days of life: prenatal and postnatal risk factors for morbidity and growth in a birth cohort in southern India. BMJ Open, 4 (7): e005404. doi:10.1136/bmjopen-2014-005404. PMID: 25056979; PMCID: PMC4120427.

Keller, H., Chaudhary, N. (2017). Is the mother essential for attachment? Models of care in different cultures. In H. Keller, K. Bard (Eds.), The cultural nature of attachment: Contextualizing relationships and development (Strüngmann Forum Reports. Vol. 22; pp. 109–137). Cambridge, MA: MIT Press.

Kempe, C. H., Silverman, F. N., Steele, B. F., Droegemueller, W., Silver, H. K. (1962). The battered-child syndrome. Jama, 181 (1), 17–24. doi:10.1001/jama.1962.03050270019004 (Zugriff am 08.03.2025).

Key, E. (1900). Barnets Aarhundrede. Studier. Kjøbnhavn: Gyldendalske Boghandels Forlag. Deutsche Erstausgabe: Ellen Key, Das Jahrhundert des Kindes. Studien. Berlin: S. Fischer Verlag, 1902.

Keyes, C. L. M. (2014). Mental Health as a Complete State: How the salutogenic perspective completes the picture. In G. F. Bauer, O. Hämmig (Eds.), Bridging Occupational, Organizational and Public Health (pp. 179–192). Dordrecht: Springer Netherlands. https://www.researchgate.net/publication/287014585_Mental_Health_as_a_Complete_State_How_the_Salutogenic_Perspective_Completes_the_Picture (Zugriff am 01.07.2025).

Kidd, T., Hamer, M., Steptoe, A. (2013). Adult attachment style and cortisol responses across the day in older adults. Psychophysiology, 50 (9), 841–847. doi:10.1111/psyp.12075 (Zugriff am 14.03.2025).

Klemenz, B. (2000). Ressourcendiagnostik bei Kindern. Praxis der Kinderpsychologie und Kinderpsychiatrie, 49, (3), 176–198.

Kliewer-Neumann, J. D., Bovenschen, I., Roland, I. C., Lang, K., Spangler, G., Nowacki, K. (2015). Interviewtechnik zur Erfassung von Bindungsstörungssymptomen/assessing disturbances of attachment symptoms using interview technique. Praxis der Kinderpsychologie und Kinderpsychiatrie, 64, 759–773.

Kliewer-Neumann, J. D., Zimmermann, J., Bovenschen, I., Gabler, S., Lang, K., Spangler, G., Nowacki, K. (2023). Attachment disorder symptoms in foster children: development and associations with attachment security. Child and Adolescent Psychiatry and Mental Health, 17, 98. https://doi.org/10.1186/s13034-023-00636-5 (Zugriff am 10.03.2025).

Klinger-König J., Erhardt, A., Streit, F., Völker, M. P., Schulze, M. B., Keil, T., Fricke, J., Castell, S., Klett-Tammen, C. J., Pischon, T., Karch, A., Teismann, H., Michels, K. B., Greiser, K. H., Becher, H., Karrasch, S., Ahrens, W., Meinke-Franze, C., Schipf, S., Mikolajczyk, R., Führer, A., Brandes, B., Schmidt, B., Emmel, C., Leitzmann, M., Konzok, J., Peters, A., Obi, N., Brenner, H., Holleczek, B., Moreno Velàsquez, I., Deckert, J., Baune, B. T., Rietschel, M., Berger, K., Grabe, H. J. (2024). Childhood trauma and somatic and mental illness in adulthood. Findings of the NAKO health study. Deutsches Ärzteblatt International, 121, 1–8. doi:10.3238/arztebl.m2023.0225 (Zugriff am 15.03.2025).

Klitzing, K. von (2022). Vernachlässigung – Betreuung und Therapie von emotional vernachlässigten und misshandelten Kindern. Stuttgart: Klett-Cotta.

Klöpper, M. (2006). Reifung und Konflikt. Säuglingsforschung, Bindungstheorie und Mentalisierungskonzept in der tiefenpsychologischen Psychotherapie. Stuttgart: Klett-Cotta.

Knüppel, H. (Hrsg.) (2005). Bibliographische Annäherungen an die Gründerinnen und Gründer der professionellen Sozialarbeit. Potsdam: Schriften der FH Potsdam.

Kočovská, E., Wilson, P., Young, D., Wallace, A. M., Gorski, C., Follan, M., Smillie, M., Puckering, C., Barnes, J., Gillberg, C., Minnis, H. (2013). Cortisol secretion in children with symptoms of reactive attachment disorder. Psychiatry Research, 209 (1), 74–77.

Kohlberg, L. (1996). Die Psychologie der Moralentwicklung. Frankfurt a. M.: Suhrkamp.

Kohut, H. (1971). Narzißmus. Eine Theorie der Behandlung narzißtischer Persönlichkeitsstörungen. Frankfurt a. M.: Suhrkamp.

Kolassa, I. T. (2022). Die biomolekularen Folgen von Stress und Trauma: Veränderungen im Immunmetabolismus und die Frage nach der Psychotherapie der Zukunft. Unveröffentlichter Vortrag an der DGSF-Jahrestagung in Dresden.

Korittko, A. (2006). Trauma und System: Das erstarrte Mobile. In J. Rieforth (Hrsg.), Triadisches Verstehen in sozialen Systemen. Gestaltung komplexer Wirklichkeiten (S. 192–142). Heidelberg: Carl-Auer.

Korittko, A. (2017) Posttraumatische Belastungsstörungen bei Kindern und Jugendlichen. Heidelberg: Carl-Auer.

Korittko, A., Pleyer, K.-H. (2010). Traumatischer Stress in der Familie. Systemtherapeutische Lösungswege. Göttingen: Vandenhoeck & Ruprecht.

Kotov, R., Krueger, R. F., Watson, D., Achenbach, T. M., Althoff, R. R., Bagby, R. M., Brown, T. A., Carpenter, W. T., Caspi, A., Clark, L. A., Eaton, N. R., Forbes, M. K., Forbush, K. T., Goldberg, D., Hasin, D., Hyman, S. E., Ivanova, M. Y., Lynam, D. R., Markon, K., Miller, J. D., Moffitt, T. E., Morey, L. C., Mullins-Sweatt, S. N., Ormel, J., Patrick, C. J., Regier, D. A., Rescorla, L., Ruggero, C. J., Samuel, D. B., Sellbom, M., Simms, L. J., Skodol, A. E., Slade, T., South, S. C., Tackett, J. L., Waldman, I. D., Waszczuk, M. A., Widiger, T. A., Wright, A. G. C., Zimmerman, M. (2017). The Hierarchical Taxonomy of Psychopathology (HiTOP): a dimensional alternative to traditional nosologies. Journal of Abnormal Psychology, 126 (4), 454–477.

Kränzl-Nagl, R., Mierendorff, J. (2007). Kindheit im Wandel. SWS-Rundschau, 47 (1), 3–25.

Kreß, S., Cierpka, M., Möhler, E., Resch, F. (2012). Mütterliche Affektabstimmung von Müttern mit Missbrauchserfahrungen in der Mutter-Kind-Interaktion. https://doi.org/10.23668/psycharchives.9737 (Zugriff am 08.03.2025).

Kruppa, K., Priewasser, B. (2025). Grow Together – Zusammenwachsen von Anfang an. Wien: facultas.

Lahousen, T., Unterrainer, H.-U., Kapfhammer, H. P. (2019). Psychobiology of attachment and trauma – some general remarks. Frontiers in Psychiatry, 10. https://doi.org/10.3389/fpsyt.2019.00914 (Zugriff am 05.03.2025).

Lamm, B., Keller, H., Teiser, J., Gudi, H., Yovsi, R. D., Freitag, C., Poloczek, S., Fassbender, I., Suhrke, J., Teubert, M., Vöhringer, I., Knopf, M., Schwarzer, G., Lohaus, A. (2018). Waiting for the Second Treat: Developing Culture-Specific Modes of Self-Regulation. Child Development, 89 (3), e261–e277. doi: 10.1111/cdev.12847. Epub 2017 Jun 6. PMID: 28586087.

Largo, R. (2022). Zusammen leben. Das FIT-Prinzip für Gemeinschaft, Gesellschaft und Natur. Frankfurt a. M.: Fischer.
Lauth, G., Schlottke, P. (2002). Training mit aufmerksamkeitsgestörten Kindern. Weinheim: Beltz.
Lehmkuhl, G., Meyer-Enders, G., Breuer, U., Tschuschke, V., Wienand, F. (2022). Der Scenotest-2. Göttingen: Hogrefe.
Levin-Aspenson, H. F., Greene, A. L. (2024). Rethinking trauma-related psychopathology in the Hierarchical Taxonomy of Psychopathology (HiTOP). Journal of Traumatic Stress, 37 (3), 361–371. https://doi.org/10.1002/jts.23014 (Zugriff am 11.03.2025).
Levold, T. (1984). Multidimensionales Explorationsmodell. Unveröffentlichter Forschungsbericht. Rösrath: Haus Sommerberg.
Levold, T. (2021). Diagnostik als soziale Konstruktion. Kontext – Zeitschrift für systemische Perspektiven, 52 (2), 105–126.
Lieb, H. (2010). Verhaltenstherapeutische und systemische Familientherapie: Wenn zwei das Gleiche tun, ist es noch lange nicht das Gleiche. Psychotherapie im Dialog, 11 (3), 208–213.
Lieb, H. (2014). Störungsspezifische Systemtherapie. Heidelberg: Carl-Auer.
Lieb, H. (2015). Was muss eine Systemtherapie im Gesundheitssystem bewältigen, um eine Systemtherapie im Gesundheitssystem zu bleiben? Systeme, 29 (1), 2–22.
Lieberman, A. F., Pawl, J. H. (1995). The treatment of disorders of attachment at the infant-parent program. In J. Belsky, T. Nezworski (Eds.), Clinical implications of attachment (pp. 336–346). Hillsdale, NJ: Erlbaum.
Liebler-Fechner, M. (2001). Der ideologisch motivierte Entzug des elterlichen Sorgerechts in der Zeit des Nationalsozialismus. Münster: LIT Verlag.
Liebsch, H., Flemming, E., Spitzer, C. (2024). Wochenkrippen und Säuglingsheime – Institutionalisierte Fremdbetreuung im frühen Kindesalter. Gießen: Psychosozial-Verlag.
Lindgren, A. (1978). »Niemals Gewalt!« Rede zur Entgegennahme des Friedenspreises des deutschen Buchhandels. Frankfurt a. M. https://www.friedenspreis-des-deutschen-buchhandels.de/alle-preistraeger-seit-1950/1970-1979/astrid-lindgren (Zugriff am 11.06.2025).
Loth, W. (1998). Auf den Spuren hilfreicher Veränderungen. Das Entwickeln Klinischer Kontrakte. Dortmund: verlag modernes lernen.
Loth, W., Schlippe, A. von (2004). Die therapeutische Beziehung aus systemischer Sicht. Psychotherapie im Dialog, 4, 341–346.
Ludewig, K. (1998). Nutzen, Schönheit, Respekt. Drei Grundkategorien für die Evaluation von Therapien. System Familie, 1, 103–114.
Ludewig, K. (2011). Psychische Systeme – ein nützliches Konzept für die systemische Praxis. Familiendynamik, 36, 222–238.
Luhmann, N. (1984). Soziale Systeme. Frankfurt a. M.: Fischer.
Luyten, P., Campbell, C., Allison, E., Fonagy, P. (2020). The mentalizing approach to psychopathology: State of the art and future directions. Annual Review of Clinical Psychology, 16, 297–325.
Lyons-Ruth, K., Jacobvitz, D. (2016). Attachment disorganization from infancy to adulthood. In J. Cassidy, P. R. Shaver (Eds.), Handbook of Attachment (pp. 667–695). New York: Guilford Press.
Lyons-Ruth, K. Melnick, S., Bronfman, E. (2002). Desorganisierte Kinder und ihre Mütter. In K. H. Brisch, K. E. Grossmann, K. Grossmann, L. Köhler (Hrsg.), Bindung und seelische Entwicklungswege: Grundlagen, Prävention und klinische Praxis (S. 249–276). Stuttgart: Klett-Cotta.
MacLean, P. D. (1990). The triune brain in evolution: Role in paleocerebral functions. New York: Plenum.
Mackert, N. (2010). Rezension zu M. Gebhardt: Die Angst vor dem kindlichen Tyrannen. Eine Geschichte der Erziehung im 20. Jahrhundert. H-Soz-Kult, www.hsozkult.de/publicationreview/id/reb-14055 (Zugriff am 01.03.2025).

Mackes, N. K., Golm, D., Sarkar, S., Kumsta, R., Rutter, M., Fairchild, G., Mehta, M. A., Sonuga-Barke, E. J. S. on behalf of the ERA Young Adult Follow-up team (2020). Early childhood deprivation is associated with alterations in adult brain structure despite subsequent environmental enrichment. Proceedings of the National Academy of Sciences of the United States of America, 117 (1), 641–649. https://doi.org/10.1073/pnas.1911264116.

Madigan, S., Fearon, R. M. P., IJzendoorn, M. H. van, Duschinsky, R., Schuengel, C., Bakermans-Kranenburg, M. J., Ly, A., Cooke, J. E., Deneault, A.-A., Oosterman, M., Verhage, M. L. (2023). The first 20,000 strange situation procedures: A meta-analytic review. Psychological Bulletin, 149 (1–2), 99–132. doi:10.1037/bul0000388.

Maercker, A., Eberle, D. (2022). Was bringt die ICD-11 im Bereich der trauma- und belastungsbezogenen Diagnosen? Verhaltenstherapie, 32, 62–71.

Mahler, M., Pine, F., Bergman, A. (1975). The psychoanalytical birth of the human infant. New York: Basic Books.

Main, M., Solomon, J. (1986). Discovery of a new, insecure-disorganized/disoriented attachment pattern. In T. B. Brazelton, M. Yogman (Eds.), Affective development in infancy (pp. 95–124). Norwood, NJ: Ablex.

Maj, M. (2005). »Psychiatric comorbidity«: An artefact of current diagnostic systems? The British Journal of Psychiatry, 186 (3), 182–184. doi:10.1192/bjp.186.3.182.

Mallet, C. A. (2006). Behaviorally-based disorders. The historical social construction of youth's most prevalent psychiatric diagnoses. History of Psychiatry, 17, 437–460.

Marvin, R., Cooper, G., Hoffman, K., Powell, B. (2002). The circle of security project: Attachment-based intervention with caregiver-pre-school child dyads. Attachment & Human Development, 4, 107–124.

Matejcek, Z. (1990). Psychosoziale Bewertung von Kinderkrippen. Der Kinderarzt, 21 (4), 561–569.

Matschke, J., Herrmann, B., Sperhake, J., Körber, F., Bajanowski, T., Glatzel, M. (2009). Das Schütteltrauma-Syndrom – Eine häufige Form des nicht akzidentellen Schädel-Hirn-Traumas im Säuglings- und Kleinkindesalter. Deutsches Ärzteblatt International, 106 (13), 211–217. doi:10.3238/arztebl.2009.0211.

Maturana, H., Varela, F. (1987). Der Baum der Erkenntnis. Die biologischen Wurzeln des menschlichen Erkennens. Bern: Scherz.

Maywald, J. (2010). UN-Kinderrechtskonvention: Bilanz und Ausblick. Aus Politik und Zeitgeschichte, 38, 9–13.

Meadow, R. (1977). Munchausen syndrome by proxy. The hinterland of child abuse. Lancet, 310, 343–345.

Meier, S., Zimmermann, P. (2018). Persönlichkeitserfassung als Beitrag zur Differentialdiagnostik zwischen Patienten mit ADHS und Bindungsstörung in der mittleren Kindheit. Praxis der Kinderpsychologie und Kinderpsychiatrie, 67, 510–528.

Meins, E., Fernyhough, C., Rosnay, M. de, Arnott, B., Leekam, S. R., Turner, M. (2012). Mind-mindedness as a multidimensional construct: Appropriate and nonattuned mind-related comments independently predict infant–mother attachment in a socially diverse sample. Infancy, 17 (4), 393–415.

Mesman, J., IJzendoorn, M. H. van, Behrens, K., Carbonell, O. A., Cárcamo, R., Cohen-Paraira, I., Harpe, C. de la, Ekmekçi, H., Emmen, R., Heidar, J., Kondo-Ikemura, K., Mels, C., Mooya, H., Murtisari, S., Nóblega, M., Ortiz, J. A., Sagi-Schwartz, A., Sichimba, F., Soares, I., Steele, H., Steele, M., Pape, M., Ginkel, J. van, Veer, R. van der, Wang, L., Selcuk, B., Yavuz, M., Zreik, G. (2016a). Is the ideal mother a sensitive mother? Beliefs about early childhood parenting in mothers across the globe. International Journal of Behavioral Development, 40 (5), 385–397. https://doi.org/10.1177/0165025415594030 (Zugriff am 03.03.2025).

Mesman, J., IJzendoorn, M. H. van, Sagi-Schwartz, A. (2016b). Cross-cultural patterns of attachment. In J. Cassidy, P. R. Shaver (Eds.), Handbook of Attachment (pp. 852–877). New York: Guilford Press.

Mesman, J. (2021). Video observations of sensitivity in context: integrating insights from seven cultural communities. Attachment & Human Development, 23 (2), 212–221. doi:10.1080/14616734.2020.1828547.

Metzler, G. L. (2024). Warnung vor den Folgen. Psychiater »sehr, sehr besorgt«: Kindern von heute fehlt eine wichtige Fähigkeit. K. H. Brisch im Gespräch. Focus-online, 16.08.2024. https://www.khbrisch.de/fileadmin/user_upload/News-Dateien/Erziehung__Kindern_von_heute_fehlt_eine_wichtige_Fa__higkeit_-_FOCUS_online.pdf (Zugriff am 30.06.2025).

Meyer-Enders, G., Lehmkuhl, G. (2024). Kinder gestalten Narrative – erste Erfahrungen mit dem revidierten Szeno 2-Test. Praxis der Kinderpsychologie und Kinderpsychiatrie, 73 (3), 235–252.

Mikolajczak, M., Gross, J., Roskam, I. (2019). Parental Burnout: What is it, and why does it matter? Clinical Psychological Science, 7 (6), 1319–1329. https://doi.org/10.1177/2167702619858430 (Zugriff am 02.03.2025).

Miller, A. (2007). Dein gerettetes Leben – Wege zur Befreiung. Frankfurt a. M.: Suhrkamp.

Mikulincer, M., Shaver, P. R. (2016). Attachment in adulthood: Structure, dynamics, and change. New York: The Guilford Press.

Möhler, E., Resch, F. (2019). Early Life Stress. Praxis der Kinderpsychologie und Kinderpsychiatrie, 68, 575–591.

Monette, S., Cyr, C., Terradas, M. M., Couture, S., Minnis, H., Lehmann, S. (2022). Development and validation of a measure of attachment disorders based on DSM-5 Criteria: The early trauma-related disorders questionnaire (ETRADQ). Assessment, 29, 556–571.

Montaigne, M. de (1834). Essais. Avec des notes de tous les commentateurs. Paris: Lefevre.

Moog, N. K., Cummings, P. D., Jackson, K. L., Aschner, J. L., Barrett, E. S., Bastain, T. M., Blackwell, C. K., Bosquet Enlow, M., Breton, C. V., Bush, N. R., Deoni, S. C. L., Duarte, C. S., Ferrara, A., Grant, T. L., Hipwell, A. E., Jones, K., Leve, L. D., Lovinsky-Desir, S., Miller, R. K., Monk, C., Oken, E., Posner, J., Schmidt, R. J., Wright, R. J., Entringer, S., Simhan, H. N., Wadhwa, P. D., O'Connor, T. G., Musci, R. J., Buss, C., ECHO collaborators (2023). Intergenerational transmission of the effects of maternal exposure to childhood maltreatment in the USA: a retrospective cohort study. The Lancet Public Health, 8 (3), e226–e237. doi:10.1016/S2468-2667(23)00025-7 (Zugriff am 14.03.2025).

Morrison, P., Morrison, P. (1983). Zehn Hoch – Dimensionen zwischen Quarks und Galaxien. Heidelberg: Spektrum der Wissenschaft.

Müller, K. E. (2013). Stressregulation und Mitochondrienfunktion. OM – Zeitschrift für Orthomolekulare Medizin, 1, 1–6.

Nanni, V., Uher, R., Danese, A. (2012). Childhood maltreatment predicts unfavorable course of illness and treatment outcome in depression: A meta-analysis. American Journal of Psychiatry, 169, 141–151.

Narvaez, D., Bradshaw, G. A. (2023). The evolved nest. Berkely: North Atlantic Books.

Orban, R., Ochs, M. (2024). Systemisches Arbeiten in der Erziehungshilfe – die Anwendung der synergetischen Systemtheorie für die Arbeit am Selbstbild von Kindern und Jugendlichen. In M. Macsenare, K. Esser, E. Knab, S. Hiller, D. Kieslinger (Hrsg.), Handbuch der Hilfen zur Erziehung (S. 483–491). Freiburg: Lambertus.

Pany-Kucera,D., Reschreiter, H., Kern, A. (2010). Auf den Kopf gestellt? – Überlegungen zu Kinderarbeit und Transport im prähistorischen Salzbergwerk Hallstatt. Mitteilungen der Anthropologischen Gesellschaft in Wien (MAGW), 140, 39–68.

Papoušek, M. (2001). Intuitive elterliche Kompetenzen – Ressource in der präventiven Eltern-Säuglings-Beratung und -psychotherapie. Frühe Kindheit. http://liga-kind.de/fk-101-papousek/ (Zugriff am 03.03.2025).

Papoušek, M. (2004) Regulationsstörungen in der frühen Kindheit: Klinische Evidenz für ein neues diagnostisches Konzept. In M. Papoušek, M. Schieche, H. Wurmser (Hrsg.), Regulationsstörungen der frühen Kindheit (S. 78–110). Bern: Huber.

Pentz, K., Trost, A. (2015). Sekundäre Traumatisierung und Bindungsstile bei Professionellen Sozialer Arbeit. In U. Lammel, J. Jungbauer, A. Trost (Hrsg.), Klinisch-therapeutische Soziale Arbeit. Grundpositionen, Forschungsbefunde, Praxiskonzepte (S. 119–134). Dortmund: verlag modernes lernen.

Perea-Velasco, L. P., Martínez-Fuentes, M. T., Pérez-López, J. (2023). Changes in patterns of early mother-child interaction: A longitudinal study of the first 18 months of life. Infant Behavior and Development, 72, 101858. https://doi.org/10.1016/j.infbeh.2023.101858 (Zugriff am 03.03.2025).

Petermann, F., Macha, T. (2013). Entwicklungstest für Kinder von 6 Monaten bis 6 Jahren (ET 6-6-R). Frankfurt a. M.: Pearson.

Pfeiffer, F., Reuß, K. (2008). Ungleichheit und die differentiellen Erträge frühkindlicher Bildungsinvestitionen im Lebenszyklus. ZEW Discussion Paper. https://www.zew.de/publikationen/ungleichheit-und-die-differentiellen-ertraege-fruehkindlicher-bildungsinvestitionen-im-lebenszyklus-1 (Zugriff am 20.03.2025).

Piaget, J., Inhelder, B. (1976). Die Psychologie des Kindes (3. Aufl.). Olten/Freiburg i. Brsg.: Walter.

Pleyer, K. H. (2001). Systemische Spieltherapie – Kooperationswerkstatt für Eltern und Kind. In W. Rotthaus (Hrsg.), Systemische Kinder- und Jugendlichenpsychotherapie. Heidelberg: Carl-Auer Systeme.

Pleyer, K. H. (2003). Parentale Hilflosigkeit, ein systemisches Konstrukt für die therapeutische und pädagogische Arbeit mit Kindern. Familiendynamik, 28 (4), 467–491.

Pleyer, K. H. (2023). Systemisches Arbeiten in »traumatischen Konstellationen«. Zeitschrift für Systemische Therapie und Beratung, 41 (3), 103–114.

Plückhahn, J. (2012). Dauerheime für Säuglinge und Kleinkinder in der DDR aus dem Blickwinkel der Bindungstheorie. Diplomarbeit. FH Potsdam. S. 60 und S. 101 ff.

Poutiainen, H., Hakulinen, T., Mäki, P., Laatikainen, T. (2016). Family characteristics and parents' and children's health behaviour are associated with public health nurses' concerns at children's health examinations. International Journal of Nursing Practice, 22, 584–595.

Prekop, J. (1988). Der kleine Tyrann: Welchen Halt brauchen Kinder? München: Kösel.

Prekop, J. (1998). Der kleine Tyrann: Welchen Halt brauchen Kinder? (erw. Neuausgabe). München: Kösel.

Priewasser, B. (Hrsg.) (2023). Aufwachsen in unsicheren Zeiten. Stuttgart: Klett-Cotta.

Priewasser, B. (2023). Die Smart-Baby-Studie. Vortrag KIKT-Kongress »KJP am Bodensee«, Lindau.

Priewasser, B., Dinzinger, A.(2023). Smartphones: wie sehr stressen die ständigen Unterbrechungen unsere Babys? In K. H. Brisch (Hrsg.), Gestörte Bindungen in digitalen Zeiten. Stuttgart: Klett-Cotta.

Pritchett, R., Pritchett, J., Marshall, E., Davidson, C., Minnis, H. (2013). Reactive attachment disorder in the general population: a hidden ESSENCE disorder. The Scientific World Journal, 2013 Apr 18;2013:818157. doi: 10.1155/2013/818157 (Zugriff am 10.03.2025).

Rabe, A. (2023). Die Möglichkeit von Glück. Stuttgart: Klett-Cotta.

Rathmann, K., Bründel, H., Hurrelmann, K. (2024). Kindheit heute – Entwicklungen und Herausforderungen. Weinheim: Beltz.

Radesky, J., Miller, A., Rosenblum, K., Appugliesee, D., Kaciroti, N., Lumeng, J. (2015a). Maternal mobile device use during a structured parent-child interaction task. Academic Pediatrics, 15 (2), 238–244.

Radesky, J. S., Schumacher, J., Zuckerman, B. (2015b). Mobile and interactive media use by young children: the good, the bad, and the unknown. Pediatrics, 135 (1), 1–3.

Reddemann, L., Schmidt, J. (2023). ICD-11: Was bringt uns die neue Diagnose »komplexe PTBS«? PSYLIFE – Das Online-Magazin für alle, die in Psychotherapie, Beratung und Coaching tätig sind. https://psylife.de/magazin/icd-11-was-bringt-uns-die-neue-diagnose-komplexe-ptbs (Zugriff am 15.01.2025).

Reich, G., Massing, A., Cierpka, M. (1996). Die Mehrgenerationenperspektive und das Genogramm. In M. Cierpka (Hrsg.), Handbuch der Familiendiagnostik (S. 223–258). Berlin u. a.: Springer.
Remschmidt, H., Schmidt, M. (1994). Multiaxiales Klassifikationsschema für psychische Störungen des Kindes- und Jugendalters nach ICD-10 der WHO. Bern: Huber
Retzer, A. (2003). Systemische Psychotherapie: theoretische Grundlagen, klinische Anwendungsprinzipien. In H. J. Möller, G. Laux, H. P. Kapfhammer (Hrsg.), Psychiatrie und Psychotherapie (S. 746–770). Heidelberg/Berlin: Springer.
Retzlaff, R. (2021). Systemische Therapie – Fallkonzeption, Therapieplanung, Antragsverfahren. Ein praktischer Leitfaden. Heidelberg: Carl-Auer.
Retzlaff, R. (2024). Systemische Fallkonzeption und Antragsverfahren – mögliche Probleme und Lösungen. Kontext – Zeitschrift für systemische Perspektiven, 55 (2), 152–171.
Roesler, C. (2023). Was genau ist eigentlich systemisch – und was nicht? Familiendynamik, 48, 226–238.
Romano, E., Babchishin, L., Marquis, R., Frechette, S. (2015). Childhood maltreatment and educational outcomes. Trauma, Violence and Abuse, 16, 418–437.
Roskam, I., Mikolajczak, M. (2018). Le burn-out parental. Comprendre, diagnostiquer et prendre en charge. Louvain-la-Neuve: De Boeck.
Roth, G., Strüber, N. (2014). Wie das Gehirn die Seele macht. Stuttgart: Klett-Cotta.
Roth, G., Ryba, A. (2016). Coaching, Beratung und Gehirn. Neurobiologische Grundlagen wirksamer Veränderungskonzepte. Stuttgart: Klett-Cotta.
Rotthaus, W. (1990). Systemische stationäre Kinder- und Jugendpsychiatrie. Dortmund: verlag modernes lernen.
Rotthaus, W. (2021a). Ängste von Kindern und Jugendlichen (2. Aufl.). Heidelberg: Carl-Auer.
Rotthaus, W. (2021b) Wir können und müssen uns neu erfinden – Am Ende des Zeitalters des Individualismus: Aufbruch in die Zukunft. Heidelberg: Carl-Auer.
Rousseau, J.-J. (1762/1971). Emil oder über die Erziehung. Paderborn: Schöningh (Original: Émile ou De l'éducation, Den Haag: Jean Néaulme).
Rudden, M. G., Milrod, B., Target, M. (2005). The brief reflective functioning interview. New York: Weill Cornell Medical College.
Rutter, M. (2006). Die psychischen Auswirkungen früher Heimerziehung. In K. H. Brisch, T. Hellbrügge (Hrsg.), Kinder ohne Bindung. Deprivation, Adoption und Psychotherapie (S. 91–137). Stuttgart: Klett-Cotta.
Saß, H., Wittchen, H.-U., Zaudig, M. (Hrsg.) (1996). Diagnostisches und statistisches Manual psychischer Störungen DSM-IV. Göttingen u. a.: Hogrefe.
Schaffner, B. (1948). Fatherland. A Study of Authoritarianism in the German Family. New York: Columbia University Press.
Scharer, M. (2021). Vielheit couragiert leben. Mainz: Grünewald.
Schieche, M. (2025). Vertrauen lernen – Von der Bindungsstörung zur Vertrauensbeziehung. Familiendynamik, 50, 230–240.
Schieche M., Schreiber, S. (2020). Ins Tun kommen – Prozess- und ressourcenorientierte Tools der Systemischen Therapie. Das Lehrbuch für die Praxis. Stuttgart: Klett-Cotta.
Schiepek, G., Eckert, H., Kravanja, B. (2013). Grundlagen systemischer Therapie und Beratung. Psychotherapie als Förderung von Selbstorganisationsprozessen. Göttingen: Hogrefe.
Schlack, H. G. (2004). Die neuen Kinderkrankheiten. Einflüsse der Lebenswelten auf Gesundheit und Entwicklung. Deutsche Liga für das Kind. https://liga-kind.de/fk-604-schlack/ (Zugriff am 23.3.2024).
Schlippe, A. von, Schweitzer, J. (2012). Lehrbuch der systemischen Therapie und Beratung I. Göttingen: Vandenhoeck & Ruprecht.
Schmidt-Kolmer, E. (Hrsg.) (1956). Die Pflege und Erziehung unserer Kinder in Krippen und Heimen. Berlin: VEB Volk und Gesundheit.

Schnell, T. (2016). Bindung in der modernen kognitiven Verhaltenstherapie. Psychotherapie im Dialog, 3, 60–65.
Schoenmaker, C., Huffmeijer, R., IJzendoorn, M. H. van, Bakermans-Kranenburg, M. J., Dries, L. van den, Linting, M., Voort, A. van der, Juffer, F. (2015). Attachment and physiological reactivity to infant crying in young adulthood: Dissociation between experiential and physiological arousal in insecure adoptees. Physiology & Behavior, 139, 549–556. doi:10.1016/j.physbeh.2014.11.055 (Zugriff am 01.07.2025).
Schore, A. (2011). Gesundheit und Krankheit: Entwicklungspsychologische Entstehungsbedingungen. 63. Jahrestagung der Deutschen Gesellschaft für Sozialpädiatrie und Jugendmedizin (DGSPJ). Keynote, Übersetzung der Präsentationsfolien von Eva Rass. https://www.fachportal-bildung-und-seelische-gesundheit.de/wp-content/uploads/2011/12/Schore-Keynote-Lecture-Bielefeld-Sept-2011.pdf (Zugriff am 01.07.2025).
Schore, A. N. (2019). Right brain psychotherapy. New York, NY: Norton.
Schulz, A. (2002). Der Gang der Natur und die Perfektibilität des Menschen. In L. Gall (Hrsg.), Wissenskommunikation im 19. Jahrhundert. Stuttgart: Franz Steiner.
Schultz-Venrath, U. (2021). Mentalisieren des Körpers. Stuttgart: Klett-Cotta.
Schultz-Venrath, U., Felsberger, H. (2016). Mentalisieren in Gruppen. Stuttgart: Klett-Cotta.
Schweitzer, J., Schlippe, A. von (2006). Lehrbuch der systemischen Therapie und Beratung II. Das störungsspezifische Wissen. Göttingen: Vandenhoeck & Ruprecht.
Seim, A. R., Jozefiak, T., Wichstrøm, L., Lydersen, S., Kayed, N. S. (2022). Reactive attachment disorder and disinhibited social engagement disorder in adolescence: co-occurring psychopathology and psychosocial problems. European Child & Adolescent Psychiatry, 31 (1), 85–98. doi:10.1007/s00787-020-01673-7 (Zugriff am 10.03.2025).
Shalev, I., Entringer, S., Wadhwa, P. D., Wolkowitz, O. M., Puterman, E., Lin, J., Epel, E. S. (2013). Stress and telomere biology: a lifespan perspective. Psychoneuroendocrinology, 38 (9), 1835–1842. doi:10.1016/j.psyneuen.2013.03.010 (Zugriff am 15.03.2025).
Shorter, E. (1976). The making of the modern family. New York: Basic Books.
Simon, F. B. (2017). »Systemisch ist die Theorie, nicht das Werkzeug«. wirtschaft + weiterbildung, 6, 14–15.
Simon, F. B. (2023). Stalin und der Apparat. Heidelberg: Carl-Auer.
Singer, T., Klimecki, O. M. (2014). Empathy and compassion. Current Biology, 24 (18), R875-R878. doi:10.1016/j.cub.2014.06.054. PMID: 25247366.
Singer, T., Engert, V. (2019). It matters what you practice: Differential training effects on subjective experience, behavior, brain and body in the ReSource Project. Current Opinion in Psychology, 28, 151–158.
Skinner, B. F. (1948). Walden Two. New York: Macmillan.
Smyke, A. T., Zeanah, C. H. (1999). Disturbances of attachment interview. New Orleans: Tulane University.
Smyke, A. T., Zeanah, C. H., Fox, N. A., Nelson, C. A. (2009). A new model of foster care for young children: the Bucharest early intervention project. Child and Adolescent Psychiatric Clinics, 18 (3), 721–734.
Sonuga-Barke, E. J. S., Kennedy, M., Kumsta, R., Knights, N., Golm, D., Rutter, M., Maughan, B., Schlotz, W., Kreppner, J. (2017). Child-to-adult neurodevelopmental and mental health trajectories after early life deprivation: the young adult follow-up of the longitudinal English and Romanian Adoptees study., The Lancet, 389 (10078), 1539–1548. https://doi.org/10.1016/s0140-6736(17)30045-4 (Zugriff am 19.06.2025).
Spangler, G., Zimmermann, P. (1999). Attachment representation and emotion regulation in adolescence: A psychobiological perspective on internal working models. Attachment & Human Development, 1, 270–290.
Spitz, R. A. (1945). Hospitalism: An inquiry into the genesis of psychiatric conditions in early childhood. Psychoanalytic Study of the Child, 1, 53–74.

Spitz, R. A. (1946). Hospitalism: A follow-up report. Psychoanalytic Study of the Child, 2, 113–116.
Spock, B. (1946). The common sense book of baby and child care. New York: Duell, Sloan and Pearce.
Sroufe, L. A. (2022). Der Weg zur eigenen Persönlichkeit. Stuttgart: Klett-Cotta.
Sroufe, L. A., Egeland, B., Carlson, E., Collins, W. A. (2005). The development of the person: The Minnesota study of risk and adaptation from birth to adulthood. New York: Guilford Press.
Staats, H. (2017). Die Therapeutische Beziehung. Göttingen: Vandenhoeck &Ruprecht.
Stary, U. (2018). Wochenkrippen und Kinderwochenheime in der DDR. Deutschland Archiv, 19.1.2018, Link: www.bpb.de/262920 (Zugriff am 05.08.2025).
Stearns, P. N. (2003). Anxious parents: a history of modern childrearing in America. New York: University Press.
Stern, D. (1998). Die Mutterschaftskonstellation. Stuttgart: Klett-Cotta.
Strauß, B., Schauenburg, H. (Hrsg.) (2016). Bindung in Psychologie und Medizin. Stuttgart: Kohlhammer.
Streeck-Fischer, A. (2012). Die Entwicklungstraumastörung. In I. Özkan, U. Sachsse, A. Streeck-Fischer (Hrsg.), Zeit heilt nicht alle Wunden. Kompendium zur Psychotraumatologie (S. 109–123). Göttingen: Vandenhoeck & Ruprecht.
Ströker, E. (Hrsg.) (1992). Edmund Husserl, Gesammelte Schriften, Bd. 5 Ideen zu einer reinen Phänomenologie und phänomenologische Philosophie. Hamburg: Felix Meiner..
Strüber, N. (2016). Die erste Bindung. Wie Eltern die Entwicklung des kindlichen Gehirns prägen. Stuttgart: Klett-Cotta.
Sturma, J. (2024). Familien- oder Krippenerziehung? In H. Liebsch, F. Flemming, C. Spitzer (Hrsg.), Wochenkrippen und Säuglingsheime – Institutionalisierte Fremdbetreuung im frühen Kindesalter (S. 33–52). Gießen: Psychosozial-Verlag.
Suess, G., Bohlen, U., Carlson, E., Spangler, G., Frumentia Maier, M. (2016). Effectiveness of attachment based STEEP™ intervention in a German high-risk sample. Attachment & Human Development, 18 (5), 443–460.
Sydow, K. von, Beher, S., Retzlaff, R. (2024). Systemische Psychotherapie. Eine Einführung in die theoretischen Grundlagen und die klinische Praxis. Deutsches Ärzteblatt, 121, 783–792. doi:10.3238/arztebl.m2024.0194 (Zugriff am 16.03.2025).
Taubner, S. (2015). Konzept Mentalisieren: Eine Einführung in Forschung und Praxis. Gießen: Psychosozial-Verlag.
Taubner, S. (2024). Epistemisches Vertrauen in der psychotherapeutischen Arbeit – eine neuer Veränderungsmechanismus? Unveröffentlichter Vortrag bei der Lindauer Woche Kinderpsychotherapie, KJP am Bodensee, am 20.05.2024.
Taubner, S., Kasper, L. (2024). Mentalisierungsbasierte Therapie mit Trauma-Fokus und tiergestützten Elementen. Psychodynamische Psychotherapie, 23 (2), 133–143. doi:10.21706/pdp-23-2-133 (Zugriff am 17.03.2025).
Taubner, S., Sharp, C. (2023). Mentale Flexibilität durch implizites soziales Lernen. Die Psychotherapie, 69, 24–32. https://doi.org/10.1007/s00278-023-00696-0 (Zugriff am 19.03.2025).
Teicher, M. H. (2011). Frühe Misshandlungs- und Missbrauchserfahrungen: Gene, Gehirn, Zeit und Pathologie. In K. H. Brisch (Hrsg.), Bindung und frühe Störungen der Entwicklung (S. 105–135). Stuttgart: Klett-Cotta.
Teilhard de Chardin, P. (1959/2000). Der Mensch im Kosmos. München: Beck.
Teilhard de Chardin, P. (1967). Die lebendige Macht der Evolution. Olten: Walter.
Tizard, B., Rees, J. (1975). The effect of early institutional rearing on the behaviour problems and affectional relationships of four-year-old children. Journal of Child Psychology and Psychiatry, 16, 61–73.
Thompson, R. A. (2021). Eyes to see and ears to hear: sensitivity in research on attachment and culture. Attachment & Human Development, 23 (2), 222–230. https://doi.org/10.1080/14616734.2018.1454062 (Zugriff am 03.03.2025).

Thompson, R. A., Simpson, J., Berlin, L. (2022). Taking perspective on attachment theory and research: nine fundamental questions. Attachment & Human Development, 24 (5), 543–560. https://doi.org/10.1080/14616734.2022.2030132 (Zugriff am 03.03.2025).

Tomasello, M. (1999). The cultural origins of human cognition. Cambridge, MA: Harvard University Press.

Travis, J. W. (1972). The wellness/illness continuum. Mill Valley, CA: J. W. Travis.

Trevarthen, C. (1987). Infancy, mind in. In R. L. Gregory (Ed.), The Oxford companion to the mind (pp. 362–386). Oxford/New York: Oxford University Press.

Tronick, E. Z., Als, H., Adamson, L., Wise, S., Brazelton, T. B. (1978). The infant's response to entrapment between contradictory messages in face-to-face interaction. Journal of the American Academy of Child & Adolescent Psychiatry, 17, 1–13. doi:10.1016/s0002-7138(09)62273-1.

Trost, A. (2002). BINDEN – HALTEN – LÖSEN: Ein mehrdimensionales Entwicklungs- und Balancemodell für die seelische Gesundheit von Kindern, Jugendlichen und Familien. In H. Kretz (Hrsg.), Lebendige Psychohygiene 2000 plus (S. 253–292). München: Eberhard-Verlag.

Trost, A. (2013). Drogenabhängige Mütter und ihre Säuglinge – Interaktionsverhalten und Einstellungen. In K. H. Brisch (Hrsg.), Bindung und Sucht (S. 110–138). Stuttgart: Klett-Cotta.

Trost, A. (2016). Entwicklungsstörungen und Kinder- und Jugendpsychiatrie. In A. Trost, W. Schwarzer (Hrsg.), Psychiatrie, Psychotherapie und Psychosomatik. Lehrbuch für psycho-soziale und pädagogische Berufe (S 270–304). Dortmund: verlag modernes lernen.

Trost A. (2018). Bindungswissen für die systemische Praxis. Ein Handbuch. Göttingen: Vandenhoeck & Ruprecht.

Trost, A. (2020). Geschwisterbindung und Systemdynamiken zwischen Risiko und Resilienz. In K. H. Brisch (Hrsg.), Bindung und Geschwister (S. 270–304). Stuttgart: Klett-Cotta.

Trost, A. (2021a). Bindungswissen für die systemische Praxis – Eine klinische Annäherung. In K. H. Brisch (Hrsg.), Bindung und psychische Störungen (S. 14–43). Stuttgart: Klett-Cotta.

Trost, A. (2021b). Bindungsorientierung und Mentalisieren in der Frühförderung. In B. Gebhard, L. Simon, L. Ziemen, G. Opp, A. Groß-Kunkel (Hrsg.), Transitionen. Übergänge in der Frühförderung gestalten (S. 161–160). Idstein: Schulz-Kirchner.

Trost, A. (2023). Eia Asen, Peter Fonagy: Mentalisieren in der systemischen Praxis. Rezension. https://www.socialnet.de/rezensionen/31073.php (Zugriff am 05.09.2024).

Trost, A. (2024). Bindungswissen und Mentalisieren: Basics für die Erziehungshilfe. In M. Macsenare, K. Esser, E. Knab, S. Hiller, D. Kieslinger (Hrsg.), Handbuch der Hilfen zur Erziehung (S. 474–482). Freiburg i. Brsg.: Lambertus.

Unbehend, M., Schröder, C., Zöller, U. (2024). Kinderschutz in der Großregion. Vergleich der Kinderschutzsysteme in Deutschland, Frankreich, Belgien und Luxemburg. Bonn: socialnet Verlag.

UNICEF (2025). Under-five mortality. https://data.unicef.org/topic/child-survival/under-five-mortality/#notes (Zugriff am 13.06.2025).

UN-Kinderrechtskonvention (1989). Die UN-Konvention über die Rechte des Kindes. https://www.kinderrechte.de/kinderrechte/un-kinderrechtskonvention-im-wortlaut#c3252 (Zugriff am 02.06.2025).

Unterrainer, H. F., Hiebler-Ragger, M., Rogen, L., Kapfhammer, H. P. (2018). Sucht als Bindungsstörung. Nervenarzt, 89, 1043–1048.

Varadarajan, S., Gummp, A., Kolassa, I. (2022). Biomolekulare Spuren von traumatischem Stress. In K. H. Brisch (Hrsg.), Trauma und Bindung zwischen den Generationen. Vererbte Wunden und Resilienz in Therapie, Beratung und Prävention (S. 82–105). Stuttgart: Klett-Cotta.

Varese, F., Smeets, F., Drukker, M., Lieverse, R., Lataster, T., Viechtbauer, W., Bentall, R. P. (2012). Childhood adversities increase the risk of psychosis: A meta-analysis of patient-control, prospective- and cross-sectional cohort studies. Schizophrenia Bulletin, 38 (4), 661–671. https://doi.org/10.1093/schbul/sbs050 (Zugriff am 11.03.2025).

Valderas, J. M., Starfield, B., Sibbald, B., Salisbury, C., Roland, M. (2009). Defining comorbidity. Implications for understanding health and health Services. Annals of Family Medicine, 7 (4), 357–363. doi:10.1370/afm.983 (Zugriff am 10.03.2025).
Varga von Kibéd, M., Sparrer, I. (2005). Ganz im Gegenteil. Tetralemmaarbeit und andere Grundformen Systemischer Strukturaufstellungen – für Querdenker und solche, die es werden wollen. Heidelberg: Carl-Auer.
Verhage, M. L., Schuengel, C., Madigan, S., Fearon, R. M., Oosterman, M., Cassibba, R., Bakermans-Kranenburg, M. J., IJzendoorn, M. H. van (2016). Narrowing the transmission gap: A synthesis of three decades of research on intergenerational transmission of attachment. Psychological Bulletin, 142 (4), 337–366.
Wagner, E. (2024). Theoriebezüge in der systemischen Therapie. Psychotherapie Forum, 28, 3–8.
Wagner, E., Russinger, U. (2016). Emotionsbasierte systemische Therapie. Intrapsychische Prozesse verstehen und behandeln. Stuttgart: Klett-Cotta.
Waters, E., Eagle, M. (2024). Cross-cultural criticisms of attachment: A taxonomy and the method and advantages of charitable interpretation. Unveröffentlichtes Manuskript. Stony Brook University, Adelphi University.
Watzlawick, P. (1976/2003). Wie wirklich ist die Wirklichkeit? Wahn – Täuschung – Verstehen. München: Piper.
Welter-Enderlin, R., Hildenbrand, B. (Hrsg.) (1998). Gefühle und Systeme. Heidelberg: Carl-Auer.
Werner, E. E. (1989). Vulnerable, but invincible. New York: Adams Bannister Cox Pubs.
Weltgesundheitsorganisation. Regionalbüro für Europa. (2006). Psychische Gesundheit: Herausforderungen annehmen, Lösungen schaffen: Bericht über die Europäische Ministerielle WHO-Konferenz. Kopenhagen: WHO-Regionalbüro für Europa. https://iris.who.int/handle/10665/326562 (Zugriff am 20.03.2025).
Wienand, F. (2016). Projektive Diagnostik bei Kindern, Jugendlichen und Familien. Grundlagen und Praxis – ein Handbuch. Stuttgart: Kohlhammer.
Wikipedia (2024). Bindungsangst. https://de.wikipedia.org/wiki/Bindungsangst (Zugriff am 23.03.2024).
Wilson, D., Sperber, D. (2012). Meaning and relevance. Cambridge: Cambridge University Press.
Winkler, M. (2017). Kindheitsgeschichte. Göttingen: Vandenhoeck & Ruprecht.
Winnicott, D. (1960). The theory of the parent-child relationship. International Journal of Psychoanalysis, 41, 585–595.
Winnicott, D. W. (1976/2008). Von der Kinderheilkunde zur Psychoanalyse. Gießen: Psychosozial-Verlag.
Winnicott, D. W. (1984). Reifungsprozesse und fördernde Umwelt. Frankfurt a. M.: Suhrkamp.
Winnicott, D. W. (1989). Vom Spiel zur Kreativität. Stuttgart: Klett-Cotta.
Wittchen, H.-U. (Hrsg.) (1989). Diagnostisches und statistisches Manual psychischer Störungen DSM-III-R. Weinheim: Beltz.
Wittchen, H. U., Jacobi, F., Rehm, J., Gustavsson, A., Svensson, M., Jönsson, B., Olesen, J., Allgulander, C., Alonso, J., Faravelli, C., Fratiglioni, L., Jennum, P., Lieb, R., Maercker, A., van Os, J., Preisig, M., Salvador-Carulla, L., Simon, R., Steinhausen, H.-C. (2011). The size and burden of mental disorders and other disorders of the brain in Europe 2010 (ECNP/EBC REPORT 2011). European Neuropsychopharmacology, 21, 655–679.
Wright, B., Fearon, P., Garside, M., Tsappis, E., Amoah, E., Glaser, D., Allgar, V., Minnis, H., Woolgar, M., Churchill, R., McMillan, D., Fonagy, P., O'Sullivan, A., McHale, M. (2023). Routinely used interventions to improve attachment in infants and young children: a national survey and two systematic reviews. Health Technology Assessment, 27 (2), 1–226.
Wulff, E. (1968). Vietnamesische Lehrjahre. Sechs Jahre als deutscher Arzt in Vietnam 1961–1967. Frankfurt a. M.: Suhrkamp.

Young, J. E., Klosko, J. S., Weishaar, M. E. (2008): Schematherapie. Ein praxisorientiertes Handbuch. Paderborn: Junfermann.
Yudolfsky, S. (2016). Vorwort. In J. Allan, P. Fonagy, A. Bateman, Mentalisieren in der psychotherapeutischen Praxis (S. 7–14). Stuttgart: Klett-Cotta.
Zeanah, C. H. (1996). Beyond insecurity: A reconceptualization of attachment disorders of infancy. Journal of Consulting and Clinical Psychology, 64, 42–52.
Zeanah, C. H., Chesher, T., Boris, N. W. (2016). Practice parameter for the assessment and treatment of children and adolescents with reactive attachment disorder and disinhibited social engagement disorder. Journal of the American Academy of Child & Adolescent Psychiatry, 55 (11), 990–1003. doi:10.1016/j.jaac.2016.08.004 (Zugriff am 11.03.2025).
Zeanah, C. H., Gleason, M. M. (2015). Attachment disorders in early childhood, clinical presentation, causes, correlates, and treatment. Journal of Child Psychology and Psychiatry, 56, 207–222.
Zeanah, C. H., Scheeringa, M. S., Boris, N. W., Heller, S. S., Smyke, A. T., Trapani, J. (2004). Reactive attachment disorder in maltreated toddlers. Child Abuse & Neglect, 28, 877–888.
Zeiher, H. (1983). Die vielen Räume der Kinder. Zum Wandel der räumlichen Lebensbedingungen seit 1945. In U. Preuss-Lausitz, P. Buechner, M. Fischer-Kowalski (Hrsg.), Kriegskinder, Konsumkinder, Krisenkinder. Zur Sozialisationsgeschichte seit dem Zweiten Weltkrieg (S. 176–193). Weinheim/Basel: Beltz.
Zeiss, A. M., Lewinsohn, P. M. (1988) Enduring deficits after remissions of depression: A test of the scar hypothesis. Behaviour Research and Therapy, 26 (2), 151–158.
Zero to Three (ZTT). National Center for Infants, Toddlers, and Families (Hrsg.) (1999). Diagnostische Klassifikation: 0–3. Seelische Gesundheit und entwicklungsbedingte Störungen bei Säuglingen und Kleinkindern. Wien/New York: Springer.
Zero to Three (ZTT). National Center for Infants, Toddlers, and Families (Hrsg.) (2019). DC: 0–5 Diagnostische Klassifikation seelischer Gesundheit und Entwicklungsstörungen der frühen Kindheit. Stuttgart: Kohlhammer.
Ziegenhain, U. (2009). Bindungsstörungen. In S. Schneider, J. Margraf (Hrsg.), Lehrbuch der Verhaltenstherapie. Störungen im Kindes- und Jugendalter, Bd. 3 (S. 313–330). Heidelberg: Springer.
Ziegenhain, U., Fegert, J. (2022). Frühkindliche Bindungsstörungen. In J. Fegert, F. Resch, P. L. Plener, M. Kaess, M. Döpfner, K. Konrad, T. Legenbauer (Hrsg.), Psychiatrie und Psychotherapie des Kindes- und Jugendalters (S. 1425–1438). Berlin/Heidelberg: Springer. https://doi.org/10.1007/978-3-662-49289-5_126-1 (Zugriff am 09.03.2025).
Zimmermann, A. J. (2015). Symptoms of disordered attachment in high-risk populations: Prevalence, risk-factors and prevention. Unveröffentlichte Dissertation. Friedrich-Alexander-Universität Erlangen-Nürnberg.
Zimmermann, P., Scheuerer-Englisch, H. (2003). Das Bindungsinterview für die späte Kindheit (BISK): Leitfragen und Skalenauswertung. In H. Scheuerer-Englisch, G. Suess, W. K. Pfeiffer (Hrsg.), Wege zur Sicherheit. Bindungswissen in Diagnostik und Intervention (S. 241–276). Gießen: Psychosozial-Verlag.
Zimmermann, P., Spangler, G. (2022). Longitudinal influences of DRD4 polymorphism and early maternal caregiving on personality development and problem behavior in middle childhood and adolescence. Frontiers in Human Neuroscience, 16, 839340. doi:10.3389/fnhum.2022.839340 (Zugriff am 14.03.2025).
Zinnecker, J. (2000). Kindheit und Jugend als pädagogische Moratorien. Zur Zivilisationsgeschichte der jüngeren Generation im 20. Jahrhundert. In D. Benner (Hrsg.), Bildungsprozesse und Erziehungsverhältnisse im 20. Jahrhundert (S. 36–68). Weinheim: Beltz.

Leseempfehlungen: Praxisbücher zur systemischen Arbeit (Auswahl)

Lindemann, H. (2021). Die systemische Metaphern-Schatzkiste. Grundlagen und Methoden für die Beratungspraxis. Göttingen: Vandenhoeck & Ruprecht.

Retzlaff, R. (2008). Spiel-Räume. Lehrbuch der Systemischen Therapie mit Kindern und Jugendlichen. Stuttgart: Klett-Cotta.

Schwing, R., Fryszer, A. (2009). Systemisches Handwerk. Werkzeug für die Praxis. Göttingen: Vandenhoeck & Ruprecht.

Wagner, E., Binnenstein, S. (2018). Wie systemische Kinder- und Jugendlichen-Psychotherapie wirkt. Berlin: Springer.

Verzeichnis der Abbildungen und Tabellen

Abbildungen

Tabellen

Sachregister